我们将此书献给

我们的患者，我们很荣幸为他们服务

我们的家人，感谢他们的爱与支持。

乔普拉医生还将此书献给莎莉妮和尼尔·乔普拉。

译 者 名 单

主　译　王祥瑞　赵延华
副主译　田　婕　苏殿三
审　阅　杭燕南
译　者　（按照姓氏笔画为序）

王筱婧　边文玉　吕焕然　刘珏莹　池晓颖　许雅萍
吴　玮　张　帆　陆秉玮　林雨轩　周姝婧　郑华容
郑蓓洁　柳韶华　俞晓杰　贺加贝　秦　懿　徐　欢
殷　文　隋永恒　瞿亦枫

编 者 名 单

萨拉哈丁·阿卜迪 MD，PhD
麻醉、围术期医学和疼痛诊疗科教授和主任
迈阿密大学米勒医学院
佛罗里达州迈阿密
第 4 章　疼痛药理学

伊万·安东涅维奇 MD
麻醉、围术期医学和疼痛诊疗科副教授
迈阿密大学米勒医学院
佛罗里达州迈阿密
第 6 章　疼痛的类型

卡洛斯·A. 布克索 MD
波多黎各大学医学院麻醉科
波多黎各巴亚蒙
第 10 章　跨学科的疼痛管理

露西·L. 陈 MD
麻醉和危重病科讲师
哈佛医学院
马萨诸塞州波士顿
第 9 章　疼痛治疗辅助技术

普拉迪普·乔普拉 MD，MHCM
内科副教授
波士顿大学医学院
沃伦·阿尔伯特医学院
罗得岛州普罗维登斯
第 1 章　解剖

史蒂文·P. 科恩 MD
麻醉科副教授
约翰霍普金斯医学院和沃尔特里德陆军医疗中心
马里兰州巴尔的摩
第 5 章　疼痛的诊断

阿兰·B. 科斯坦佐 MD
麻醉和疼痛医学科疼痛学研究员
哈佛医学院/贝斯以色列女执事医疗中心
马萨诸塞州布鲁克赖恩
第 6 章　疼痛的类型

伊齐基尔·芬克 MD
临床教师
洛杉矶加利福尼亚大学(UCLA)戴维格芬医学院
加利福尼亚州洛杉矶
第 3 章　疼痛病理生理学

阿斯特吉克·汉克宾 MD
疼痛治疗专家
脊柱干预医学
新罕布什尔州巴林顿
第 7 章　疼痛评估

罗伯特·W. 欧文 MD
康复医学科副教授
迈阿密大学米勒医学院
佛罗里达州迈阿密
第 15 章　康复治疗问题

罗纳德·J. 库里 PhD
普通牙科/颅面痛科和头痛中心副教授
塔夫斯大学牙科医学院
马萨诸塞州波士顿
第 11 章　疼痛的行为和精神改变

戴维·林德利 DO
麻醉、危重病医学和疼痛治疗科副教授
迈阿密大学
佛罗里达州迈阿密
第 8 章　疼痛治疗技术

莱克曼·麦肯坎迪 MD
ASIPP 和 SIPMS 的首席执行官和主席
帕迪尤卡疼痛管理中心医学主任
肯塔基州帕迪尤卡
第 12 章　药物滥用与成瘾
第 13 章　疼痛医学中的花费、伦理学及法医学问题
第 14 章　补偿和残疾评估

穆罕默德·A. 缪内 MD
创新疼痛治疗科主任
俄亥俄州西南部疼痛研究所
俄亥俄州西切斯特
第 5 章　疼痛的诊断

艾纽·奈维尼 MD
综合疼痛管理中心医学主任
加利福尼亚州圣何塞
兼任临床助理教授
斯坦福大学医学院
加利福尼亚州斯坦福
第 5 章　疼痛的诊断

伐柏拉姆·B. 帕特尔 MD
校长和医学主任
ACMI 疼痛监护
伊利诺伊州阿冈昆
第 2 章　疼痛生理学

马克·A. 金特罗 MD
疼痛研究员
麻醉、围术期医学和疼痛诊疗科
迈阿密大学米勒医学院
佛罗里达州迈阿密
第 6 章　疼痛的类型
第 8 章　疼痛治疗技术
第 4 章　疼痛药理学

安德鲁·L. 谢尔曼 MD
康复医学副教授
迈阿密大学米勒医学院
佛罗里达州迈阿密
第 15 章　康复治疗问题

霍华德·史密斯 MD
副教授
麻醉学、内科学和物理康复医学，麻醉科
奥尔巴尼医学院
纽约奥尔巴尼
第 4 章　疼痛药理学
第 5 章　疼痛的诊断

米兰·P. 斯托扬诺维奇 MD
马萨诸塞州总医院
哈佛医学院
马萨诸塞州波士顿
第 8 章　疼痛治疗技术

里卡多·瓦列霍 MD，PhD，FIPP
千禧年疼痛中心研究主管
伊利诺伊州大学生物系助理教授
伊利诺伊州布鲁明顿
第 6 章　疼痛的类型

前　　言

随着提供疼痛考试的医疗机构增加，显然需要精选一些问题并给出详细但简明的解释。因此，我们编写本书，尽量使其包括针对所有的大型考试相当完整的“专业信息”和“一站式”实用性问题，并且包含答案和建议读物，从而使读者不需要再另外寻求答案的解析。

我们希望本书起到知识更新的作用，从而使读者知道疼痛医学的哪些主题他们已经了解得很透彻了，哪些主题他们需要更为熟悉。我们也想要强调本书的内容，也就是说它不仅会帮助读者回答问题通过疼痛医学委员会的考试，而且更重要的是真正学习并理解本书中的各种疼痛主题。医学是一个不断变化的科学，对于最先进的信息读者应该查阅当前的文献。我们欢迎读者对本书以后的编写提出任何建议。

致　谢

我们要感谢出版社,是他们鼓励和帮助我们完成了这项工作。我们要感谢所有的作者,感谢他们为本书所付出的辛勤工作和自愿劳动。

目　　录

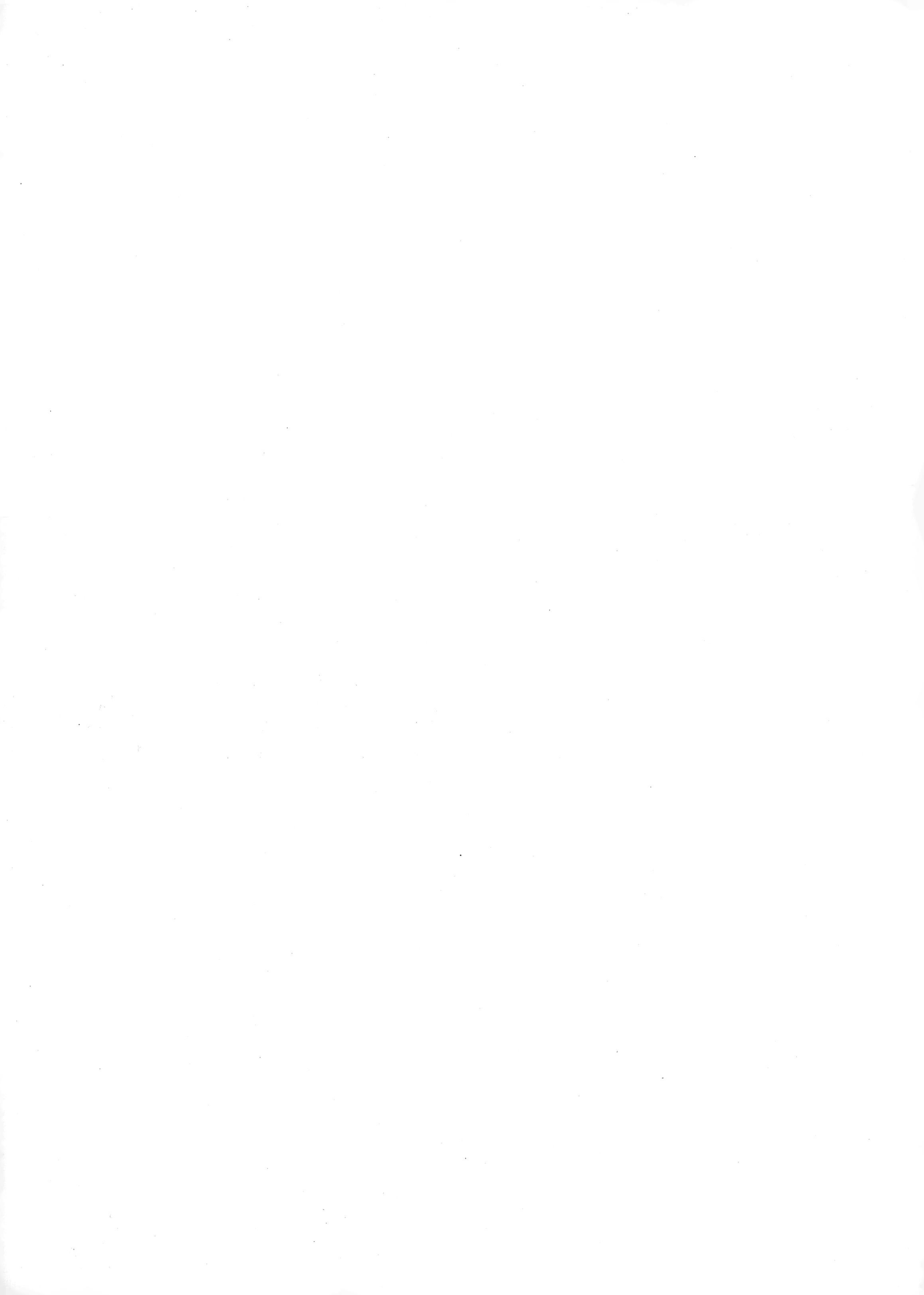

第1章 解　　剖

说明(问题1—45):每个问题后面都有几个答案,请选择一个最正确的答案。

1. 供应腰椎间盘的血管来自 (　　)

(A) 脊髓后动脉
(B) 髂内动脉
(C) 腰动脉
(D) 脊髓前动脉
(E) 腹主动脉

2. 65岁患者颈部疼痛,主诉疼痛放射至右前臂外侧区域,磁共振成像(MRI)示C5和C6椎间盘突出。最有可能受压的神经根是 (　　)

(A) C4神经根
(B) C5神经根
(C) C6神经根
(D) C7神经根
(E) T1神经根

3. 类风湿关节炎最为常见的症状是 (　　)

(A) 手的小关节疼痛
(B) 颈部疼痛
(C) 膝痛
(D) 腰背痛
(E) 髋痛

4. 颈椎间盘突出的常见部位是 (　　)

(A) 后侧
(B) 外侧
(C) 后外侧
(D) 前侧
(E) 前外侧

5. 颈动脉结节(Chassaignac结节)位于 (　　)

(A) C6横突
(B) C5和C6的关节突关节
(C) C6和C7的关节突关节
(D) C7横突
(E) C5横突

6. 星状神经节位于 (　　)

(A) C6横突的前侧
(B) 锁骨下动脉的后侧
(C) C5横突的前侧
(D) 第1肋骨颈和C7横突的前侧
(E) T1横突的前侧

7. 霍纳综合征的特征不包括 (　　)

(A) 眼睑下垂
(B) 无汗
(C) 瞳孔缩小
(D) 眼球内陷
(E) 瞳孔扩大

8. 35岁女性,右上肢患有Ⅰ型复杂性区域性疼痛综合征,进行星状神经节阻滞后出现瞳孔缩小、眼睑下垂和眼球内陷。患者自述疼痛没有明显缓解,右上肢皮肤温度也未见明显增加。最可能的原因是 (　　)

(A) 局麻药浓度不够
(B) 静脉注射
(C) 蛛网膜下腔阻滞
(D) 异常的Kuntz神经
(E) 无意中注入生理盐水

9. 枕大神经是以下哪根神经的分支 ( )
(A) C2 后根
(B) C1 后根
(C) C1 前根
(D) C2 前根
(E) 三叉神经

10. 66 岁老年女性近一年来出现颈后区疼痛,可放射至右肩、上臂外侧和右示指;还有右肩胛骨内侧和前肩部的疼痛。体检发现该患者的右手示指和中指有麻木感,三角肌无力。最有可能引起该患者疼痛的原因是 ( )
(A) C5/C6 椎间盘髓核突出压迫 C5 神经根
(B) C5/C6 椎间盘髓核突出压迫 C6 神经根
(C) C6/C7 椎间盘髓核突出压迫 C7 神经根
(D) C6/C7 椎间盘髓核突出压迫 C6 神经根
(E) 肌肉痉挛

11. 脊髓的血供来自 ( )
(A) 2 根脊髓后动脉和 2 根脊髓前动脉
(B) 2 根脊髓后动脉和 1 根脊髓前动脉
(C) 腰动脉的分支
(D) 根最大动脉(Adamkiewicz 动脉)和 2 根脊髓后动脉
(E) 髂内动脉

12. Adamkiewicz 动脉最常见的起源是 ( )
(A) T4 至 T6
(B) T7
(C) T8 至 L3
(D) L4
(E) L5

13. 背根神经节最常见的位置是 ( )
(A) 侧隐窝内椎弓根的内侧
(B) 椎弓根的外下方
(C) 相应椎体上关节面的外侧
(D) 椎弓根的正下方
(E) 相应椎体上关节面的内侧

14. 绝对的中央型腰椎管狭窄定义为 ( )
(A) 直径小于 8 mm
(B) 直径小于 10 mm
(C) 直径小于 12 mm
(D) 静息时疼痛
(E) 行走时疼痛

15. 腰方肌的主要作用是 ( )
(A) 侧屈腰椎
(B) 沿中轴线旋转腰椎
(C) 伸展腰椎
(D) 呼吸时固定第 12 肋骨
(E) 前屈腰椎

16. 以下哪个结构从腹股沟韧带下面穿过 ( )
(A) 腹壁下动脉
(B) 股外侧皮神经
(C) 闭孔神经
(D) 髋关节的关节内神经
(E) 坐骨神经

17. 以下哪个结构从腕部屈肌支持带下面穿过( )
(A) 正中神经
(B) 桡神经
(C) 尺神经
(D) 骨间前神经
(E) 指长伸肌

18. 一位拳击手主诉击打沙袋后手痛,最可能的原因是 ( )
(A) 尺侧韧带撕脱
(B) 舟状骨骨折
(C) 桡骨远端骨折
(D) 掌骨骨折
(E) 近端指间关节脱位

19. 脊髓背角存在 ( )
(A) 投射到下丘脑的脊髓 Ⅰ 板层和 Ⅱ 板层的细胞
(B) 刺激脊髓 Ⅰ 板层和 Ⅱ 板层会引发疼痛
(C) Ⅰ 板层和 Ⅱ 板层仅见于胸段脊髓
(D) 伤害性刺激增强时,脊髓 Ⅰ 板层和 Ⅱ 板层的放电减少
(E) 广动力域(wide dynamic range,WDR)神经元

主要位于脊髓Ⅰ板层和Ⅱ板层

20. 当外周神经损伤时 ( )
(A) 会出现近端神经的 Wallerian 变性
(B) 再生速度为 1 mm/d
(C) 感觉神经的再生速度快于运动神经
(D) 会出现炎症反应
(E) 中枢神经系统的神经再生速度快于外周神经系统

21. 神经失用症是指 ( )
(A) 解剖意义上的神经断裂
(B) 神经传导功能缺失
(C) 外周神经损伤引发的疼痛
(D) 肌肉震颤
(E) 神经传导增强

22. 关于疼痛以下各项均正确，除了 ( )
(A) C 纤维的传导速度较快
(B) 某些疼痛可能通过背侧柱进行传导
(C) 刺激大脑的 μ 受体具有镇痛效果
(D) 肿瘤引发的顽固性疼痛不能通过垂体切除术有效治疗
(E) C 纤维的传导速度较慢

23. A－δ 纤维 ( )
(A) 是无髓鞘的
(B) 是低阈值的机械性刺激感受器
(C) 刺激强度增加时放电增强
(D) 对伤害性刺激没有反应
(E) 是粗大的神经

24. 关于芬太尼作为一种好的透皮使用的药物，以下描述均正确，除了 ( )
(A) 分子量小
(B) 足够的脂溶性
(C) 镇痛效能高
(D) 成瘾性低
(E) 分子量大

25. 以下药物均是 α_2 激动剂，除了 ( )
(A) 可乐定
(B) 阿替美唑
(C) 替扎尼定
(D) 右美托咪定
(E) 巴氯芬

26. 镇静不良反应最小的抗抑郁药是 ( )
(A) 地昔帕明
(B) 曲唑酮
(C) 去甲替林
(D) 马普替林
(E) 阿米替林

27. 美沙酮除了可以作为 μ 受体激动剂，还可以作为 ( )
(A) 环氧化酶 2(COX－2)抑制剂
(B) 钠通道阻滞剂
(C) N 甲基 D 天冬氨酸(NMDA)受体拮抗剂
(D) δ 受体激动剂
(E) α_2 激动剂

28. 经硬膜外腔给予类固醇激素产生的益处，与以下所述有关，除了 ( )
(A) 抑制磷脂酶 A2
(B) 改善神经根周围的微循环
(C) NMDA 拮抗剂
(D) 阻断伤害性 C 纤维的传导
(E) μ 受体激动剂

29. 一名有偏头痛病史的 22 岁健康女性，在聚会中食用冰激凌后出现额部尖锐而剧烈的头痛。最可能的诊断是 ( )
(A) 额窦炎
(B) 冷刺激性疼痛
(C) 变换性头痛
(D) 慢性夜间阵发性偏头痛
(E) 动脉瘤

30. 一名 18 岁女性频发头痛，每次持续数天，不得不休学在家。该患者描述其头痛为位于颞部的跳痛，会引发恶心和呕吐，对声音和光线敏感。近期的 MRI 检查正常，诊断性腰穿也正常。引起该患者疼痛的最可能原因是 ( )

(A) 无预兆的偏头痛
(B) 硬膜穿刺后头痛
(C) 紧张型头痛
(D) 颞动脉炎
(E) 诈病行为

31. 环状软骨相当于以下哪个椎体 ( )
(A) C3
(B) C4
(C) C5
(D) C6
(E) C7

32. 颈椎的旋转发生于 ( )
(A) 寰枕关节
(B) 寰枢关节
(C) 寰关节突关节
(D) C2 – C3 颈椎关节突关节
(E) C3 – C4 颈椎关节突关节

33. 颈椎的髓核在以下哪个年龄段消失 ( )
(A) 20 多岁
(B) 40 多岁
(C) 50 多岁
(D) 60 多岁
(E) 70 多岁

34. Kuntz 神经是以下哪个的分支 ( )
(A) 支配上肢的 C5 交感纤维
(B) 支配上肢的 C6 交感纤维
(C) 支配上肢的 T1 交感纤维
(D) 支配上肢的 T2 交感纤维
(E) 支配上肢的 C7 交感纤维

35. 以下哪个神经根受累时 Achilles 反射消失 ( )
(A) L3
(B) L4
(C) L5
(D) S1
(E) L2

36. 支配内踝皮肤的皮支是 ( )
(A) L4
(B) L5
(C) S1
(D) S2
(E) L3

37. 神经后支的内侧分支支配以下哪个结构 ( )
(A) 多裂肌
(B) 蛛网膜
(C) 黄韧带
(D) 腰方肌
(E) 梨状肌

38. 腰大肌是 ( )
(A) 脊柱的屈肌
(B) 髋关节的屈肌
(C) 附着于股骨大转子
(D) 使腰椎沿轴线旋转的肌肉
(E) 脊柱的伸肌

39. 梨状肌的主要作用是 ( )
(A) 使髋关节外屈
(B) 使股骨外旋
(C) 伸展髋关节
(D) 使股骨内旋
(E) 屈膝

40. 腰椎的关节突关节由以下哪个支配 ( )
(A) 同一水平及其以上水平的神经后支的分支
(B) 同一水平及其以下水平的神经后支的分支
(C) 同一水平的神经后支的分支
(D) 同一水平以下和以上的神经后支的分支
(E) 相应的脊神经根

41. 腰椎的关节突关节的方向是 ( )
(A) 冠状位
(B) 矢状位
(C) 矢状位偏开 45°
(D) 冠状位偏开 20°
(E) 矢状位偏开 20°

42. 与感觉异常性股痛有关的神经是 ( )

(A) 股外侧皮神经
(B) 股内侧皮神经
(C) 股神经
(D) 闭孔神经
(E) 腹股沟神经

43. 腰交感链位于　　(　　)
(A) 腰椎横突的前方
(B) 腰椎椎体的前外侧缘
(C) 腰椎椎体的前方
(D) 腹主动脉的后方
(E) 下腔静脉的后方

44. 56 岁男性，左肋疼痛。患者主诉 1 周前有皮疹史，疼痛为烧灼样并对碰触敏感。该患者最可能的诊断是　　(　　)
(A) 肋软骨炎
(B) 带状疱疹
(C) 左肋骨折
(D) 带状疱疹后神经痛
(E) 心绞痛

45. 髋关节的屈曲、内收和内旋引起臀区疼痛，是由以下哪个引起的　　(　　)
(A) 骶髂关节
(B) 闭孔肌
(C) 髋关节
(D) 梨状肌
(E) 臀中肌

答案与解析

1. (C)　腰动脉在不同水平供应脊椎。每根腰动脉向后绕过相应的椎骨,发出分支供应椎体,其终末支形成毛细血管丛。椎间盘是相对来说没有血供的结构,其营养是来自终末毛细血管和外侧纤维环内血管的扩散。日常生活中进行各种活动时脊柱的反复屈曲-伸展运动会反复压迫椎间盘,进一步增强营养液体向椎间盘的蛋白多糖基质内的被动扩散,使其不断进出椎间盘。腹主动脉没有直接向椎间盘供血。

2. (C)　颈椎间盘突出不如腰椎间盘突出常见。在颈椎,C5、C6 和 C7 椎间盘最容易出现突出。C6/C7 椎间盘突出最为常见。颈部的脊神经从相应椎骨的上面发出,C5/C6 椎间盘突出会压迫 C6 神经。颈部有 7 节颈椎和 8 根颈神经。这些患者的特征是颈后部下面、肩部和受累神经根皮支支配区域的疼痛。

3. (B)　颈部疼痛是类风湿关节(RA)最为常见的表现。头部旋转约 50% 靠寰枢关节,其余靠下颈椎。寰枢关节群包括三个关节,即两侧的关节突关节和齿状突后面的关节。黏液囊将交叉韧带的横向带与齿状部分隔开。RA 会影响所有三个关节。由钩突形成的关节也称为 Luschka 关节,并不是真正的关节,没有滑膜表面,因此不受 RA 影响。

　　RA 是炎症性多发性关节炎,受累者一般为青中年女性,表现为手部的关节疼痛和僵硬。RA 患者一般是第一掌指关节受累,而骨关节炎患者是腕掌关节受累。RA 患者有晨僵病史,几乎 80% 患者类风湿因子阳性。

4. (C)　钩突是位于 C3-C7 椎体两侧的骨性突起,其作用是预防椎间盘向两侧突出。后纵韧带在颈椎处最厚,是胸椎或腰椎的 4—5 倍。颈椎间盘的髓核出生时即有,但 40 岁时实际上就消失了。成人的椎间盘变干、韧带改变,主要由纤维软骨和透明软骨组成。40 岁以后不再有椎间盘突出,因为已经没有髓核了。颈椎髓核突出(HNP)最常见于 C6/C7(50%),其次为 C5/C6(30%)。

5. (A)　颈动脉结节(Chassaignac 结节)位于环状软骨外侧 2.5 cm,C6 横突上方,从前方易于触及。颈动脉结节是星状神经节阻滞的重要标志。

6. (D)　星状神经节是下颈部神经节。颈胸神经节通常是由下颈部神经节和胸 1 神经节融合而成的,位于第 1 肋颈部和 C7 横突的前方,其形态为椭圆形,长 2.5 cm 宽 1.25 cm。前方与锁骨下动脉相邻,后方是椎前筋膜和横突,内侧是颈长肌,外侧是斜角肌。经典的阻滞方法是在星状神经节所在位置的上方(星状神经节位于 C7 水平,在 C6 水平进行阻滞)。一般来说,患者仰卧位进行阻滞,阻滞结束后立即让患者坐起来。在 C7 水平,椎动脉走行于星状神经节的前方;但在 C6 水平,椎动脉走行于星状神经节的后方。膈神经阻滞的发生率几乎为 100%。

7. (E)　霍纳综合征只包括眼睑下垂(上眼睑下垂)、缩瞳(瞳孔缩小)和眼球内陷(眼球陷入眼眶内)。发汗减少、鼻塞、球结膜和皮肤充血、同侧上臂和手的温度升高不是霍纳综合征的特征。

　　颈交感神经从颈部到第 1 肋骨颈,然后延伸至胸段的交感链。颈交感神经包括上、中、下神经节。在大多数人群中,下颈部神经节与第 1 胸部神经节融合形成星状神经节,位于第1肋骨颈/C7横突前侧和椎动脉后方。

8. (D) 支配上肢的交感神经来自C7、C8和T1的灰交通支,有时C5和C6也参与其中,形成星状神经节。阻滞星状神经节会有效地使上肢失去交感神经的支配。

在某些病例中T2和T3的灰交通支会支配上肢,而这些交感纤维并不经过星状神经节,这是Kuntz纤维。星状神经节阻滞被充分阻滞的情况下,交感神经性疼痛没有完全缓解,这就提示存在Kuntz纤维。这些交感纤维可以通过后路途径加以阻滞。

出现Horner综合征,说明支配头部的交感神经已经被成功阻滞。皮肤温度升高、手背静脉充血、皮肤导热反应消失和发汗试验阴性,说明支配上肢的交感神经已经被成功阻滞。

该患者也有可能存在与交感神经无关的疼痛。

9. (A) 颈后部、上背部、头后面到头顶的皮肤是由C2-C5的脊神经后支节段性支配的。枕大神经是C2后支的分支。枕小神经是C2和C3后支的分支。枕神经痛引发头痛的特点是在神经分布区域的持续性或阵发性撕裂样疼痛。引起枕神经痛的原因有C2神经根受压、偏头痛或神经卡压。枕神经阻滞可以作为诊断或治疗手段。三叉神经没有发出枕大神经。

10. (C) 疼痛的类型有助于明确导致主要问题的椎间盘。在腰椎HNP最为常见。颈神经根位于同一节段椎体的上方。C7神经根位于C6-C7椎体。

11. (B) 脊髓的血供主要来自三根纵向行走的动脉,即2根脊髓后动脉和1根脊髓前动脉。

脊髓前动脉的血供约占脊髓固有血管的80%,是由每根椎动脉终末分支联合组成的,实际上包括不同血管的纵向行走部分,血管径和解剖学终止部位有很大的变异性。

脊髓有三个主要的动脉供应区域:C1-T3(颈胸段)、T3-T8(中胸段)和T8-圆锥(胸腰段)。这三个区域之间的吻合血管少,因此T3和T8水平的血供少。椎管狭窄特别是下颈部椎管狭窄的情况下,骨赘和髓核突出(HNP)会压迫脊髓前动脉从而引起脊髓前动脉综合征(运动功能丧失)。

小脑后下动脉发出两根脊髓后动脉。

除了三根纵行动脉,还有颈动脉、椎体后椎体间动脉、腰动脉、骶外侧动脉发出一些“支线”动脉供应脊髓。约有6支或7支这样的分支动脉加入脊髓前动脉,在不同节段水平另有6支或7支分支动脉加入脊髓后动脉。其中最粗的动脉称为根最大动脉或Adamkiewicz动脉。

12. (C) 多数情况下Adamkiewicz动脉起源于T8-L3节段的左侧,这是供应脊髓前动脉的分支动脉中最粗的一支。Adamkiewicz动脉穿过T8-L3的椎间孔供应脊髓的腰膨大。

少数情况(15%)下其起源高至T5,此时来自髂动脉的细小分支变得粗大以代偿供应脊髓腰段和圆锥所需要增加的血流。

锁骨下动脉的分支加入到脊髓前动脉供应颈段到上胸段,到T4节段时血流变得稀少。T4-T9节段的脊髓也有分支血管供应,但是相对较少。

13. (D) 约90%的病例中背根神经节(DRG)位于椎间孔的中间区域,椎弓根的正下方。约8%的病例中DRG位于椎弓根的外下方,2%的病例中位于椎弓根的内侧。在某些病例中,DRG的中心位于椎间盘外侧部分处。其大小从L1到S1逐渐增加,然后逐渐减小直至S4。S1处的DRG宽6 mm。

DRG包含多个感觉神经细胞体,在此合成神经肽:P物质、脑啡肽、VIP(血管活性肠肽)和其他神经肽。

当DRG受骨赘、髓核突出(HNP)或椎管狭窄压迫变形时,它是引起疼痛的主要来源。当感染导致炎症反应或突出髓核、局部神经肽释放、局部血管受损引发化学刺激导致炎症反应时,也会产生疼痛。

14. (B) 椎管的形态接近于圆形,其前后径为12 mm或更大。中线矢状径 <12 mm定义为相对的椎管狭窄,椎管的备用容量减小,椎间盘的轻微突出和退化性改变可能会引起症状。矢状径 <10 mm定

义为绝对的椎管狭窄。

15. (D) 腰方肌(quadratus lumborum,QL)的主要作用是在呼吸时固定第12肋骨,对腰椎有轻微的侧屈作用。腰方肌是起自髂腰韧带和相邻髂嵴的长方形扁平肌肉,附着于第12肋骨的下缘和上四个腰椎的横突。

腰方肌痉挛的患者通常表现为腰背痛,在床上翻身困难,直立位时疼痛加剧。咳嗽或打喷嚏会加重疼痛。这些患者对触发点注射和牵拉治疗反应良好。

16. (B) 从腹股沟韧带下面穿过的结构由内向外为:股静脉、股动脉、腹股沟神经、股神经和股外侧皮神经。以下肌肉也从腹股沟韧带下面穿过:耻骨肌、腰大肌、髂肌。腹壁下动脉从腹直肌鞘下面穿过。闭孔神经穿过闭孔。坐骨神经位于后面。

17. (A) 腕部屈肌支持带是纤维束带,内侧附着于豌豆骨和钩骨,外侧附着于舟状骨和多角骨。屈肌支持带下面的区域称为腕管,手指屈肌肌腱和正中神经由此经过。桡神经和尺神经没有从屈肌支持带下面穿过。指长伸肌腱位于手腕的背侧。

18. (D) 该拳击手是掌骨颈部骨折,这是击打静止物所致骨折的最常见部位,该骨折常见于第四、第五掌骨。舟状骨骨折常见于摔倒时手部伸展着地。桡骨远端骨折又称为Colles骨折,常见于摔倒时手部伸展着地。

19. (B) 雷氏分层将脊髓灰质分为10个板层,分别为Ⅰ—Ⅹ板层。Ⅰ—Ⅵ板层位于后角,Ⅶ—Ⅸ板层位于腹侧角,Ⅹ板层围绕在脊髓中央管的周围。Ⅰ板层也称为后角边缘核,其神经元主要接收背外侧束的神经传入,传递痛觉和温度觉。Ⅱ板层称为脊髓胶状质,其神经元上有μ和κ阿片受体,C纤维终止于该区域。Ⅰ板层和Ⅱ板层可见于脊髓全长。Ⅰ板层的神经元投射至丘脑。WDR神经元集中于Ⅴ板层。

20. (B) 轴突损伤会引发Wallerian变性,始于损伤后24 h内,见于受损轴突的远端。神经再生的速度大约是1 mm/d,外周神经系统的再生比中枢神经系统更快。运动神经的再生早于感觉神经。

21. (B) 神经失用症是一种神经损伤,不伴有神经髓鞘的断裂。神经冲动的传导被中断,运动神经的传导短暂缺失,感觉神经的传导很少或不受影响。这是常见的运动损伤。

22. (A) C纤维没有髓鞘,因此传导速率慢(2 m/s)。所有的感觉传导都是通过背侧柱。顽固性疼痛时可以实施垂体切除术。

23. (C) A-δ纤维是细的有髓鞘纤维,因此传导速度快于C纤维。是高阈值的机械性刺激感受器,与锐痛、温度、寒冷和压力感知有关。

24. (E) 芬太尼的小分子量和高脂溶性使其可以通过透皮途径给药。该药物主要作用于μ受体,其强度是吗啡的80倍。芬太尼的成瘾性低,主要是由透皮给药方法的特性决定的,与阿片药物本身没有关系。

25. (B) 可乐定、替扎尼定和右美托咪定是α_2激动剂,阿替美唑是一种α_2拮抗剂。α_2激动剂多年来用于治疗高血压,其作用目前已经扩大到治疗慢性疼痛以及作为肌肉松弛药。α_2激动剂具有镇痛作用,其可能的机制是通过在脊髓水平直接作用于神经节前从而减少交感传出。

可乐定可口服、经皮、硬膜外或鞘内给药。用于治疗复杂性区域疼痛综合征、癌痛、头痛、疱疹后神经痛和周围性神经病变。

替扎尼定用于治疗与痉挛有关的疼痛。右美托咪定目前作为镇静剂用于重症监护病房。

26. (A) 已知三环类抗抑郁药(TCA)可有效治疗慢性疼痛,但是其不良反应通常会限制这类药物的临床应用。主要的不良反应包括体位性低血压、抗胆碱效应、体重增加、镇静、心脏传导功能障碍、性功能障碍、静止不能。

镇静作用较弱的TCA类药物包括普罗替林、阿米沙平、地昔帕明、丙咪嗪。曲唑酮是非典型的抗抑郁药,抑制5羟色胺的摄取、阻断5-HT_2受

第2章　疼痛生理学

说明(问题46—63):每个问题后面都有几个答案,请选择一个最正确的答案。

46. 以下哪一组神经支配疼痛刺激　(　　)

(A) A-δ纤维和C纤维

(B) A-δ纤维和A-β纤维

(C) A-β纤维和C纤维

(D) B纤维和C纤维

(E) A-α纤维和A-β纤维

47. 请根据传导速度将A-δ,A-β,B,C和A-α神经进行排序(由快到慢)　(　　)

(A) A-α,A-β,A-δ,B,C

(B) A-δ,C,B,A-β,A-α

(C) C,B,A-δ,A-β,A-α

(D) A-β,A-δ,C,B,A-α

(E) B,C,A-β,A-α,A-δ

48. C纤维传入纤维终止在脊髓背角的　(　　)

(A) 1层和5层

(B) 1层和2层

(C) 1、2层和5层

(D) 2层和5层

(E) 3层和5层

49. 一些聚集并参与痛觉传入的化学物质—氢离子、血清素(5-HT)、缓激肽对伤害性感受器的作用有　(　　)

(A) 使伤害性感受器敏感化

(B) 激活伤害性感受器

(C) 激活伤害性感受器并使其敏感化

(D) 阻滞伤害性感受器

(E) 改变伤害性感受器

50. 以下可以阻滞脊髓背角神经元释放P物质的是　(　　)

(A) 内源性阿片类物质

(B) 外源性阿片类物质

(C) A和B

(D) 抗癫痫药物

(E) 局麻药

51. 请按对伤害性刺激敏感程度由低到高对空腔脏器、实质脏器和浆膜进行排序　(　　)

(A) 浆膜、空腔脏器、实质脏器

(B) 空腔脏器、实质脏器、浆膜

(C) 实质脏器、空腔脏器、浆膜

(D) 空腔脏器、浆膜、实质脏器

(E) 浆膜、实质脏器、空腔脏器

52. 内脏痛的特点是　(　　)

(A) 钝痛

(B) 锐痛

(C) 模糊的

(D) 以上所有

(E) 仅A和C

53. 可以引起空腔脏器的疼痛的收缩类型是　(　　)

(A) 等张收缩

(B) 等长收缩

(C) 持续性收缩

(D) 等张收缩和等长收缩

(E) 以上都不是

54. 一些沉默的伤害性感受器会在持续性伤害性刺激下激活，如炎症。这种类型的感受器最初发现在哪一组织中 （　）
(A) 骨
(B) 脑
(C) 指甲
(D) 关节
(E) 神经

55. 内脏相关的痛觉过敏可以由以下哪一理论解释 （　）
(A) 内脏－内脏的整合
(B) 内脏－躯体的整合
(C) 疼痛感知
(D) 交感神经刺激
(E) 交感神经传递

56. 脑啡肽和生长抑素属于 （　）
(A) 兴奋性神经递质
(B) 抑制性神经递质
(C) 胃相关递质
(D) 兴奋性神经递质和抑制性神经递质
(E) 以上都不是

57. N－甲基－D－天门冬氨酸(NMDA)受体的亚型是 （　）
(A) NR1,NR2(A,B 和 C)
(B) NR1,NR2(A,B,C 和 D)
(C) NR1,NR2(A,B 和 C),NR3(A 和 B)
(D) NR1,NR2(A,B,C 和 D),NR3(A 和 B)
(E) NR1,NR2(A,B,C 和 D),NR3(A 和 B),NR4(A 和 B)

58. 钠通道在脊髓背根神经节的神经传递中有很重要的作用，目前已发现的钠通道有几种 （　）
(A) 4
(B) 8
(C) 7
(D) 5
(E) 9

59. 在蜗牛毒液中发现的齐考诺肽主要作用于（　）
(A) N 型钙通道
(B) T 型钙通道
(C) L 型钙通道
(D) P 型钙通道
(E) Q 型钙通道

60. 已表明，用 NMDA 拮抗剂进行炎症预处理可以 （　）
(A) 增强中枢致敏性
(B) 减弱中枢致敏性
(C) 对中枢致敏性没有影响
(D) 增强外周致敏性
(E) 减弱外周致敏性

61. NMDA 受体通道常被锌离子、镁离子阻滞而失活，细胞膜去极化可以移除这些离子并引起哪种离子内流 （　）
(A) 钠离子
(B) 钙离子
(C) 氯离子
(D) 钠离子和钙离子
(E) 钠离子和氯离子

62. 伤害性刺激可以激活大脑皮质 （　）
(A) 中央后回周围的局限性区域
(B) 颞叶皮质中的广泛区域
(C) 后皮质周围的局限性区域
(D) 额叶皮质中的广泛区域
(E) 丘脑中的局限性区域

63. γ 氨基丁酸(GABA)受体属于 （　）
(A) 钙离子通道
(B) 钠离子通道
(C) 氯离子通道
(D) 镁离子通道
(E) 钾离子通道

说明(问题 64—84)：有一个或一个以上的选项是正确的，选择答案如下。
(A) 只有 1、2 和 3 是正确的
(B) 只有 1 和 3 是正确的
(C) 只有 2 和 4 是正确的

(D) 只有 4 是正确的
(E) 所有选项都是正确的

64. 伤害性感受器存在于　(　　)
(1) 皮肤
(2) 皮下组织
(3) 关节
(4) 内脏组织

65. 由活化的伤害性感受器释放的 P 物质具有哪些作用　(　　)
(1) 血管收缩
(2) 血管舒张
(3) 活化肥大细胞
(4) 降低血管通透性

66. 内脏痛传入纤维终止在脊髓背角的　(　　)
(1) 1 层
(2) 2 层
(3) 5 层
(4) 10 层

67. 内脏痛的位置特点是　(　　)
(1) 在中线
(2) 单侧的
(3) 双侧的
(4) 多种模式

68. 以下哪种刺激可以引起空腔脏器疼痛　(　　)
(1) 切割
(2) 缺血
(3) 灼烧
(4) 扩张

69. 交感神经支配内脏并产生疼痛、传导疼痛。交感神经可以释放　(　　)
(1) 去甲肾上腺素
(2) 组胺
(3) 5 - HT
(4) 肾上腺素

70. 中枢神经系统的神经递质分为　(　　)
(1) 兴奋性的
(2) 抑制性的
(3) 神经肽
(4) 调节性的

71. 兴奋性神经递质是　(　　)
(1) 谷氨酸
(2) 甘氨酸
(3) 天门氨酸
(4) GABA

72. 对脊髓处的 NMDA 受体进行阻滞会引起　(　　)
(1) 抑制痛觉传导
(2) 调节痛觉传导
(3) 减弱痛觉传导
(4) 对痛觉传导没有影响

73. 下列亚基与疼痛最为相关的是　(　　)
(1) NR2A
(2) NR2B
(3) NR3A
(4) NR

74. 氯胺酮和美金刚是 NMDA 受体的　(　　)
(1) 变构调节物
(2) 激动剂
(3) 刺激物
(4) 阻断剂

75. 在中枢神经系统的下行抑制通路中发现的重要物质包括　(　　)
(1) 乙酰胆碱
(2) 5 - HT
(3) NO
(4) 去甲肾上腺素

76. 以下不同类型钙通道中，与脊髓痛觉传导关系最为密切的是　(　　)
(1) L 型钙通道
(2) R 型钙通道
(3) T 型钙通道
(4) N 型钙通道

77. N 型钙通道主要存在于 ( )
(1) 脊髓背根神经节区域
(2) 大脑皮质区域
(3) 脊髓背角区域
(4) 突触后膜区域

78. C 纤维持续性地将兴奋传递至脊髓产生"windup"现象,"windup"的定义为 ( )
(1) 脊髓背根神经元兴奋性减弱
(2) 脊髓背根神经元兴奋性增强
(3) 脊髓背角神经元兴奋性减弱
(4) 脊髓背角神经元兴奋性增强

79. 以下哪些是抑制性神经递质 ( )
(1) 甘氨酸
(2) 谷氨酸
(3) GABA
(4) 天门氨酸

80. 以下哪些是中枢神经系统的兴奋性神经肽( )
(1) P 物质
(2) 生长抑素
(3) 神经激肽 A
(4) 强啡肽

81. 以下哪种细胞会在组织损伤后释放 5-HT ( )
(A) 血小板
(B) 肌细胞
(C) 巨细胞
(D) 白细胞

82. 以下哪种物质中可以检测到蛋白酶活化受体 ( )
(1) 血小板
(2) 内皮细胞
(3) 成纤维细胞
(4) 神经系统

83. 炎症反应后可以观察到神经生长因子表达增强,这是由于受影响处组织细胞合成释放神经生长因子。多种刺激可以影响神经生长因子的表达,包括 ( )
(1) 2IL-1β,IL-4,IL-5
(2) 肿瘤坏死因子 α 和转化生长因子 β
(3) 血小板源生长因子
(4) 表皮生长因子

84. 内源性阿片肽对疼痛的感知和调节有着重要作用。包括 ( )
(1) 亮氨酸脑啡肽
(2) 强啡肽
(3) 蛋氨酸脑啡肽
(4) 痛敏肽

说明(问题 85—90):判断对错。
(A) 正确
(B) 错误

85. 伤害性感受器是皮肤浅层的特异性感受器( )

86. A-δ 纤维的传导速度比 C 纤维快 ( )

87. 伤害性冲动传播终止在肌梭和特异性伤害性神经元 ( )

88. 痛超敏仅发生在躯体的伤害性刺激时而不会发生在内脏的伤害性刺激时 ( )

89. NMDA 受体在周围损伤产生的疼痛的中枢性致敏和中枢性易化中起着重要作用 ( )

90. 神经肽本质上只是兴奋性的 ( )

答案与解析

46. (A) 伤害性感受器主要通过 A－δ 纤维和 C 纤维向脊髓传导疼痛刺激。A－β 纤维主要传递由低阈值的机械性刺激感受器产生的冲动。B 纤维主要是节前自主神经纤维(白支和第 3、第 7、第 9 和第 10 脑神经)。

47. (A) 传导速度取决于神经的大小和髓鞘。有髓神经纤维可以通过朗飞结实现跳跃式传导,因此其传导速度快于无髓神经纤维。

48. (C) 由 C 纤维及其侧支传导的神经冲动终止在脊髓背角的 L1、L2 和 L5。

49. (B) 伤害性感受器致敏可能是由于前列腺素和细胞因子造成的,然而其活化是通过氢离子、5－HT 以及缓激肽等引起。

50. (C) 内源性阿片类物质和外源性阿片类物质都是通过阻断灰质后角产生 P 物质从而产生镇痛作用。

51. (C) 浆膜对伤害性刺激最敏感,而实质性脏器对伤害性刺激最不敏感。

52. (E) 与锐痛和定位明确的痛觉相反,空腔脏器痛是模糊的、深度的钝痛。由于牵涉痛,空腔脏器可能表现为其他类型的疼痛。

53. (B) 内脏在等长收缩如肠梗阻和输尿管梗阻时会产生疼痛。等张收缩常常不引起疼痛。

54. (D) 沉默和休眠的伤害性感受器在正常情况下没有活性,只有在组织损伤并释放化学介质后才被激活。它们在皮肤、关节、肌肉以及内脏组织中表达。

55. (B) 脊髓背角水平和脑干、丘脑和皮质的脊椎水平的内脏－躯体传导通路解释了躯体的牵涉痛现象。

56. (B) 多巴胺、肾上腺素和去甲肾上腺素为兴奋性神经递质,而 5－HT、GABA 和多巴胺是抑制性神经递质。

57. (B) 越来越多的证据表明 NMDA 受体在疼痛状态下产生和维持中枢致敏中起着重要的作用。然而,NMDA 受体可能也参与了外周致敏和内脏痛。NMDA 受体由 NR1、NR2(A,B,C 和 D)和 NR3(A 和 B)亚基构成,这些亚基决定了 NMDA 受体的性质。在 NMDA 受体亚型中,包含 NR2B 亚基的受体在疼痛感受上起着重要的作用,因此,NR2B 选择性拮抗剂很可能对慢性疼痛治疗有效果。

58. (E) 电压门控钠通道是哺乳动物神经和肌肉电兴奋性的基础。在哺乳动物的神经核肌肉中以复杂形式表达了九种电压门控钠通道。有六种在脊髓背根神经节处表达,有三种钠通道 $Na_V1.7$、$Na_V1.8$ 和 $Na_V1.9$ 选择性表达在外周痛觉感受神经元。$Na_V1.8$ 在痛觉传导通路中发挥特定的作用。

59. (A) 非阿片类镇痛药齐考诺肽已经成为对其他镇痛治疗不耐受或无效的严重慢性疼痛患者的新型治疗药物。齐考诺肽是由海洋蜗牛毒液中提取的25 - 氨基酸多聚肽构成的合成等价物。在啮齿类动物中,齐考诺肽通过与 N 型电压敏感性钙通道结合阻止初级伤害性刺激传入纤维的传导。齐考诺肽在动物模型中表现了抗伤害作用,它的作用也在人体研究中得到验证。

60. (B) NMDA 拮抗剂预处理可以减弱炎症引起的中枢致敏作用。

61. (D) NMDA 受体上的离子通道存在于锌、镁和苯环利定的抑制性结合位点。细胞去极化可以引起锌、镁外流,同时,大量的钙离子和极少量的钠离子内流,从而引起细胞内兴奋。

62. (B) 伤害性刺激引起皮质区域的广泛性激活,增加刺激强度能使更多的皮质区域激活。脑部的其他区域并没有参与伤害性刺激。

63. (C) 已证实存在三种主要的氯通道。第一类是配体门控氯通道,包括 $GABA_A$ 受体和甘氨酸受体,配体门控氯通道常见于背角神经元;第二类是电压门控氯通道,也常见于脊髓;第三类氯通道经环腺苷酸激活,可能仅包含了囊性纤维化跨膜调节蛋白。氯电流活化使氯离子向使神经元超极化的细胞内流动,促使超极化电流产生是一些镇静剂的药理机制。然而,在脊髓初级传入终端处的 $GABA_A$ 是一个例外,它的氯离子通道可以引起氯离子反流,从而产生初级传入终端去极化的净效应。

64. (E) 伤害性感受器在以上所有组织中均表达,在骨膜与肌肉中也表达。

65. (B) P 物质可以激活肥大细胞并使其脱颗粒,进而产生组胺和 5 - HT。

66. (E) 内脏的传入纤维终止在脊髓背根的 L1、L2、L5 和 L10。这些部位接受 A - δ 纤维和 C 纤维的传入冲动。

67. (E) 表浅和深部的脊髓背根神经节都参与了腹部内脏疼痛的产生,并表现为模糊的单侧痛、双侧痛以及中线处的疼痛,随着疾病的进展而改变。

68. (C) 空腔脏器对引起躯体疼痛的一般性疼痛并不敏感,然而,一些特定的刺激,如缺血、坏死、炎症、扩张和压迫会引起空腔脏器产生痛觉。

69. (A) 在脏器中,交感神经末梢、肥大细胞、上皮细胞(包括胃肠道内的肠嗜铬细胞会产生大量的生物活性物质,包括去甲肾上腺素、5 - HT、组胺、ATP、谷氨酸、NGF 和类胰蛋白酶)。白细胞和巨噬细胞集中在受损区域产生环氧化酶和脂氧合酶前列腺素 I_2、前列腺素 E、HETEs、HPETEs、大量的细胞因子、抗氧化物质和生长因子,在这些物质中,存在可以活化内脏传入神经纤维末梢的物质,而另一些物质的作用,仅仅是致敏的作用。

70. (A) 神经递质分为三类:兴奋性神经递质、抑制性神经递质和神经肽。组织受损会引起局部大量的化学物质释放,它们既可以通过兴奋伤害性感受器直接产生痛觉传导,也可以通过增强伤害性感受器兴奋性从而易化伤害性刺激的传导。神经递质复合物具有三类:兴奋性神经递质、抑制性神经递质和神经肽,它们位于三种部位:感觉传入神经末梢、局部回路末梢和下行调节回路末梢。

71. (B) 谷氨酸和天冬氨酸是主要的兴奋性神经递质,而 GABA 和甘氨酸是抑制性神经递质。

72. (B) NMDA 受体激活可以增强痛觉传导,其阻滞剂可以减弱痛觉传导。在躯体感觉系统中存在四种谷氨酸和天冬氨酸受体,为 NMDA 所激活的一类受体称为 NMDA 受体。通常认为 NMDA 受体在强烈并且长时间的躯体感觉刺激下开放,这一特性源于 NMDA 受体可以被细胞膜长时间去极化所释放的镁离子所阻滞。

73. (C) NMDA 对伤害性刺激后神经元高兴奋性的诱发和维持具有重要作用。到目前为止,研究的重要焦点仅仅是一些中枢的 NMDA 受体。随着对外周内脏和躯体的 NMDA 受体的进一步认识,NMDA 受体在痛觉中的作用比以往所了解的更为重要。在过去的几十年里,越来越多的证据表明,

NMDA 受体的 NR2B 亚基在痛觉产生中尤为重要,考虑到 NR2B 选择性复合物不良反应少、效果好,NR2B 选择性拮抗剂可能会被用作有效治疗疼痛的药物。

74. (D) 两者都是用于疼痛治疗的 NMDA 受体拮抗剂。临床上应用的具有 NMDA 受体阻断特性的药物包括氯胺酮、右美沙芬和美金刚。比如说,右美沙芬对治疗糖尿病痛性神经病变有很好效果,而对带状疱疹后遗神经痛和中枢痛无效。因此,NMDA 受体拮抗剂可能为疼痛治疗提供了新的选择。

75. (C) NMDA 受体激活后可以引起 NO 的释放,NO 参与了神经元可塑性而不是参与镇痛作用。5-HT 和去甲肾上腺素出现在中枢神经系统下行抑制性通路中。

76. (D) 钙通道依据其电生理特点被分为两个亚型,每个亚型都有各自的基因。L 型钙通道是临床大量重要用药的作用位点,尤其是二氢吡嗪类药物。钙通道拮抗剂的结合位点已阐述。N 型钙通道是镇痛性钙通道阻滞剂的作用位点,N 型钙通道由于其一系列特性,使其成为慢性神经病理性疼痛的治疗干预靶点。

77. (B) N 型通道大量集中在 DRG 的胞体和突触终端。主要集中在突触前末梢。N 型受体阻滞剂可以阻滞感觉神经元释放神经肽、P 物质和降钙素相关基因肽。

78. (D) "windup"现象是脊髓后角高兴奋状态,是一种对重复 C 纤维电刺激产生的渐进性反应增强的现象。产生"windup"现象同时也会产生中枢致敏的经典表现:接收区域的扩大以及对 C 纤维更为敏感而对 A-δ 纤维刺激并不敏感。

79. (B) 躯体感觉系统的主要抑制性神经递质是甘氨酸和 GABA。甘氨酸在脊髓水平上尤为重要,而 GABA 在更高的水平上较为重要。GABA 存在三种类型受体,$GABA_A$ 与氯离子通道相关,并可通过巴比妥类药物、苯二氮䓬类药物和酒精进行调节,蝇蕈醇是选择性 $GABA_A$ 受体兴奋剂,Gabazine 为 $GABA_A$ 受体抑制剂;$GABA_B$ 受体与钾离子载体和 G 蛋白偶联受体相关,巴氯芬是选择性 $GABA_B$ 受体激动剂,法克洛芬是选择性 $GABA_B$ 受体拮抗剂;$GABA_C$ 受体同样与钾离子载体有关,谷氨酸和天冬氨酸是抑制性神经递质。

80. (B) 躯体感觉神经系统的兴奋性神经递质包括 P 物质和神经激肽 A。这些肽类主要集中在传入神经纤维,但是也表达在脊髓背角和丘脑的固有神经元处。脊髓水平的抑制性神经肽类包括生长抑素、脑啡肽和强啡肽。这些肽类存在于脊髓背角神经元和脑干核团下行至脊髓背角神经元的神经纤维中。

81. (B) 5-HT 是由损伤以及炎症后的血小板(大鼠和人)、肥大细胞(大鼠)分泌的。原位杂交技术已经证明,DRG 神经元常规表达 $5-HT_{1B}$、$5-HT_{1D}$、$5-HT_{2A}$、$5-HT_{2B}$、$5-HT_{3B}$ 和 $5-HT_4$ 受体 mRNA。5-HT 同 $5-HT_3$ 的配体门控通道相关,但是可以通过 G 蛋白偶联受体激活并致敏伤害性感受器。$5-HT_2$ 主要存在于具有降钙素相关调节肽的小细胞神经元中,它的激活会引起热痛觉过敏,$5-HT_2$ 与磷脂酶 C 通路相关,通过减少静息的钾离子载体,$5-HT_2$ 可以引起辣椒素敏感性 DRG 神经元去极化,从而引起兴奋和致敏。

82. (E) G 蛋白偶联受体分为四型:PAR1-PAR4。这些受体通过独特的机制激活:蛋白酶识别相应 PARs 并裂解其 N 末端的特殊部位并形成新的 N 末端,即系锁配体,合成肽类通过依据于不同 PARs 的系锁配体的序列,它们可以模拟兴奋剂的效应。PAR1、PAR2 和 PAR4 都是由血凝串联蛋白质链中释放的血凝素激活,PAR3 是由类胰蛋白酶激活,类胰蛋白酶是由炎症状态下的肥大细胞,以及活化的凝血因子ⅶ和活化的凝血因子Ⅹ激活释放。PARs 的激活主要同组织炎症和损伤有关,激活同蛋白酶的裂解相关,PARs 敏感性的恢复需要细胞膜新的受体的内化和插入。PARs 最初发现在血小板、内皮细胞和成纤维细胞中,但是现在却证实在神经系统里也存在表达,PAR1 和 PAR2 证实存在于外周感觉神经元内,在60%的大鼠DRG神经元中存在PAR2,PAR2主要表达在中小型神经元中,并与P物质和CGRP同时表达。

83. (E) 炎症过程中,NGF表达增高。NGF是炎性疼痛中的重要介质。NGF对小型感觉神经元中具有神经保护作用,NGF的水平随着神经病理性疼痛类型不同而改变。然而,到目前为止,NGF在神经病理性疼痛中的作用机制仍不清楚。组织NGF可以最大程度上阻滞炎症对感觉神经元的影响。在人类不同炎症状态下,包括炎性膀胱内,以及关节炎患者的关节滑液中,NGF水平不同。

84. (E) 内源性阿片类对疼痛的调节最初报道在由麻醉药品拮抗剂纳洛酮所引起的动物或人的疼痛中。在没有接受内源性阿片类药物的患者中,纳洛酮可以加重术后疼痛,由此确定了内源性阿片类药物与常见临床事件的相关性。肽类递质和激素起源于巨大的没有活性的前体物质。蛋氨酸,亮氨酸脑啡肽起源于前脑啡肽原。大的前体蛋白、阿黑皮素原分裂形成β内啡肽,同时也产生了促肾上腺皮质的激素和促黑素细胞激素。1/3的内源性阿片肽前体分子可以产生2个强啡肽(A和B)和α新内啡肽。

85. (B) 伤害性感受器是游离神经末梢,没有特异性受体,但是可以通过机械、温度以及化学性刺激等机体损伤激活。

86. (A) A-δ是有髓纤维,其传导速度(5—20 m/s)比无髓纤维C纤维(<2 m/s)快。

87. (A) WDR神经元接收外周神经传递的伤害性刺激和非伤害性刺激,这类接受器位于脊髓背角灰质。

88. (B) 内脏痛常常表现为牵涉痛,可以伴有痛超敏或无痛超敏。多数脏器表现为中线或双侧痛,而肾脏输尿管疼痛表现为单侧痛。伴有痛超敏的牵涉痛常表现为体壁痛,疼痛牵涉肌肉、皮肤。

89. (A) NMDA受体通过致敏脊髓背角神经元参与周围神经损伤相关的病理性疼痛的产生和维持。NMDA受体参与了“windup”现象,并同增强、延长感觉传递的脊髓高兴奋性改变相关。

90. (B) 大量神经肽参与了躯体感觉信息的传递,分为兴奋性化合物和抑制性化合物。神经肽一旦释放,起效缓慢,作用时间长。

(池晓颖 译 王筱婧 王祥瑞 校)

第3章　疼痛病理生理学

说明(问题91—138):每个问题后面都有几个答案,请选择一个最正确的答案。

91. 成人急性腹痛的一般原因包括　(　　)

(A) 青春期肠套叠

(B) 成年人腹主动脉瘤,最有可能出现剧烈的腹痛

(C) 发生于既往无糖尿病病史老年患者的酮症酸中毒

(D) 服用多种药物引起的药物性疼痛不是老年人腹部疼痛的常见原因

(E) 间质性膀胱炎

92. 35岁女性诉右臂疼痛。与她疼痛有关的真实的陈述是　(　　)

(A) 该患者诊断为动脉胸廓出口综合征的可能性较神经源性胸廓出口综合征大

(B) 若疼痛始于受损后的尺神经分布区域,可能患有复杂区域疼痛综合征(CRPS)Ⅰ型

(C) 如果枕骨有放射痛,C1神经感觉支可能参与其中

(D) 出现爪形手时,可能与正中神经有关

(E) 尺神经在肘管内受压

93. 怀疑一位患者患有丛集性头痛,这种类型的头痛最有说服力的诊断证据可能是　(　　)

(A) 患者是女性

(B) 尽管右侧头部更严重,症状通常表现为双侧的

(C) 头痛发生在每晚同一时段

(D) 反跳性疼痛产生的原因是药物使用过量,并且主要表现为丛集性头痛

(E) 患者有尿频和视力模糊

94. 下列关于偏头痛的说法正确的是　(　　)

(A) 最新的证据支持偏头痛机制为皮质扩散性抑制

(B) 皮质扩散性抑制的活化已成为预防偏头痛的靶目标

(C) 最新证据显示心脏右向左分流和偏头痛之间明确的因果关系

(D) 偏头痛的病理生理与三叉神经血管系统有关,而非颅内与疼痛产生有关的中枢神经系统(CNS)

(E) >90%的偏头痛患者有先兆

95. 你主治的患者最近诉腰痛,假设关节突关节骨关节病是症状产生的主要原因,下列哪一项可说明这种疾病过程　(　　)

(A) 易感因素包括滑脱症及高龄

(B) 关节突关节骨关节病诊断的关键是病史和体格检查

(C) 腰椎关节面疼痛的诊断方法为少量的关节内或背根内侧神经阻滞,其假阳性率较低

(D) 疑似关节病的患者关节面的尸体解剖研究结果显示组织学变化

(E) 其临床表现的特征是神经根型

96. 下列关于乳房切除术后神经瘤的说法正确的是　(　　)

(A) 通常神经瘤是显而易见的

(B) 神经瘤的形成与乳房切除有关,通常与外乳房肿瘤切除无关

(C) 神经瘤最有可能是瘢痕疼痛的原因

(D) 肋间神经瘤不考虑切除

(E) 以上都不是

97. 你怀疑颈椎神经根受压,支持这一诊断的体格检查是 ( )
(A) C1 神经根受累,患者有枕部麻木
(B) C6 神经根受累,患者肱二头肌反射消失
(C) C7 神经根受累,患者三角肌肌力缺失
(D) 拇短肌外展正常可排除腕管综合征(CTS)
(E) 你怀疑 C8 神经根受累,患者有前臂外侧麻木

98. 以下关于颈部疼痛的说法正确的是 ( )
(A) 文献建议针刺治疗在短期内有效
(B) 加/减速损伤后的颈部疼痛最常受累的是低位颈椎
(C) 如果你怀疑患者患急性颈椎间盘突出症,考虑到马尾神经综合征的风险时应询问大小便失禁情况
(D) 仅有颈部疼痛的患者可能符合纤维肌痛的标准
(E) 腕管综合征(CTS)不可能有相应的颈部疼痛

99. 以下关于纤维肌痛的说法正确的是 ( )
(A) 纤维肌痛的 2 个核心标准是慢性广泛性疼痛(CWP)和触诊性压痛,前者定义为身体所有 4 个象限的疼痛和中轴骨骼的疼痛超过 2 年以上,后者为用 25 kg 压力对 18 个压痛点进行触诊时其中至少 11 个点的压痛为阳性
(B) 普遍认为中枢神经系统机制异常与纤维肌痛的所有症状有关
(C) 均有原发性和继发性纤维肌痛综合征
(D) 纤维肌痛症状一般在风湿确诊并适当治疗后缓解
(E) 大部分纤维肌痛患者为男性

100. 以下关于子宫内膜异位的说法正确的是 ( )
(A) 病因尚不明确,但是最新研究表明经血逆行不是主要原因
(B) 口服避孕药会加剧疼痛
(C) 疾病诊断的金标准仍是腹部磁共振成像(MRI)
(D) 如果腹腔镜检查诊断为子宫内膜异位,应首选腹腔镜手术治疗
(E) 子宫内膜异位疼痛不遵循月经周期

101. 一位 28 岁女性以上肢症状就诊,你考虑胸廓出口综合征的依据是 ( )
(A) 该女性的症状出现于锁骨骨折后
(B) 该女性有持续一段时间的前臂外侧感觉症状
(C) X 线检查证实该女性没有颈肋
(D) 该女性的症状与慢性躯干上部臂丛神经损伤一致
(E) 以上全是

102. 一位 55 岁孤老女性被急救车送入急诊,意识不清。急救医生发现患者癫痫大发作。患者无任何身份信息也无亲人。检查发现该女性曾接受双侧乳房切除术。患者清醒后诉肋部及脊柱沿线剧痛并逐渐加重。下列正确的是 ( )
(A) 在这类癌症中,二磷酸盐不仅能治疗乳腺癌骨转移,而且可反转下颌骨坏死
(B) 很多乳腺癌患者有溶骨性骨转移病,累及骨骼系统
(C) 安慰剂对照试验证明长期口服或静注二磷酸盐可减少 80% 的骨骼相关事件的发生率
(D) 高血钙是骨转移最常见的症状
(E) 该患者最重要的问题最有可能是阿片类药物依赖

103. 下列有关关节炎的说法正确的是 ( )
(A) 痛风的生物前体是升高的血清谷氨酸水平
(B) 银屑病关节炎常累及远端指间关节
(C) 类风湿关节炎通常进展迅速并首先累及手脚的小关节
(D) 红细胞沉降率或 C 反应蛋白等炎症标志物在 95% 的早期类风湿关节炎的患者表现为异常
(E) 以上都不是

104. 一位患者以腓肠神经活检后腿部疼痛为主诉就诊。下列关于此种类型的复杂区域疼痛综合征(CRPS)的说法正确的是 ( )
(A) 此种类型 CRPS 的表现之一是震颤增加
(B) 最有可能是 Ⅰ 型 CRPS
(C) 此种类型 CRPS 在卒中后出现
(D) 中枢神经系统似乎并不参与 CRPS 的病理

生理过程
(E) 以上都是

105. 以下关于人类免疫缺陷病毒(HIV)/获得性免疫缺陷综合征(AIDS)的说法正确的是 ( )
(A) 远端对称性多发性神经病变是最常见的与HIV相关的周围神经疾病
(B) 头痛是AIDS相关的疼痛综合征的第二位最常见症状
(C) 渐进性多发性神经根病是最常见的与疱疹病毒相关的疾病
(D) 卡波西肉瘤已被证明可导致肌肉疼痛,但不导致骨痛
(E) 以上都不是

106. 下列关于中枢性疼痛的说法正确的是 ( )
(A) 中枢性疼痛出现在卒中和脊髓损伤(SCI),不出现在多发性硬化症
(B) 中枢性疼痛是脊髓空洞症常见的首发症状
(C) SCI相关疼痛的病理生理学未完全阐明,但是最有可能累及脊髓水平以上通路而非脊髓水平通路
(D) 中枢神经系统损伤后失神经突触位点起到抑制中枢性疼痛的发展的作用
(E) 以上都是

107. 一位35岁女性以慢性腰痛为主诉首次就诊,你立即注意到她不寻常的情感和行为。以下说法正确的是 ( )
(A) 躯体化失调、疑病、人为的身体疾病、诈病患者可能会将疼痛作为疾病的一部分
(B) 根据定义,诈病并没有意识到自己的动机
(C) 其他精神疾病例如抑郁症、焦虑症、无端恐惧症可能会强烈影响慢性疼痛而不直接导致疼痛;创伤后应激障碍通常不以疼痛为主诉
(D) 诈病有关的疼痛与焦虑有关的疼痛主要区别在于,诈病时主诉或症状超过预期特定的疾病过程
(E) 以上都不是

108. 身为牙医的朋友为你介绍一个患者,该患者有一侧口腔疼痛,下列说法正确的是 ( )
(A) 原发性灼口综合征是慢性特发性口腔疼痛状态,不伴有临床病变,有人认为这是一个痛苦的神经病变
(B) 越来越多的证据表明,极少数特发性三叉神经痛因动脉或静脉的异常循环压迫三叉神经引起
(C) 约40%的多发性硬化的患者发生三叉神经痛
(D) 三叉神经痛偶发于枕部
(E) 以上都是

109. 患者主诉面部疼痛,下列正确的是 ( )
(A) 舌咽神经痛虽与三叉神经痛十分相似,但是累及舌前2/3的神经、扁桃体及咽部
(B) 巨细胞动脉炎是一种可导致失明的血管炎,但尚无致卒中的报道
(C) 颈动脉夹层最常表现为颈部、头部或面部疼痛
(D) 单纯面部疼痛很少与慢性鼻窦炎相关
(E) 以上都不是

110. 47岁女性无明显诱因出现恶心、心悸入急诊,既往有慢性顽固性心绞痛病史。下列关于胸痛的说法错误的是 ( )
(A) 患有急性冠脉综合征的男性更容易出现胸痛、左臂疼痛或盗汗,女性可能表现为恶心
(B) 若考虑心脏X综合征,该患者可能会有异常的冠状动脉造影表现
(C) 对照研究表明慢性顽固性心绞痛患者,脊髓刺激同手术或血管内再灌注一样可缓解症状,而并发症及再住院率更低
(D) 通过脊髓刺激而减轻心绞痛的机制尚未清楚
(E) 以上都不是

111. 关于膝部疼痛,下列说法正确的是 ( )
(A) 儿童与青少年的膝部疼痛可能与3种常见原因有关:脊髓半脱位、胫骨骨骺炎或假性痛风
(B) 有糖尿病病史的患者在没有创伤的情况下突发疼痛和关节肿胀,可能患有髌骨关节

疼痛综合征
(C) 钙磷酸盐晶体是引起假性痛风的病因
(D) 骨关节炎的膝关节造影中不会见到囊性变化
(E) 以上都是

112. 一患者主诉右足疼痛,下列可能正确的诊断是 ( )
(A) 糖尿病患者最常见的周围神经病变,因为症状是单侧的
(B) 足底筋膜炎,因为该患者的症状出现于长时间活动之后
(C) 莫顿神经瘤,因为疼痛位于足跟
(D) 跗管综合征,胫后神经在经过内踝时受到压迫
(E) 以上都不是

113. 35 岁女性主诉骨盆疼痛,下列评估中要着重考虑的是 ( )
(A) 子宫内膜异位症是女性盆腔疼痛最常见的原因
(B) 子宫内膜异位症很少出现炎症
(C) 子宫内膜异位症的产生已被证实主要依赖于血中孕激素水平
(D) 对腹水检测发现白细胞介素 8 降低,可以证实存在炎症过程
(E) 以上都是

114. 一位 85 岁老年男性来就诊,该患者近来患过严重肺炎已康复,现主诉胸痛。下列说法错误的是 ( )
(A) 壁层胸膜上完全没有伤害性神经支配,脏层胸膜上则有
(B) 病毒感染是引起胸膜炎最常见的病因
(C) 咳嗽时疼痛符合胸膜炎的诊断
(D) 肺栓塞是这些症状的可能原因
(E) 以上都不是

115. 下列关于重复性劳损的说法正确的是 ( )
(A) 重复性劳损不包括肘管综合征
(B) 重复性劳损的诊断有争议,部分原因是很少有研究显示物理危险因素与损害之间的相关性
(C) 与物理危险因素相比,社会心理因素与过度劳累的相关程度更大
(D) 过度劳累假说表明,大多数时候这些疾病可能与局部损伤有关
(E) 以上都是

116. 56 岁女性因左胸痛来就诊。该患者有乳腺癌病史,曾行乳房切除术和放疗,目前可能仍在进行化疗。下面正确的是 ( )
(A) 过去 10 年乳腺癌的治疗水平有极大提高,乳癌术后胸痛发生率显著降低
(B) 铂化合物的周围神经病变发生率要高于紫杉醇
(C) 由于化疗,运动神经病变发生率要高于感觉神经病变
(D) 腋下淋巴清扫术有可能造成肋间臂神经和臂内侧皮神经的损伤
(E) 以上都正确

117. 52 岁肥胖男性,糖尿病史 5 年,因足部疼痛来就诊。下面错误的是 ( )
(A) 如果患者有粗神经纤维功能障碍,将有可能导致肌无力
(B) 血糖异常与神经功能障碍的程度相关
(C) 神经病变与糖尿病相关,血糖水平低于美国糖尿病协会所定义的糖尿病标准者与神经病变没有关系
(D) 细神经纤维有自主神经功能
(E) 以上都不正确

118. 85 岁老年女性,因左胸部慢性疼痛 1 年以上来就诊。其症状始于该部位出现的单个皮疹。下面正确的是 ( )
(A) 带状疱疹通常伴发皮疹
(B) 对于健康人来说,带状疱疹可能会再次复活 2—3 次
(C) 带状疱疹后遗神经痛(PHN)的疼痛持续时间 >120 天
(D) 带状疱疹后遗神经痛(PHN)的发生率在将来有望维持稳定
(E) 以上都正确

119. 一名患者在没有介绍人的情况下来就诊。该患者有长期的慢性疼痛史，自述体内有植入装置但不确定是什么。经检查发现，患者左下腹部有一手术瘢痕。在过去几星期，其下肢痛逐渐加重，经检查发现下肢处于痉挛状态。下面哪项认为是重要的（　　）

（A）如果给予该患者鞘内吗啡治疗，输注速度对其疼痛无影响

（B）如果该患者有鞘内镇痛泵，只有鞘内注入吗啡才能导致肉芽肿的形成

（C）应用显微镜进行观察发现，鞘内吗啡引起的肉芽肿是没有免疫细胞的坏死组织

（D）吗啡是亲水性分子

（E）以上都重要

120. 119 题的患者，过去 10 年间做过 3 次腰椎手术，这就是为什么他认为自己被植入了鞘内吗啡泵。该患者说第一次腰椎手术后 6 个月内都没有疼痛，但是后来复发了。随后的腰椎手术更加重了他的症状。关于这位患者的病情，下面哪项是正确的（　　）

（A）腰椎手术失败综合征（FBSS）中，引起症状的最常见的解剖原因是椎间孔狭窄

（B）腰椎手术失败综合征（FBSS）中，单纯的心因性疼痛某种程度上很常见

（C）在慢性疼痛中，疼痛改善 30% 通常被认为是满意的

（D）大多数情况下，腰椎手术失败综合征（FBSS）提示存在有特殊的解剖异常

（E）以上都不正确

121. 下列关于疼痛与怀孕的描述错误的是（　　）

（A）怀孕早期引起疼痛最常见的原因包括圆韧带受到拉伸和血肿形成

（B）神经细根症状常提示椎间盘突出

（C）怀孕不是放射检查的绝对禁忌证

（D）周期性偏头痛基本不在怀孕期间发作

（E）以上都正确

122. 患有镰状细胞病的 10 岁男孩来就诊，关于其症状下列哪一项是正确的（　　）

（A）血管阻塞性危象通常涉及背部、下肢及眼睛

（B）镰状细胞病的患者发生急性疼痛的原因是缺血性组织损伤，这是由急性危象期镰状红细胞阻塞微血管床引起的

（C）若血管阻塞性危象持续时间超过 7 天，需要从其他方面找出骨痛的原因

（D）纯合子镰状细胞病和镰状细胞 - β - 地中海贫血患者血管阻塞性疼痛的发生率低于镰状细胞血红蛋白病和镰状细胞 - β - 地中海型贫血基因型患者

（E）以上都不正确

123. 你进入门诊检查室为患者进行一项新的评估，你发现患者仰靠在椅子上处于深度睡眠。将其叫醒时，你随即发现患者有不适宜的情绪和右侧肢体活动减少。下面错误的是（　　）

（A）因抑郁出现的睡眠障碍能导致慢性疼痛

（B）药物滥用的诊断标准包括在对身体有害的情况下反复使用药物

（C）药物依赖的诊断标准包括在对身体有害的情况下反复使用药物

（D）转换障碍是自主性的

（E）以上都不正确

124. 患者因多年前的脊髓损伤（SCI）来就诊，主诉身体多处疼痛，关于该患者疼痛的说法正确的是（　　）

（A）慢性疼痛是脊髓损伤的主要并发症，大约有 2/3 的患者有某种慢性疼痛，多达 1/3 的患者主诉有严重疼痛

（B）中枢性疼痛是脊髓损伤患者疼痛的唯一原因

（C）颈椎损伤出现中枢性疼痛的概率在脊柱损伤中最高

（D）脊髓损伤患者出现中枢性疼痛是由于神经根损害

（E）以上都正确

125. 上一问题中的患者是当地大学的一位解剖和生理学老师，他想知道一些关于脊髓损伤（SCI）引发中枢性疼痛的机制。下面你将不会提及的解释是（　　）

（A）长期高强度的伤害性刺激活化了 N 甲基 D

门冬氨酸(NMDA)受体,该受体介导了可能引发中枢敏化的连锁反应
(B) 钠离子通道的表达异常可能也是其机制
(C) 被认为参与疼痛产生的丘脑神经元在脊髓损伤后经历了改变
(D) 在脊髓损伤中,丘脑神经元是疼痛信号的中继站而不是产生疼痛
(E) 上述全部

126. 慢性胰腺炎对胰腺产生进行性和永久性破坏,导致胰腺内外分泌功能不足,并且通常导致慢性致残性疼痛。下列关于慢性胰腺炎的描述错误的是 ( )
(A) 高达70%的患有慢性胰腺炎的成人有过度饮酒史,在儿童其主要病因是遗传和结构性缺陷
(B) 慢性胰腺炎导致的疼痛通常是餐后疼痛,向腰背部放射,直坐或前倾可减轻
(C) 5%的病例是由自发免疫性胰腺炎所导致
(D) 由于其临床表现一致,大多数的慢性胰腺炎能够被确诊
(E) 以上都不是

127. 国际疼痛研究协会把疼痛定义为,有实际的或潜在的组织损伤相关联,或者可以用组织损伤描述的一种不愉快的感觉和情绪上的体验。组织损伤通过一系列的生理学机制导致伤害感受或者最终导致疼痛。也就是并不是所有的伤害刺激信号都被当做是疼痛,也并不是所有的疼痛都产生于伤害感受。下列表述错误的是 ( )
(A) 伤害性传入信号激活两种主要的疼痛受体,包括与疼痛传导快的A-δ纤维相连接的低阈值伤害感受器和与疼痛传导慢的C纤维(无髓鞘)相连接的高阈值伤害感受器
(B) 很多神经递质(如谷氨酸盐和P物质)能够通过脊髓传导的上行通路(丘脑、前扣带皮质、岛叶皮质和躯体感觉皮质)调节突触后反应
(C) 通过反复或持续的伤害性刺激使背角神经元长时间或剧烈活动,可能因此导致神经元反应性增强或中枢敏感化
(D) windup是指存在于周围神经系统的一种机制,即重复的伤害性刺激有缓慢的时间累积效应,最终导致疼痛增强
(E) P物质是一种重要的伤害感受性神经递质,能降低突触的兴奋性阈值从而导致正常情况下处于静默状态的脊髓间突触变得活跃和二级脊神经元敏感化

128. 已知脑干中存在多种疼痛抑制和易化中心。关于这些系统,以下错误的是 ( )
(A) 背外侧索包括疼痛下行抑制系统通道
(B) 下行抑制通道的功能之一是增强背角神经元的兴奋性
(C) 下行通道的活动不是恒定不变的,而是能够被调节的,如通过警觉或注意程度和通过应激
(D) 在没有组织损伤的情况下,认知方式和人格特征与痛觉的放大及其延伸有关,包括躯体化、小题大做和过度紧张
(E) 以上都是

129. 下列关于神经性疼痛的机制的说法不正确的是 ( )
(A) 损伤和邻近非受伤的感觉神经元能使兴奋性提高到产生起搏器样的潜力,这种潜力能激发不依赖于任何周围刺激的异位动作电位放电
(B) 中枢敏感化是指背角神经元高度敏感致其激活阈值减低,同时突触传入增加
(C) 周围神经元损伤后,C纤维传入速度可能会自发加快,驱使中枢敏感化
(D) 神经性疼痛的不良反应如触摸痛,尤其能反映由神经细胞/神经元缺失而导致的无感觉
(E) 以上都不正确

130. 下列关于长时间使用阿片类药物的评述错误的是 ( )
(A) 长时间使用同一阿片类药物的患者不容易出现耐受
(B) 长时间使用阿片类药物的患者容易出现阿片相关性疼痛
(C) 药物相关性疼痛通过激活延脑头端腹内侧

区产生

(D) 阿片类药物长时间抑制疼痛的机制是上调脊髓强啡肽以及激活、增强传入纤维的兴奋性神经递质

(E) 以上均不是

131. 外周自主神经系统和躯体运动神经系统最大的区别在于　(　　)

(A) 不同于躯体运动神经系统在中枢神经系统具有神经元，自主神经系统的运动神经元在外周

(B) 躯体运动神经系统的外周传入通路分为两部分：突触前和节前神经元、突触后和节后神经元

(C) 躯体运动神经元在外周汇聚形成神经节

(D) 两者没有大区别

(E) 以上均不是

132. 关于自主神经系统的交感、副交感神经，错误的说法是　(　　)

(A) 中枢神经系统下传的副交感节前纤维到达靶器官处神经节的突触

(B) 交感神经纤维遍布全身，而副交感神经仅分布在受神经支配的内脏器官

(C) 交感节前神经元胞体位于脑干黑质，同动眼神经、舌咽神经、迷走神经以及面神经伴行

(D) 中枢神经系统的交感神经包括节前神经元、两个椎旁交感神经链、椎前终端神经节以及节后神经元

(E) 以上均不是

133. 癌症史患者主诉颈、肩和手臂痛，应该考虑什么问题　(　　)

(A) 皮肤癌可以侵犯臂丛神经

(B) 肿瘤侵犯臂丛神经的主要表现是疼痛

(C) 放疗引起的神经丛损伤与放疗的剂量无关

(D) 临床上几乎不能分辨放疗和肿瘤新生物所导致的神经丛损伤

(E) 以上均不是

134. 多发性硬化患者初诊，轮椅入室，带鞘内泵。其因为服务态度拒绝早前的疼痛医生，不能回忆起3个月前的具体细节。就此，需要考虑哪些问题　(　　)

(A) 鞘内注射巴氯芬可以引起呼吸抑制和肌张力减退

(B) 鞘内注射巴氯芬阻滞DRG的钙通道

(C) 鞘内注射巴氯芬的撤退症状是致命的

(D) 鞘内注射巴氯芬过量会引起瘙痒和体温增高

(E) 以上都是

135. 一位听力受损伴严重学习能力障碍的患者在母亲的陪伴下来找你治疗。在见你之前，为缓解后背疼痛，患者曾在一家"医疗中心"进行了硬膜外类固醇类药物注射治疗，操作医生表示过程顺利。患者几乎不能正常表述自己的情况，据其母亲说，在注射药物之后，患者更倾向平卧，不喜欢站立。在问诊过程中，患者站立不稳，并且紧闭双目。患者低热，轻度心律失常，颈部僵硬不配合。以下最适合的处理是　(　　)

(A) 准备静脉管路用来输血

(B) 患者需要保守治疗48—72 h后考虑输血

(C) 马上让患者去急诊室进行腰椎穿刺

(D) 为患者预约腰椎MRI

(E) 大剂量麻醉药物替代治疗

136. 一位医生在C4－C5水平行硬膜外类固醇药物注射治疗时，当他在合适位置穿刺后推出针芯时发现有脉冲式的血液流出，以下哪一情况最该引起注意　(　　)

(A) 椎动脉在前椎间孔

(B) 椎动脉在后椎间孔

(C) 无需注意，因为操作者仅仅注射氟羟氢化泼尼松

(D) 患者感到C5区域有新发的放射样神经刺激症状

(E) 患者有血管迷走神经性反应病史

137. 以下关于幻肢痛和残肢痛的说法正确的是　(　　)

(A) 90%的乳房切除病例中出现幻知觉

(B) 幻知觉在远端肢体更加强烈

(C) 所有神经瘤截肢患者都具有残肢痛

（D） 幻肢痛随着时间而改变，远端肢体痛最先消失

（E） 以上均不是

138. 男，35岁，退役足球运动员来到你的诊室，主诉肩膀疼痛。以下叙述正确的是 （ ）

（A） 三角肌疼痛同肩袖撕裂病理学相关

（B） 甲状腺相关病史提示可能存在肩锁关节功能障碍

（C） 肩锁关节问题经常表现在弥漫性肩痛

（D） 如果疼痛开始在30岁之前，那么同肩袖撕裂相关

（E） 以上均是

说明（问题139—140）：有一个或多个正确答案，选择答案如下。

（A） 只有1、2、3是正确的

（B） 只有1、3是正确的

（C） 只有2、4是正确的

（D） 只有4是正确的

（E） 所有的都正确

139. 如果你怀疑腰椎神经根受侵犯，以下哪点支持你的诊断 （ ）

（1） L2神经根，患者髋关节弯曲无力，小腿侧面感觉迟钝

（2） L4神经根，患者前腿伸展无力，膝反射消失

（3） L5神经根，患者不能背屈大脚趾，跟腱反射消失

（4） S1神经根，患者脚底感觉消失，跟腱反射正常

140. 以下哪些参与了成瘾性的神经生理学过程 （ ）

（1） 蓝斑—觉醒、注意力、焦虑

（2） 前扣带回—边缘系统的功能性部位

（3） 杏仁核—参与药物成瘾

（4） 伏核—脑反馈系统之一

答案与解析

91.（C） 糖尿病酮症酸中毒需要排除(除心肌梗死、肺炎、肾盂肾炎与炎症性肠病)腹痛的原因。婴儿腹痛最常见的原因是急性肠套叠。尽管腹主动脉瘤作为动脉粥样硬化的一种表现,也发生在成年人群,然而通常不出现腹痛特异的临床症状。药物相关性腹痛在后者中很常见。

92.（E）

A. 多数胸廓出口综合征病例被归类为神经性胸廓出口综合征。

B. CRPS Ⅱ型是一种可识别的神经损伤。

C. C1 神经没有感觉分支。

D. 尺神经病变的表现常有爪形手。

93.（C）

A. 丛集性头痛主要见于男性。

B. 丛集性头痛发生于单侧并伴随流泪,鼻充血,结膜充血,眼睑下垂。

C. 患者倾向于每日同一时段(常为夜晚)发生丛集性头痛。

D. 患者有反跳性头痛常为过度药物治疗导致的潜在偏头痛。

E. 患有丛集性头痛的患者很少出现尿频或视力改变。

94.（A）

A. 多点突变在家族性偏瘫型偏头痛中的最新研究发现,偏头痛和它的变体可能是通过阵发性的离子转运机制紊乱造成的。家族性偏瘫型偏头痛相关的突变使大脑更容易受到由于突触过度释放谷氨酸,或从突触间隙谷氨酸钾去除减少,持续性钠流入导致的长时间的皮质传播抑制。

B. 阻止皮质扩散性抑制已成为预防治疗偏头痛的目标。长期应用 β 阻断剂、丙戊酸钠、托吡酯、麦角新碱或阿米替林减少钾诱发皮质扩散性抑制的数目,升高诱发大鼠皮质扩散抑制的电刺激阈值。最近对无先兆偏头痛患者的成像研究也指出沉默的皮质扩散性抑制是基本机制之一。皮质扩散性抑制的重复波可能对大脑功能产生有害影响,并可能导致脆弱大脑区域(如易感个体的小脑)的静息缺血性病变。

C. RLS 和偏头痛之间存在某种联系。卵圆孔闭合后偏头痛症状消失或改善进一步支持两者的关系。尽管如此,该机制以及其因果关系的问题需进一步的阐明。

D. 偏头痛的病理生理包括三叉神经血管系统和中枢神经系统调节的产生疼痛的头盖骨结构。

95.（D）

A. 腰椎小关节疼痛通常起病隐匿,诱发因素包括滑脱症、椎间盘退行性病变和高龄。

B. 现有的文献不支持病史及体格检查的诊断。

C. 最广为接受的腰椎小关节引起疼痛的诊断方法是用低量的关节内或内侧支阻滞,这两者都与高的假阳性率相关。

D. 关节突关节的患者疑似关节病的组织学研究发现病变。

96.（C）

A. 周围神经被切断或受伤时均可形成神经瘤。巨大神经瘤由一团可触及的杂乱的轴突肿块组成,不能再生成为它们的目标、成纤维细胞和其他细胞;而微神经瘤含有少量轴突,可能无法触及。

B. 有瘢痕的乳房切除和乳房肿瘤切除均可形成神经瘤。乳房切除和乳房肿瘤切除后可有长期疼痛的瘢痕。此类疼痛可能的机制是源于神经瘤的异常的神经元活动或瘢痕组织内包裹的轴突。与乳房切除术相比,乳房肿瘤切除术更常见神经瘤疼痛。

C. 包裹在瘢痕组织内的轴突能引起自发疼痛和严重的机械敏感性。

D. 少量报道表明,肋间神经瘤切除术可缓解乳腺癌术后的慢性疼痛。

97.（B）

A. C1 神经根没有感觉成分。

B. C6 神经根病变可伴有二头肌反射消失。

C. C7 神经根麻痹可影响手指和手腕的屈伸。肱三头肌反射也由 C7 神经根支配;三角肌由 C5,C6 神经根支配。

D. 虽然正中神经(可影响 CTS)支配 APB 以及拇对掌肌,一个常规的运动检查不排除 CTS 的可能性。

98.（A）

A. 同行评议的文献表明,针刺术对于在腰部、颈部和膝关节骨关节炎的短期治疗有效。然而,文献还表明,用短期针刺治疗达不到长期获益的结果。对于牙痛,肠镜检查的痛苦,术中镇痛的针刺效果的数据仍未有定论。分娩中应用针刺术的研究表明,它可能在早期阶段是有用的,而非整个分娩过程。最后,针刺对术后疼痛的影响是不确定的,并取决于干预的时机和患者的意识水平。

B. 高位颈椎疼痛最常见于累及枕下区以及 C2－C3 节段。

C. 马尾神经综合征时,会有脊髓末端下方神经元的急性功能丧失。这发生在腰椎水平。

D. 1990 年,美国风湿病协会建立了纤维肌痛患者的分类标准,即含有 18 个标准化压痛点中的 11 个压痛点,只有 6—8 个位于颈部及相关结构。

E. CTS 可有相关的颈部疼痛。

99.（C）

A. 这两个操作标准是慢性广泛疼痛,即至少 3 个月的身体所有 4 个象限和轴向骨架的疼痛,并于 4 kg 压力时至少在 18 个触诊压痛点中出现 11 个点阳性。

B. 纤维肌痛症的确切发病机制尚未阐明,然而根据目前观点,各种生物,心理和社会因素在疾病的表现中起到一定的作用。除了其他因素,炎症、外伤和免疫过程、静力问题、内分泌失调、抑郁症、焦虑状态和压力因素被认为可触发此综合征。中枢情感功能障碍和/或感官的痛苦记忆可能在上述不同的疾病中起作用,并导致纤维肌痛。

C. 基本上,纤维肌痛可分为原发性和继发性。原发性纤维肌痛较继发性纤维肌痛更常见。再仔细的检查也找不出触发原发性纤维肌痛综合征的任何明确的机体因素。另一方面,伴继发性纤维肌痛的炎性风湿病或胶原性疾病等潜在疾病的诊断相对容易些。

D. 风湿过程缓解后纤维肌痛相关症状通常不消失,表明一些中枢机制可能与持久的疼痛和痛觉过敏有关,可能是由于某种中枢情感痛苦的记忆和/或感官的疼痛记忆或其他潜在的外周免疫进程的障碍所致。正是这种继发性纤维肌痛时疼痛和痛觉过敏的共存与全身炎症风湿性疾病相关,证明了纤维肌痛不能严格分离疼痛与疼痛的敏感性。

100.（D）

A. 子宫内膜异位症是指子宫内膜腺体和间质存在于宫腔以外,是盆腔疼痛的常见原因。虽然逆行月经的理论是主流理论,但是病因尚不明确。

B. 口服避孕药、雄激素药物、孕激素类和促性腺激素释放激素(GnRH)类似物均已成功应用于治疗子宫内膜异位症状。

C. 诊断的金标准是腹腔镜下直视。

D. 腹腔镜下诊断子宫内膜异位时,首选腹腔镜下手术,尤其是育龄患者。

101.（A）

A. 最常见的骨折为锁骨骨折,且最常见的原因是肩部的跌落或撞击。除了少数畸形,大多数情况下锁骨骨折不累及相邻结构,并顺利愈合。锁骨中部和第一肋骨之间的血管和臂丛神经偶尔会继发损伤,一般见于成人,最常合并中段移位骨折。此类型的神经血管损伤常被称为外伤性 TOS。

B. 多数患者诉长时间的感觉障碍。最早和最常见的症状为沿手臂内侧和前臂的间歇性疼痛或感觉异常,有时延伸至内侧的手和手指、后期偶尔会有手部抽筋。尽管间歇性疼痛这些症状可能存在数年,很少有患者因此就医。

C. 清晰的颈椎 X 线片对胸廓出口综合征的诊断具有重要意义。通常情况下,一个发育不完全的颈肋或细长的 C7 横突见于同侧患肢。颈肋常是双侧的,且未累及的对侧更大。颈肋本身不损害近端下干轴突,透亮带从发育不完全的颈肋头端延伸至 T1 肋。部分患者的颈肋难以肉眼辨认除非应用特殊的影像学手段。

D. 这种罕见的疾病,表现为一个慢性下干臂神经丛病变,最常见由先天性异常引起。

102. (B)

A. 二磷酸盐对恶性高钙血症和骨转移有效。这组药物可以通过抑制疼痛和减少骨骼相关并发症提高患者的生活质量。

B. 部分研究中,75% 以上的乳腺癌患者有转移,累及骨骼系统。影像学检查可见这种转移通常是溶骨性的。

C. 口服或静注二磷酸盐的安慰剂对照实验已证明长期用药能减少 30%—40% 的骨骼相关事件。

D. 疼痛是骨转移最常见的症状并严重影响癌症患者的生活质量。

E. 该患者可能有乳腺癌病史,目前可能在大脑和骨骼系统有弥漫性转移,她需要详细的评估。

103. (B)

A. 痛风的生物前体是升高的血中尿酸水平(例如高尿酸血症)。

B. 银屑病远端常累及远端指间关节,也可集中在下肢大关节。

C. 类风湿关节炎约在 3/4 的患者中隐匿发病,首先累及手脚的小关节(掌指,近端指间和跖趾关节)再发展至下肢的大关节。

D. ESR 或 CRP 等炎症标志物在 60% 的早期 RA 患者表现为正常。

104. (A) 这最有可能是 CRPS Ⅱ型

A. CRPS 引起的疼痛与创伤程度不一致。这些疾病最常见于四肢,特点包括疼痛(自发性疼痛,痛觉过敏,触刺激诱发痛)、主动和被动运动障碍(包括增加的生理性震颤)、血流量和出汗调节机制异常、皮肤及皮下组织水肿,以及皮肤、皮肤器官和皮下组织的营养变化。

B. Ⅰ型 CPRS(曾名为反射性交感神经营养不良),主要继发于无明显小神经损伤的轻微外伤(例如骨折、扭伤、挫伤、皮肤损伤或手术)。

C. Ⅰ型 CPRS 也可以继发于内脏或中枢神经系统创伤后。CRPS 的重要特征是,症状的严重程度与创伤不相称且疼痛的严重程度有沿患肢远端传播的趋势。症状不局限于个别的神经支配区。因此,Ⅰ型 CRPS 的所有症状的存在无关上述病变类型。

D. 研究表明中枢神经系统参与 CRPS 的病理生理过程:神经元细胞、小胶质细胞、星形胶质细胞均可能参与。

105. (A)

A. 远端对称性多发性神经病变是最常见的与 HIV 相关的周围神经疾病。

B. 头痛是最常见的 AIDS 相关的疼痛综合征。常见的原因包括脑弓形虫病。

C. 渐进性多发性神经根病是最常见于巨细胞病毒感染,症状包括弛缓性麻痹和疼痛感觉障碍。

D. 卡波西肉瘤可通过浸润引起肌痛和骨痛。

106. (B)

A. 卒中、脊髓损伤和多发性硬化症患者出现中枢性疼痛。中枢性疼痛多发生在大脑和脊柱手术后,机制可能是脊髓丘脑的传输中断。

B. 脊髓空洞症可产生疼痛,且疼痛的发生可能比其他任何疾病相关征兆提前了数年出现。

C. SCI 的病理生理学尚未完全阐明，但脊髓和脊髓上通路均可能参与。

D. 传入纤维部分或完全中断导致突触前末梢的退化和功能结构的改变。失神经突触部位可由其他轴突支配，且先前无效突触可能变活跃（揭露）。

107.（A）

A. 经常将疼痛视为疾病的一部分的精神疾病有躯体化失调、疑病、人为的身体疾病和诈病。

B. 区分这些状态的方法之一为有无动机和症状产生的自觉意识（或缺乏意识）。诈病有疼痛的自觉意识和动机。

C. 其他精神疾病例如抑郁症、焦虑症、无端恐惧症可能会强烈影响慢性疼痛而不直接导致疼痛 - 抑郁、焦虑、惊恐及创伤后应激障碍。

D. 慢性疼痛的主诉往往受到精神因素的影响。医生通常遇到"肯定疾病的行为"，即患者的主诉或症状超过预期特定的疾病过程，焦虑和诈病均如此。

108.（A）

A. 原发性灼口综合征是慢性特发性口腔疼痛状态，不伴有临床病变，有人认为这是一个痛苦的神经病变。症状经常描述为连续和自发的舌部或口中有强烈的烧灼感。

B. 越来越多的证据表明，80%—90% 的特发性三叉神经痛是三叉神经被邻近其出口的脑干动脉或静脉的异常循环压迫引起。

C. 除了血管受压损伤（通常为良性肿瘤或囊肿）或多发性硬化症以外，只有 10% 以下的患者患有明确病因的有症状的疾病。1%—5% 的多发性硬化症患者出现了三叉神经痛。

D. 根据定义三叉神经痛发生于三叉神经（而非枕神经）分布的区域。三叉神经痛是指疼痛持续从几分之一秒到 2 min 的影响三叉神经支配区域的阵发性疼痛。

- 疼痛至少有下列特点之一：强烈、急剧、表浅的、源自触发灶或触发因素的疼痛
- 个体间发作相似
- 无明显的临床神经功能障碍
- 不能归因于其他疾病

109.（C）

A. 舌咽神经痛虽与三叉神经痛十分相似，但是其累及舌后 1/3 的神经、扁桃体和咽部。

B. 巨细胞动脉炎是一种中老年人常见的全身性血管炎。它通常与失明和卒中有关，所以必须积极诊断和治疗。颞动脉活检是诊断巨细胞动脉炎的金标准，治疗中常使用激素。

C. 颈动脉夹层最常表现为头部、面部或颈部疼痛，其他常见症状包括 Horner 综合征、搏动性耳鸣及脑神经麻痹。

D. 单纯面部疼痛常由鼻窦炎和咀嚼器官引起，同时还有许多其他原因。

110.（B）

A. 急性冠脉综合征存在性别差异。男性更容易出现胸痛、左臂疼痛或盗汗，恶心更常见于女性。

B. 心血管 X 综合征是冠状动脉造影正常的心绞痛样胸痛。虽然心血管 X 综合征的症状是非心脏性的，但是相当大比例的患者出现心绞痛是心肌短暂缺血造成的。

C. 尽管存在尖端的医疗和外科手术，包括经皮血管疗法，仍有大量的患者患有慢性顽固性心绞痛。在这类患者中疼痛的改善需要的辅助疗法使用，其中脊髓电刺激（SCS）是最具前景的。对照研究表明慢性顽固性心绞痛接受 SCS 可缓解症状，相当于外科手术或血管内再灌注过程，而并发症和再住院率更低。同样，在类似患者中，SCS 证明了相对手术或经血管疗法的高效益性。

D. 由于 SCS 机制不明，其治疗心绞痛仍然难为医学界所接受。

111.（C）

A. 儿童与青少年的膝盖疼痛可能是以下 3 种情况之一：髌骨半脱位、胫骨骨骺炎或髌腱炎。儿童还可考虑股骨头骨骺滑脱和化脓性关节炎等其他诊断，假性痛风更常见于青少年。

B. 膝关节的感染可能发生在任何年龄的患者，但更常见于癌症，糖尿病，酒精中毒，获得性

免疫缺陷综合征,或皮质类固醇治疗导致免疫系统脆弱的患者。化脓性关节炎患者主诉突发性疼痛和非外伤性膝关节肿胀。

C. 非外伤性的急性炎症、疼痛和化脓可能表示一种晶体诱导的炎症性关节病如痛风或假性痛风。痛风通常影响膝关节,该关节病变中,尿酸盐结晶沉淀于膝关节内并引起强烈的炎症反应。焦磷酸钙晶体引起假性痛风。体格检查可见膝关节红、肿、热、痛。即使最小范围的动作也能引起强烈的疼痛。

D. 60 岁以上的患者常患有膝关节骨性关节炎。该患者表现为膝关节疼痛在负重活动时加重,休息时缓解。该患者无全身症状但常有晨僵并活动后稍缓解。除了慢性关节僵硬和疼痛,患者可能会出现急性滑膜炎发作。体格检查发现关节活动度减小、捻发音、轻度关节积液、膝关节触及骨赘。影像学检查显示膝关节腔变窄、软骨下骨硬化、囊变、肥大型骨赘形成。

112. (D)

A. 糖尿病患者最常见的神经病变是远端对称性多发性神经损伤(常累及对称双下肢)。糖尿病还有其他的神经病变,如单神经病可影响单侧足部。

B. 足底筋膜是常见的慢性疼痛的部位。患者典型的主诉为晨起时或久坐后的疼痛。疼痛发作常隐匿,也可在外伤后发生。源自足底筋膜区域的触痛可做出诊断,足部被动背屈可能加重疼痛。

C. 趾间是名为莫尔顿神经瘤的痛性神经瘤的发生部位。足底内侧神经的第二和第三个分支是发生趾间神经瘤的好发部位。

D. 跗骨隧道由内踝、纤维膜和屈肌支持带构成。胫后神经穿过隧道时,在任何可降低隧道空间的条件下受到压迫。足底内、外侧神经和跟神经骨胫后神经的分支共同支配足底。

113. (A)

A. 子宫内膜异位是女性慢性盆腔疼痛最常见的病因。它的特点是子宫内膜子宫以外的内膜组织的存在,最常见的是在盆腔。疾病主要影响育龄女性。

B. 子宫内膜异位症是伴有免疫细胞的功能改变和腹腔内活化的巨噬细胞数目增加的一种盆腔炎症反应,分泌产物有生长因子和细胞因子等。

C. 子宫内膜异位是激素依赖性的,传统的治疗主要是减少雌激素的产物雌二醇。然而究竟是哪一类雌激素导致子宫内膜异位症的确切机制尚不清楚,而抑制雌激素会产生一系列的影响。

D. 子宫内膜异位病灶本身分泌促炎症细胞因子如白介素-8(IL-8),它使巨噬细胞和 T 细胞聚集在腹膜并介导炎症反应。

114. (A)

A. 脏层胸膜不包含任何伤害性感受器或疼痛受体。壁层胸膜受躯体神经支配,壁层胸膜发炎会感觉疼痛。发生在肺组织的周边的炎症延伸至胸膜腔和壁层胸膜,从而激活躯体疼痛受体,引起胸痛。

B. 病毒感染是胸膜炎最常见的病因之一,病原体包括流感病毒、副流感病毒、柯萨奇病毒、呼吸道合胞病毒、腮腺炎病毒、巨细胞病毒和 EB 病毒。胸膜炎可能是一些非常见疾病的首发症状。

C. 典型的胸膜炎疼痛出现在炎症部位或预期的疼痛路径,患者对大部分胸膜炎的疼痛描述是一致的。胸膜炎典型特征是强有力的呼吸运动时,如深呼吸、交谈、咳嗽或打喷嚏会加剧疼痛。

D. 该患者胸痛的鉴别诊断需包括心肌梗死、感染性心内膜炎、肺栓塞、肺炎及气胸。其中,肺栓塞可引起胸膜炎。

115. (B)

A. 重复性劳损包括如 CTS、肘管综合征、腕尺管综合征、肱骨外上髁炎及手部或腕部肌腱炎等特定疾病。

B. 动作过度、姿势不良、力量不足均为重复性劳损的物理危险因素。

C. 尽管高负荷工作、压力、身体或心理需求、工作不稳定和同事的不支持存在一定重要性,然而工作和社会心理因素的影响不如物理因素明确。

D. 关于重复性劳损的部分假说没有较强的科学证据,尽管最初出现在远端,这种疾病似乎是一个弥漫神经肌肉疾病。机械(肌肉内压增大所致的结缔组织弹性变形)和生理(电化学和代谢失衡)反应可能损伤肌肉组织导致应变。肌肉的持续收缩是肌肉长期静态负荷并休息不足,可能使局部血液循环减少和肌肉疲劳。因此,肌肉疼痛传感器变得极度敏感,在低水平刺激时发生疼痛反应。其他假说表明频繁的收缩肌肉或本体感受器改变是损伤的来源,目前尚无统一的假说。

116. (D)

A. 乳癌术后的慢性疼痛的发生率在以前被认为是极少见的,然而最近的研究表明,乳癌术后慢性疼痛的发生率 >50%。技术进步在一定程度上减少了创伤和并发症,但是治疗手段差异使研究结果复杂化。

B. 周围神经病变,通常能产生疼痛,二线抗癌药物紫杉醇和一些其他化疗药物使用后易出现周围神经病变。铂化合物的周围神经病变率要低于其他化疗药物。

C. 感觉神经病变发生率要高于运动神经病变。

D. 腋神经的分离增加了肋间神经损伤的风险,包括收缩反应时的伸展以及富兰克横断,肋间神经损伤时多数患者会感觉到上肢麻木,只有少部分人感觉疼痛。因腋神经的分离而产生的风险还包括臂内侧皮神经的损伤,臂内侧皮神经包括 C8 和 T1,以及来自臂神经丛的内侧束。腋静脉分支分离能损害臂内侧皮神经,导致上臂表皮感觉缺失。某区域的疼痛和感觉障碍能提供这些区域可能存在特定神经损害的诊断依据。

117. (C)

A. 周围神经包括粗神经纤维和细神经纤维,粗神经纤维功能障碍的症状有无力,麻木,刺痛和平衡障碍,细神经纤维功能障碍的症状是疼痛,痛温觉缺失以及自主神经功能障碍(血管调节功能改变)。

B. 糖尿病患病时间和血糖的控制与神经病变的发展相关。

C. 细神经纤维所导致的神经病变能预示糖耐量受损,这是一种糖尿病前期状态,与美国糖尿病协会所定义的糖尿病不符合。这种病人的神经病变通常比确诊的糖尿病人的病变程度低,但是糖耐量受损与严重的疼痛多发神经病变相关,且不知道其确切病因。

D. 这些疼痛症状通常来源于细神经纤维功能障碍,因此患者通常伴随有自主神经功能障碍(如少汗,干燥以及血管的舒缩功能障碍)。

118. (C)

A. 水痘带状疱疹病毒能引发一种称为无疹性带状疱疹,发病过程中只有皮区疼痛而无皮疹。这不能仅仅单独依靠临床症状为依据,需要同时出现病毒再激活的证据。

B. 通常,人一生只得一次典型的带状疱疹,其典型表现在免疫功能低下的患者中出现,如久病,复发性损伤,以及多皮片参与。单纯性疱疹(复发性皮疹或骶骨损伤)根治和患者的不典型损伤需要行实验室检查。

C. 直到最近,这些疼痛的定义才被确定,最近的研究结果为疼痛的三个阶段的区别提供了有效的支持,①带状疱疹急性疼痛(又称急性疱疹性神经痛),是皮疹后 30 天内出现的疼痛;②亚急性疱疹的神经痛,皮疹后疼痛持续时间超过急性期,又短于 PHN 被确诊之前;③PHN,是皮疹后持续 120 天以上的疼痛。

D. 能够预测到由于美国人在儿童阶段会普遍接种水痘疫苗,亚临床免疫增强的机会减少,其成人发展为带状疱疹的人数可能会增加,最近的数据显示美国带状疱疹患者人数增加与预测结果一致。患带状疱疹的人数增加可能会导致带状疱疹疫苗接种的增加,但是带状疱疹疫苗接种的范围有多广,目前还是未知的。

119. (D)

这位患者存在鞘内泵导致的肉芽肿

A. 肉芽肿的形成与鞘内吗啡的大剂量注入有密切联系,但大剂量的吗啡导致肉芽肿的形成的观点并没有被广泛接受。有些研究者认为长期使用阿片类药物可能会导致导管尖端的局部纤维化和肉芽肿物质的形成。

B. 有报道发现鞘内注射巴氯芬导致肉芽肿的形成,这些损伤并未导致椎管狭窄或神经功能缺损。去除导管症状能消失,同时代替出现不同的病变。

C. 吗啡鞘内泵与肉芽肿之间的显微病理学发现坏死组织被巨噬细胞,浆细胞,嗜酸性粒细胞或淋巴细胞包围,附近的导管周围主要是浆细胞等单核炎症细胞。导管尖端肉芽肿与鞘内吗啡注射的宏观病理学检查发现肉芽肿在导管的远端部分。

D. 吗啡的亲水性延长了药物的作用时间,而吗啡的高效能特点,使低药物浓度就能产生止痛作用,这样的药物特性可减少不良反应的发生,降低药物依赖性,同时对运动、感觉或交感反射影响轻微。

120. (C)

A. 在三篇研究关于腰椎手术失败综合征的报道中,认同的结构性原因是椎孔的狭窄(25%—29%),痛苦的椎间盘病(20%—22%),假关节炎(14%),神经病理性疼痛(10%),暂时性的椎间盘突出(7%—12%),医源性结构不稳定(5%),小范围疼痛(3%)及骶髂关节疼痛(2%)及其他。

B. 有难治性下腰部疼痛的患者至少有一项主要的精神障碍的症状,大多共有抑郁、药物滥用障碍或焦虑障碍等。单纯的医源性疼痛在腰椎手术后失败综合征的患者身上是罕见的。所有的患者都有一些恰当或不恰当的疼痛行为。

C. 有慢性疼痛的患者,视觉模拟评分可以提高到1.8 U,相当于疼痛变化了30%,这种结果可以认定为一个满意的结果。

D. 腰椎术后失败综合征是一个非专业术语,是指最终的手术结果与患者和手术实施前的预期效果不同。

121. (B)

A. 事实上,这个进程通常发生在妊娠16—20周。在早期妊娠中,排除未破裂的宫外孕妊娠及卵巢扭转是重要的。

B. 根性综合征在妊娠期间是常见的;与这些投诉相关椎间盘突出发生率较低。

C. 一些研究显示妊娠期间进行一些相对重要的拍片是可行的。

D. 事实上如果妊娠期间出现了偏头痛,那么接下来需要调查发生的次要原因(包括考虑做MRI)。

122. (C)

A. 心血管危急事件大多可以包括背部、腿部、膝盖、胳膊、胸部和腹部。疼痛通常出现在2个及2个以上部位。骨痛多表现为双侧或全身疼痛。危急事件的复发通常表现在相同部位。

B. 患有镰状细胞疾病的患者出现急性疼痛多由缺血性组织损伤引起。组织损伤多是由在急性事件中镰状细胞引起的微小血管床的阻塞诱发。在急诊室留观和住院的患有镰状细胞疾病的患者发生骨痛的常见原因是微小血管床的阻塞。血流阻塞可以导致局部缺氧及酸中毒,进而引起镰状细胞疾病的加重,组织损伤或疼痛。严重的疼痛是因为髓内压的增高引起,尤其是近关节区域的长骨,仅次于镰状细胞导致骨髓血源性坏疽引起的急性炎性反应。骨膜或关节周围软组织也可以引起疼痛。

C. 当血管危象持续超过7天,寻找引起骨痛的其他原因十分重要,比如骨髓炎、血管坏死或受压畸形。当复发骨痛持续超过1周,输血也许可以打断恶性循环。

D. 患有纯合子的镰状细胞及镰状细胞β珠蛋白的患者比患有镰状细胞血红蛋白及镰状细胞β珠蛋白基因型的患者发生血管性疼痛危象的概率高。

123. (B)

A. 抑郁可以对睡眠结构产生干扰—缩短慢波睡眠及使快动眼睡眠提前出现。纤维肌痛的患者也存在睡眠障碍。

B. 这是精神疾病诊断和统计指南(第四版DSM -

Ⅳ)中关于药物滥用的诊断指南之一。

C. 这不包括 DSM - Ⅳ 中关于药物依赖的诊断标准。

D. 转换障碍是指自主运动或感觉功能的一种改变,提示神经或全身疾病。

124. (A)

A. 慢性疼痛是脊髓损伤的主要并发症,大约有2/3的脊髓损伤患者有某种慢性疼痛,以及有将近1/3的患者主诉有多种不同的疼痛。

B. 除外中枢性疼痛,出现脊髓损伤后还有多种类型的疼痛,包括肌肉骨骼痛、内脏痛,以及周围神经病理性疼痛。

C. 据报道,中枢性疼痛与脊髓损伤的水平有关。关于脊髓损伤的水平与中枢性疼痛的频率及严重性的关系,文献中存在有争议的证据——不完全的脊柱损伤是否导致中枢性疼痛的高发生率,损伤的类型与中枢性疼痛的发展是否有关。

D. 脊髓损伤后出现的中枢神经性疼痛根据并发症的发生部位,划分为与受伤水平和受伤水平以下两种,虽然在临床上有时非常难区分开两者(同一个患者有时两种疼痛症状都有),但是出现在受伤水平的中枢性疼痛有节段性脊髓损伤,而不是神经根的损伤。

125. (D)

A. 在脊髓损伤后,背角感觉神经元会出现生理变化,包括背角神经细胞的异常自发和诱发电位的增加,伤害性刺激可引起原始感受器C纤维释放兴奋性氨基酸神经递质作用在脊髓背角。长时间高密度的伤害性刺激可以激活 NMDA 受体,NMDA 受体可以引起中枢敏化的递质级联释放。

B. 在分子水平,双侧脊髓背角(腰椎 L1 - L4)异常表达的 Na^+ 通道被认为是高敏反应的主要原因。这些疼痛的中间神经元作为疼痛的放大器增加了对伤害性刺激及非伤害性刺激易感性。

C. 脊髓损伤后,人类及动物模型中下丘脑神经元发生了变化。在动物模型中,VPL 轴的神经元的兴奋性直接或间接的增加;出现 SCI 的模型中也可以发现 VPL 轴的血流呈现出局部增加的现象。

D. 像脊髓背角,下丘脑的神经元,在出现 SCI 后,表现出对伤害性刺激及非伤害性刺激的高敏感性。出现 SCI 的情形时,在未接受来自脊髓背角神经元传入信号时,VPL 神经元自发表现出高敏感性意味着出现 SCI 的患者,下丘脑也许是疼痛在中枢神经系统中的表现区。

126. (D)

A. 高达70%的患有慢性胰腺炎的成人有过度饮酒史,在儿童,其主要病因是遗传和结构性缺陷。

B. 急性胰腺炎的反复发作能进展为慢性腹部疼痛,这种疼痛通常是餐后疼痛,向腰背部放射,直坐或前倾可减轻,有些患者由于器官衰竭会出现自发缓解(胰腺倦怠理论)。患者同时可能伴有脂肪泻,吸收障碍,维生素(A,D,E,K 及 B_{12})缺乏,糖尿病及消瘦等症状,有10%—20%的患者可能没有腹痛仅有外分泌腺分泌不足。

C. 自发免疫性胰腺炎占慢性胰腺炎的5%—6%,其特征为自发性免疫炎症,淋巴细胞浸润,纤维化以及胰腺功能障碍。

D. 由于慢性胰腺炎不同的发病方式以及和急性胰腺炎相似的临床特征,大多数病例不能被确诊。

127. (D)

A. 主要有两种疼痛受体被伤害刺激激活,包括由快痛觉传入 A - δ 纤维传导的低阈值伤害感受器和由慢痛觉传入 C 纤维传导(无髓鞘的)的高阈值伤害感受器,脊髓背角中,有脊髓神经元突触的疼痛纤维通过突触递质传导。

B. 很多神经递质(谷氨酸盐和 P 物质)能够通过脊髓传导的上行通路(丘脑,前扣带皮质,岛叶皮质和躯体感觉皮质)调节突触后反应。

C. 神经系统的可塑性是指重复多次的有害刺激会导致适用(反应减少)或敏感(反应增加)。对脊髓背角神经元进行重复多次的持续有害刺激能随之导致神经反应能力强化或中枢敏感化,神经可塑性和随后的中枢神经系统敏感化包括化学,电生理学和药理学的功能改变,这些改变能使对疼痛刺激反应夸大(痛觉过敏),无害刺激即引起痛觉(触诱发痛)和引发涉及多个脊椎部位的牵涉痛和痛觉过敏。到目前为止,脊髓敏感化或超兴奋性的具体机制仍不是很清楚,但有些影响因素已被提出了。

D. 终结(windup)是中枢神经系统的一种机制,重复的伤害性刺激导致人们逐渐感觉到更大的痛苦,1965年,动物实验第一次揭露了重复刺激C纤维能使脊髓的二级神经元的电流逐渐增加。这种脊髓疼痛放大的机制与慢痛或终结(windup)的短暂刺激有关,慢痛是一种更迟钝的、与慢性疼痛阶段紧密相关的疼痛,主要通过无髓鞘的C纤维传导至背角感觉神经元,在C纤维传入刺激时,二级神经元的NMDA受体被激活,导致钙进入背角神经元,从而使NO突触被激活,生成NO。NO能影响伤害感受器终端以及提高突出触前神经元释放神经肽(尤其是P物质)能力,从而导致痛觉过敏和中枢敏感化。

E. P物质是一种重要的伤害感受性神经递质,能降低突触的兴奋性阈值,导致平时沉默的棘突间突触的活跃以及二级脊神经元的敏感化,并且P物质能在脊髓中远距离的传播,沿着最初的输入轨迹激活脊髓背角神经元,使感受野扩大及肌梭感受到非感受伤害性传入冲动。

128. (B)

A. 脑干有多种疼痛抑制和易化中心的存在,背外侧索是疼痛下行抑制系统的首选通道。

B. 下行抑制通路的一个功能是专门去刺激背外侧的背角神经元,其效果是通过抑制周围神经的活动来产生一个局部的更紧迫的快速疼痛信号。

C. 从脑干发出的易化通路也已经被证实。现代行为学证据表明,前脑中枢能够发挥强大的临床效应,能显著影响脑干的神经核,包括已经被证实的下行易化通路的起始神经核。下行通路的活动不是一成不变的,而是可调节的,比如,通过警觉或关注的程度以及压力,这被称为认知情感敏感。前脑产生的认知、情绪、注意力以及动机,这些都对临床疼痛体验产生影响。

D. 某些认知形式和人格特质与疼痛的放大以及它在组织上的延伸有关,这包括躯体化、小题大做及高度警觉。因此,通过下行通路以及认知疗法也可能影响脊髓突触传递,从而有能力阻止或扭转疼痛通路突触强度长期的变化。

129. (D)

A. 伤害感觉神经元及邻近的非伤害感觉神经元可以产生兴奋性的改变,这种改变足以发挥类似起搏器的作用,引发异位动作电位放电。这种感觉电流不依赖于任何外界刺激,这些变化可能体现在受伤区域及背根神经节神经瘤。异位的电流输入在A纤维中表现最突出,这种现象也发生在长度更为有限的无髓鞘轴突细胞上(例如C纤维)。

B. 中枢敏感是脊髓背角神经元具有高度灵敏性的表现,这样突触传入的反应能力才能得到增强。中枢敏感有两种表现形式:一种是功能活性依赖形式,这种形式通过伤害感受器的传入活动在数秒内快速诱发,产生持续数十分钟突触效应的变化,这是磷酸化以及电压门控和配体门控离子通道受体变化的结果;另一种形式是转录依赖形式,这种形式在数小时内诱发,且更为持久。

C. 周围神经损伤后,C纤维传入可能自发出现并引发中枢敏感化。

D. 周围神经性疼痛与周围神经系统相关的临床疼痛综合征,以阳性和阴性症状为特点,阳性症状包括自发性疼痛、感觉异常以及触痛,以及由通常无害的刺激所引起的疼痛(异常疼痛)和有害刺激引起的夸张或长久的疼痛(感觉过敏)。阴性症状基本反映由于轴突/感觉神经元减少而引起的感觉减退,阳性症状反映神经系统的异常兴奋。

130. (D)

A. 普遍认为长期使用阿片类药物会使剂量需求

不断增加以维持疼痛程度在一个可以接受稳定的水平，这种现象称为镇痛耐受。所有使用阿片类药物的患者均存在疼痛耐受的风险。

B. 疼痛耐受也可能与暴露于阿片类药物而后产生的痛觉过敏相关。长期接受阿片类药物治疗的患者有时会出现意外的不正常的疼痛。在许多动物实验中由阿片类药物引起的疼痛已被证实，有些甚至在持续使用阿片类药物期间，这被称为阿片类药物相关的痛觉过敏。

C. 近年来一系列研究表明这种疼痛可能继发于大脑和脊髓的神经可塑性变化，这样的变化可能是起源于延髓头端腹内侧的下行疼痛易化机制的激活。

D. 阿片类药物通过下行易化系统、脊髓内啡肽的上调和增强、从初级传入神经诱发的兴奋性信号共同引起系统水平的适应从而导致疼痛产生，这些适应性变化是用来应对持续暴露于阿片类药物的临床后果评估管理。

131.（A）

A. 与躯体运动神经（其运动神经元存在于中枢神经系统）不同，自主神经系统的运动神经元位于周围神经系统。

B. 交感与副交感神经系统的外周传出通路由两部分组成：初级突触前或节前神经元及中级突触后或节后神经元。

C. 自主节后神经元的胞体位于神经节，它是节前和节后神经元之间的突触发生的位置。中枢神经系统突触发出的传导信号在到达靶器官前先到达外周脑神经节。

D. 两个系统之间存在许多不同，其中一些重要的不同点在上面选项中提到。

132.（C）

A. 副交感节前纤维从中枢神经系统出发后到达靶器官附近的神经节突触。在大多数部位，副交感神经支配比交感神经支配更精确。

B. 交感神经纤维通常分布于整个人体，副交感神经通常只支配内脏器官。

C. 副交感节前神经元胞体存在于脑干灰质中，其神经与动眼神经、面神经、舌咽神经、迷走神经相伴行。动眼神经节前神经、面神经、位于纤毛中的舌咽神经突触、蝶颚骨神经、耳神经、颌下神经节都位于大脑中，它们的节后神经元从神经节出发到达靶器官（如泪腺和唾液腺）。

D. 自主神经系统的交感神经传出部分由节前神经元、两个椎旁交感神经节、椎前和终端神经节以及节后神经元组成。

133.（B）

A. 与臂丛相关的肿瘤大多数来源于肺或者乳房，因此通常侵犯低位臂丛尤其是臂丛神经干和臂丛神经束。

B. 在一项大型的关于肿瘤性臂丛损伤的研究中发现，疼痛是目前最常见的症状，这种疼痛通常位于肩膀和腋下，神经根疼痛通常分布在手臂和前臂到第四、第五指的范围。运动和反射检查发现大多数（75%）患者的疼痛分布在低位臂丛（尤其是 C8 – T1），剩下的患者中大多数有广泛的臂丛侵犯症状（尤其是 C5 – T1）。

C. 放疗能产生神经丛损伤，包括对轴突及神经滋养血管的直接毒性作用，并伴有神经二级微梗死。神经毒性呈剂量依赖性（ >1 000 cGy），从施旺细胞、神经内膜成纤维细胞、血管、神经周围细胞上可观察到病理变化。在啮齿动物身上3 500 cGy 的剂量可引起前后神经根的损伤。

134.（C）

A. 巴氯芬的过量使用引起的不良反应包括嗜睡、恶心、头痛、肌肉无力、头晕、呼吸抑制、癫痫、进行性肌张力减退、意识丧失甚至发展到昏迷，还有一系列撤药症状，包括无皮疹性瘙痒、发汗、高热、低血压，神经系统的变化包括烦躁、意识模糊、突然的肌张力增加、痉挛、肌肉僵硬。突然撤药后会出现横纹肌溶解、多器官功能衰竭。

B. 巴氯芬类似 GABA，可对脊髓反射和大脑产生抑制作用，其确切作用机制为肌肉松弛剂，镇静作用机制尚未阐明，其作用可能是通过下调初级传入神经兴奋性递质释放，抑制脊髓水平的单突触和多突触反应,尽管脊椎水平也可能发挥临床作用。还可增强迷走紧张、抑制黑质纹状体和中脑的多巴胺神经元(直接作用或通过P物质作用)。

C. 在某些情况下,ITB戒断征是致命的,鉴别诊断包括恶性高热、抗精神病药物恶性症候群、自主反射失调、败血症和脑膜炎。

D. 参照答案A。

135. (C)

A. 虽然有可能出现腰椎穿刺后头痛,但会导致中枢神经系统感染的一切措施必须禁止。

B. 一般而言,在治疗腰椎穿刺后头痛前,应保守治疗至少48 h。

C. 最适宜的处理。

D. 不需要做腰椎MRI。

E. 不需要大剂量麻醉药物替代治疗。

136. (A)

A. 硬膜外类固醇药物注射治疗方案存在争议,其主要的担忧来自于前椎间孔处的椎动脉。

B. 见解释A。

C. 氟羟氢化泼尼松是一种微粒类固醇,硬膜外注射可能出现问题,尤其是这种类固醇会进入椎动脉循环。

D. 患者在穿刺过程中感到放射样神经刺激症状提示神经根受到刺激。

E. 若患者有血管迷走神经性反应病史,在操作过程一旦出现,需要制订适当的方案来控制这些症状。

137. (B)

A. 22%—64%的乳房切除病例中出现幻知觉。

B. 大多数截肢者存在幻知觉,远端肢体截肢的患者感觉更加真实,而这些患者一般不存在幻肢痛。

C. 残肢痛出现在截肢区域的身体其他残存部位,它通常与截肢部位的神经瘤相关,所有的截肢患者都有神经瘤,但并不是都有残肢痛。

D. 幻肢痛随着时间而改变,近端肢体痛最先消失。

138. (A)

A. 疼痛的位置有助于疾病的诊断,肩膀前上部位疼痛能定位于肩锁关节,三角肌疼痛与肩袖撕裂病理学相关,因为具有相同组织病理学诊断,颈部疼痛和反射痛也要考虑。通常,从肘部向手掌辐射的疼痛与肩病理因素没有联系,然而有慢性肩病理因素的患者由于斜方肌痉挛,疼痛经常向颈部辐射。两者都有更多的可能是与颈椎病理因素有关。因此,夜间痛往往与肩袖撕裂或者严重的肩关节炎有关。

B. 患者病史如关节问题,有助于缩小诊断范围,自身免疫性疾病和炎性关节炎能影响肩部,导致肩关节的侵蚀和耗损,而糖尿病和甲状腺异常与连黏性关节囊炎有关。

C. 肩锁关节病变非常好诊断,关节受伤史(肩伤)、举重物史、肩关节的触压、Dugas症阳性、极端的内部旋转和身体前倾的姿势等都是诊断依据。由于大多数40—50岁成年人通常患有肩锁的骨关节炎,用X射线很难区分开来。锁骨远端裂解或向上撬起有助诊断,而无肩关节的触压史则与诊断不符。

D. 影响肩袖功能的肩袖障碍包括部分或完全性撕裂,肌腱炎或肌腱变性和肌腱钙化。因此鉴别障碍类型比确诊更重要,通常,肩袖撕裂患者的年龄>40岁,手臂外侧疼痛且不放射至手掌。有无力,活动范围内的疼痛,夜间痛和正面冲击的迹象病史以及物理检查有助于确诊;年龄<30岁,无肌无力和无撞击史则不考虑肩袖撕裂。X射线阳性有助于诊断钙化性肌腱炎,而肩缝损伤,肱骨头囊肿或向上移动往往都是正常的。

139. (C)

A. L2神经:髋关节弯曲无力(髂腰肌),前腹股沟和大腿感觉障碍,深部肌腱反射消失。

B. L4神经:腿伸展无力(股四头肌),踝背屈减退(胫骨前肌),小腿/足内侧感觉消失,膝反射消失。

C. L5神经:大脚趾背屈无力,小腿前外侧和足背部感觉消失,深部肌腱反射消失。

D. S1神经:趾跖屈无力(腓肠肌),足背部感觉减退，踝反射减弱。
怀疑神经根受累，不必要必须要有反射减弱或消失，感觉异常就足够。

140.（E） 成瘾性是中枢神经系统疾病，滥用的物质激活了本质上相同的神经递质，上述所说的结构都有一定的关联。

（柳韶华　殷　文 译　池晓颖　王祥瑞 校）

第4章 疼痛药理学

说明(问题141—209):每个问题后面都有几个答案,请选择一个最正确的答案。

141. 关于阿片类药物使用引起多个不良反应之一的癫痫,下面正确的是 ( )

(A) 给予中等剂量的吗啡和相关的阿片类药物能引起癫痫发作

(B) 哌替啶更可能引起癫痫发作,尤其在肾功能不全的老年患者

(C) 癫痫发作是通过刺激N甲基D天(门)冬氨酸(NMDA)受体引起的

(D) 纳洛酮治疗吗啡和相关药物包括哌替啶引起的癫痫是非常有效的

(E) 癫痫发作可能与阿片类刺激γ氨基丁酸(GABA)产生有关

142. 关于使用阿片类药物导致的呼吸抑制,下面正确的是 ( )

(A) 阿片类激动剂、部分激动剂和激动/拮抗剂产生相同程度的呼吸抑制

(B) 阿片类能引起CO_2反应曲线的左移

(C) 呼吸抑制的发生是由于呼吸频率和持续每分通气量的降低

(D) 纳洛酮部分逆转阿片类导致的呼吸抑制

(E) 屏气阈值降低

143. 下面哪个阿片类药物最有可能产生延迟呼吸抑制 ( )

(A) 25 μg静脉注射(Ⅳ)芬太尼(一个注射剂量)

(B) 4 mg Ⅳ吗啡(一个注射剂量)

(C) 5 μg Ⅳ舒芬太尼(一个注射剂量)

(D) 8 mg硬膜外注射不含防腐剂的吗啡

(E) 0.05 mg鞘内注射不含防腐剂的吗啡

144. 阿片类药物通常会降低交感活性和产生剂量依赖的心动过缓,除了 ( )

(A) 吗啡

(B) 芬太尼

(C) 哌替啶

(D) 舒芬太尼

(E) 阿芬太尼

145. 阿片类药物产生镇痛作用的机制是通过 ( )

(A) 阿片类受体与钠离子和钾离子通道结合,从而抑制神经递质的释放(突触前)并且抑制神经元触发(突触后)

(B) 阿片类受体与钾离子和钙离子通道结合,抑制神经递质的释放(突触前)并且抑制神经元触发(突触后)

(C) 阿片类受体与钠离子和钙离子通道结合,抑制神经递质的释放(突触前)并且抑制神经元触发(突触后)

(D) 阿片类受体与钾离子和钙离子通道结合,抑制神经元激活(突触前)并且抑制神经递质的触发-释放(突触后)

(E) 上述都正确

146. 脊髓阿片类药物镇痛的主要机制是通过 ( )

(A) 突触前阿片类受体的激活

(B) 突触后阿片类受体的激活

(C) 中脑阿片类受体的激活

(D) RVM阿片类受体的激活

(E) 上述都正确

147. 阿片类药物主要作用于哪类受体（　　）
（A）μ,σ,κ 和 ORL 受体
（B）电压依赖的钠离子通道
（C）α_{2B}肾上腺素能受体
（D）NMDA 受体
（E）以上都是

148. 关于羟考酮的使用,下列哪项是正确的（　　）
（A）镇痛功效不如吗啡
（B）常与非阿片类药物联合应用
（C）不可作为长效制剂
（D）生物药效率低于吗啡
（E）与吗啡相比引起幻觉和瘙痒的发生率更高

149. 美沙酮作为门诊的处方药,需要考虑到它的一个重要特性（　　）
（A）通常与患者使用的多种药物相互作用的概率较低
（B）戒断症状的严重程度等同于吗啡
（C）很少使用于阿片类药物成瘾
（D）镇静和呼吸抑制作用比镇痛作用持久
（E）允许快速滴定

150. 当产生耐受时,美沙酮的什么特质使它很好地用于降低镇痛效果（　　）
（A）5 羟色胺受体激动剂
（B）α_{2B}肾上腺素能受体激动剂
（C）μ 激动剂
（D）NMDA 激动剂
（E）NMDA 拮抗剂

151. 下面哪个阿片类药物由于其长效性不能用于控释制剂（　　）
（A）羟考酮
（B）芬太尼
（C）吗啡
（D）可待因
（E）美沙酮

152. 下面哪个阿片类药物用于诊室治疗成瘾（　　）
（A）纳洛酮
（B）吗啡
（C）曲马多
（D）丁丙诺啡
（E）哌替啶

153. 芬太尼作为经皮和经黏膜给药的理想药物是由于哪个药理特性（　　）
（A）高脂溶性,高分子量和高效能
（B）低脂溶性,高分子量和高效能
（C）低脂溶性,低分子量和低效能
（D）高脂溶性,低分子量和高效能
（E）高脂溶性,低分子量和低效能

154. 阿片类药物能与哪类药物产生相互作用（　　）
（A）三环类抗抑郁药(TCAs)
（B）选择性 5 羟色胺再吸收抑制剂(SSRIs)
（C）单胺氧化酶抑制剂(MAOIs)
（D）美托洛尔
（E）以上都是

155. 下列哪个是关于药物滥用的一个漫长而繁琐的研究工具,很好但在繁忙的疼痛门诊设置不太实用（　　）
（A）成瘾风险筛查工具(STAR)
（B）阿片类依赖严重程度问卷(SODQ)
（C）药物滥用筛查电位仪(SISAP)
（D）成瘾严重程度指数(ASI)
（E）处方药使用调查问卷(PDUQ)

156. 下面哪个是阿片类特定的五个问题的自我管理工具,可以在不到 5 分钟的时间完成来帮助预测在阿片类药物相关的行为表现出异常的高风险患者（　　）
（A）处方药使用调查问卷(PDUQ)
（B）阿片类药物风险工具(ORT)
（C）疼痛患者阿片类药物筛选评估(SOAPP)
（D）药物滥用筛查电位仪(SISAP)
（E）阿片类依赖严重程度问卷(SODQ)

157. 主要经细胞色素 P3A4(CYP3A4)途径代谢的阿片类药物是（　　）
（A）吗啡
（B）芬太尼

（C）美沙酮
（D）氢吗啡酮
（E）羟氢吗啡酮

158. 下列关于患者遵医嘱服用氢可酮被发现有不同的阿片类药物在尿液药物测试结果正确的是（　　）
（A）预计是去甲芬太尼
（B）预计是二氢可待因，正常的代谢产物
（C）预计是氢吗啡酮，正常的代谢产物
（D）预计可能不是氢吗啡酮，患者可能服用另一种阿片类药物
（E）预计可能不是二氢可待因，患者可能服用另一种阿片类药物

159. 哪个阿片类特定工具有助于预测阿片类药物滥用，可作为一个5项，14项或者24项问卷且修订版的设计不大容易违背原版（　　）
（A）处方药使用调查问卷（PDUQ）
（B）阿片类药物风险工具（ORT）
（C）疼痛患者阿片类药物筛选评估（SOAPP）
（D）药物滥用筛查电位仪（SISAP）
（E）阿片类依赖严重程度问卷（SODQ）

160. 下面阿片受体部分激动剂代表药物是（　　）
（A）环丙甲羟二羟吗啡酮
（B）布托啡诺
（C）纳布啡
（D）丁丙诺啡
（E）戊唑辛

161. 在患者长期采用阿片类药物治疗的疼痛管理结果相关领域，流行记忆术语是所谓的以下4"A"，除了哪项（　　）
（A）镇痛
（B）日常生活活动
（C）不良事件
（D）情感
（E）异常的服药行为

162. 用于7岁前还不会说话或正在学语的儿童接受阿片类药物治疗的疼痛级别评估的是（　　）
（A）CRIES
（B）APPT
（C）FACES
（D）FLAC C
（E）N－PASS

163. 某些成分经由细胞色素酶P1A2（CYP1A2）代谢的阿片类药物是（　　）
（A）吗啡
（B）芬太尼
（C）美沙酮
（D）氢吗啡酮
（E）羟氢吗啡酮

164. 通过3－0－脱甲基作用是羟氢可待因酮代谢产物的阿片类药物是（　　）
（A）双氢可待因酮
（B）吗啡
（C）可待因
（D）氢吗啡酮
（E）羟氢吗啡酮

165. 以下阿片类药物从药理学上来说是内在的相对较长效的两种是（　　）
（A）吗啡和羟氢可待因酮
（B）吗啡和氢吗啡酮
（C）羟氢可待因酮和芬太尼
（D）美沙酮和羟甲左吗喃
（E）美沙酮和氢吗啡酮

166. 口腔黏膜枸橼酸芬太尼（OTFC）应用于口腔颊黏膜，从胃肠道吸收而不经肝脏和肠道首过消除的剂量百分比是（　　）
（A）25%
（B）33%
（C）50%
（D）65%
（E）75%

167. 口腔黏膜枸橼酸芬太尼（OTFC）应用于口腔颊黏膜，总的明显的生物利用率是（　　）
（A）25%

(B) 33%
(C) 50%
(D) 65%
(E) 75%

168. 芬太尼颊含片(FBT)利用泡腾药物释放系统,并且实现的绝对生物利用率是 ( )
(A) 25%
(B) 33%
(C) 50%
(D) 65%
(E) 75%

169. 经肌注枸橼酸芬太尼后,镇痛起效的时间大概是 ( )
(A) 1—3 min
(B) 7—15 min
(C) 15—30 min
(D) 20—40 min
(E) 30—50 min

170. 吗啡口服的生物利用率大概是 ( )
(A) 10%—20%
(B) 25%—35%
(C) 35%—45%
(D) 40%—55%
(E) 50%—60%

171. 在人体内,美沙酮作为 ( )
(A) 激动-拮抗剂
(B) 完全的 μ 受体激动剂
(C) μ 受体激动剂也与 δ 受体产生明显作用
(D) μ 受体激动剂也与 κ 受体产生明显作用
(E) μ 受体,δ 受体和 κ 受体激动剂

172. 用于记录不同阿片类药物的不良影响的定量评估工具是 ( )
(A) 疼痛评估和分类工具(PADT)
(B) 翻译镇痛评分(TAS)
(C) SAFE 评分
(D) 数值阿片类药物的不良反应(NOSE)
(E) 阿片类依赖严重程度问卷(SODQ)

173. 下面哪个是用于慢性肾脏疾病Ⅴ级患者镇痛的最佳阿片类药物 ( )
(A) 可待因
(B) 哌替啶
(C) 吗啡
(D) 芬太尼
(E) 丙氧芬

174. 以下哪个阿片类药物是美国最常用的处方药,其通过去甲基化转化为二氢吗啡,并且它的主要代谢产物双氢可待因和非双氢可待因经尿液排出 ( )
(A) 可待因
(B) 双氢可待因
(C) 双氢可待因酮
(D) 二氢吗啡酮
(E) 吗啡

175. 下面哪类受体主要引起阿片类药物导致的呼吸抑制 ( )
(A) μ 受体
(B) δ 受体
(C) κ 受体
(D) σ 受体
(E) ORL-1 受体

176. 萘磺酸丙氧芬相比盐酸丙氧芬有更高的每日最大剂量的原因是 ( )
(A) 萘磺酸丙氧芬的药效低于盐酸丙氧芬
(B) 萘磺酸丙氧芬的毒性低于盐酸丙氧芬
(C) 萘磺酸丙氧芬比盐酸丙氧芬清除更快
(D) 萘磺酸盐比盐酸吸收慢
(E) 萘磺酸盐使丙氧芬活性降低

177. 当考虑到阿片类转变为美沙酮,下面哪项是最恰当的第二步 ( )
(A) 维持等效镇痛剂量
(B) 减少剂量 10%—25%
(C) 减少剂量 25%—50%
(D) 减少剂量 50%—75%
(E) 减少剂量 75%—90%

178. 当考虑到阿片类转变为芬太尼,下面哪项是最适当的步骤（　　）
（A）维持等效镇痛剂量
（B）减少剂量 10%—25%
（C）减少剂量 25%—50%
（D）减少剂量 50%—75%
（E）减少剂量 75%—90%

179. 口服羟氢吗啡酮和静脉注射吗啡的等效镇痛转化比是（　　）
（A）1∶1
（B）1∶2
（C）1∶3
（D）1∶4
（E）1∶5

180. 由于细胞色素酶 P2D6 基因多态性(该酶是可待因去甲基化转化为吗啡所必需的),可待因在高加索人群中镇痛无效的百分比约为（　　）
（A）2%
（B）5%
（C）10%
（D）25%
（E）33%

181. 下面关于 NSAIDs 药物特性正确的是（　　）
（A）能轻易地通过血脑屏障
（B）化学结构由芳香环连接基础结构域组成
（C）主要在外周起作用
（D）较高的肾清除率
（E）不能通过肝代谢

182. COX-2 抑制剂相比 NSAIDs 的优势是（　　）
（A）保护性肾脏效应
（B）减少胃肠不良反应
（C）保护性心血管效应
（D）抑制血栓素 A2 的产生
（E）增加脂肪氧合酶的产生

183. 下面哪个最符合传统 NSAIDs 药物的药理机制（　　）
（A）磷脂酶 A2 抑制剂
（B）COX-2 抑制剂
（C）脂氧合酶抑制剂
（D）花生四烯酸抑制剂
（E）前列腺素合酶 G/H 抑制剂

184. 前列腺素在疼痛中的作用是（　　）
（A）重要的初级疼痛介质
（B）中枢疼痛感受器的致敏作用
（C）外周疼痛感受器的致敏作用
（D）疼痛介质(如缓激肽、生长抑素、组胺)产物的易化
（E）脊髓 κ 受体刺激作用

185. NSAIDs 药物对肾功能的影响包括（　　）
（A）增加肾血流
（B）促进盐和水的排出
（C）慢性间质性肾炎
（D）升高肾小球滤过率(GFR)
（E）慢性乳头坏死

186. 在长期应用标准 NSAIDs 药物治疗中,已知血小板功能障碍继发于 NSAIDs 的使用。下面哪个实验室指标与这些反应最相容（　　）
（A）凝血酶原时间(PT)延长
（B）部分凝血活酶时间(PTT)延长
（C）活化凝血时间(ACT)延长
（D）出血时间明显延长
（E）出血时间低于正常上限到轻度延长

187. 阿司匹林效果持续时间与 COX 在不同靶组织中的周转率相关,因为阿司匹林（　　）
（A）竞争性地抑制 COX 酶的作用位点
（B）可逆地抑制 COX 活性
（C）不可逆地抑制 COX 活性
（D）非竞争性地抑制 COX 酶的作用位点
（E）使 COX-1 乙酰化

188. 低剂量阿司匹林(30 mg/d)抑制血小板特有的敏感性是由于（　　）
（A）阿司匹林首先通过肝脏
（B）门脉循环中抑制血小板的首过效应
（C）不可逆地抑制 COX

(D) 血小板结构性地表达 COX-1
(E) 很好的口服吸收

189. 术前推荐 NSAIDs 药物停药 ( )
(A) 12 h
(B) 2—3 天
(C) 7 天
(D) 10 天
(E) 14 天

190. 下面哪个 NSAIDs 药物与吗啡同样有效 ( )
(A) 酮洛芬
(B) 吲哚美辛
(C) 布洛芬
(D) 酮咯酸
(E) 双氯芬酸

191. NSAIDs 偶有的不良反应是 ( )
(A) 胃肠道不良反应
(B) 血小板功能障碍
(C) 潜在的致命性肝坏死
(D) 肾功能障碍/不全
(E) 以上都是

192. 下面关于奥卡西平正确的是 ( )
(A) 不良反应比卡马西平多
(B) 是钠通道阻滞剂
(C) 对于肾功能不全无需调整奥卡西平的剂量
(D) 常见的不良反应是体重降低和眩晕
(E) 以上都不是

193. 下面普瑞巴林典型的不良反应是 ( )
(A) 便秘
(B) 眩晕
(C) 视力模糊
(D) 口干
(E) 以上都是

194. 关于加巴喷丁,以下说法不正确的是 ( )
(A) PHN 和 PDN(痛性糖尿病神经病变)治疗的一线药物
(B) 在肾功能不全中它的剂量应该减少
(C) 阻滞 NMDA 受体
(D) 被认为能抑制电压依赖的钙通道
(E) 与 GABA 的化学结构相似

195. 关于唑尼沙胺,以下说法正确的是 ( )
(A) 是磺胺类药物
(B) 是钠通道阻滞剂
(C) 40%—50% 的蛋白结合率
(D) 能潜在的引起肾结石
(E) 以上都是

196. 关于抗癫痫药(AED),下面说法正确的是 ( )
(A) 在所有神经性疼痛中 AED 有镇痛效应
(B) 如果一种 AED 失效,没必要再尝试另外一种
(C) 新型 AED 比老一代 AED 有更多不良反应
(D) AED 可以和抗抑郁药联合用于治疗神经性疼痛
(E) 以上都对

197. 下列抗抑郁药合并抗胆碱能和镇静作用最少的是 ( )
(A) 曲唑酮
(B) 地昔帕明
(C) 丙咪嗪
(D) 多虑平
(E) 阿米替林

198. 下列抗抑郁药能选择性地抑制血清素再吸收并对肾上腺素再吸收的影响最小的是 ( )
(A) 度洛西汀
(B) 普罗替林
(C) 帕罗西汀
(D) 阿莫沙平
(E) 地昔帕明

199. TCA 最常见的不良反应是 ( )
(A) 抗胆碱能效应
(B) 癫痫发作
(C) 心律失常
(D) 肝毒性

（E） 肾毒性

200. TCA 最少见的不良反应是　（　　）
（A） 口干
（B） 癫痫发作
（C） 尿潴留
（D） 视力模糊
（E） 便秘

201. 相比 TCAs，SSRIs　（　　）
（A） 治疗疼痛更有效
（B） 不良反应更多
（C） 不良反应较少
（D） 更严重的药物过量反应
（E） 以上都不是

202. 关于曲马多，下面说法错误的是　（　　）
（A） 有阿片类药物的特性
（B） 每日剂量限制 400 mg
（C） 中枢镇痛作用
（D） 对肾上腺素或血清素没有影响
（E） 抑制肾上腺素和血清素的再吸收

203. 哪个苯二氮䓬类药物用于治疗各种神经性疼痛综合征　（　　）
（A） 地西泮
（B） 咪达唑仑
（C） 氯硝西泮
（D） 氟西泮
（E） 劳拉西泮

204. 下面关于肌安宁的说法，正确的是　（　　）
（A） 针对其毒性纳洛酮可能是有效的解毒剂
（B） 针对其毒性氟马西尼可能是有效的解毒剂
（C） 长期治疗肌骨失常是安全的
（D） 是 $GABA_B$ 受体激动剂
（E） 没有滥用潜力

205. 关于替扎尼定下列说法正确的是　（　　）
（A） 它的结构与可乐定相关
（B） 是 $GABA_B$ 受体激动剂
（C） 是 $GABA_A$ 受体激动剂
（D） 首先通过肝脏清除
（E） 是 α_2 激动剂

206. 关于齐考诺素下列说法不正确的是　（　　）
（A） 它来源于海蜗牛芋螺毒液
（B） 它是芋螺多肽合成的（芋螺毒素）
（C） 静脉注射或口服有效
（D） 是 N 型钙通道阻滞剂
（E） 常见的不良反应有眩晕，精神错乱和头痛

207. 关于辣椒素下列说法正确的是　（　　）
（A） 它是结合 TRPV1 受体辣椒素家族的成员
（B） 市售 0.025% 和 0.075% 浓度
（C） 它是辣椒的活性成分
（D） 它消耗突触前 P 物质
（E） 以上都正确

208. 下面哪个不是 5% 利多卡因贴剂的不良反应　（　　）
（A） 高铁血红蛋白
（B） 水肿
（C） 红斑
（D） 感觉异常
（E） 表皮剥脱

209. 降血钙素可以作为除了下面哪项的辅助治疗药物　（　　）
（A） 幻肢痛
（B） 交感持续性疼痛
（C） 癌骨痛
（D） 术后痛
（E） 骨质疏松症

说明：问题 210—251 有一个或一个以上的选项是正确的，选择答案如下。
（A） 只有 1、2 和 3 是正确的
（B） 只有 1 和 3 是正确的
（C） 只有 2 和 4 是正确的
（D） 只有 4 是正确的
（E） 所有选项都是正确的

210. 关于不同亚型的阿片类受体产生的作用，下面哪

个或哪些是正确的 ( )

(1) κ 受体产生的呼吸抑制作用比 μ 受体强

(2) 阿片类受体大多通过 G 蛋白偶联影响磷酸化

(3) 多项研究证明刺激 μ_2 受体能产生镇痛作用并且没有呼吸抑制

(4) 阿片类受体突触前和突触后都起作用

211. 完全阿片类激动剂更适用于慢性疼痛患者,因为它的 ( )

(1) 较难成瘾

(2) 镇痛效应较好

(3) 恶心呕吐的发生较少

(4) 更易滴定的本质

212. 阿片类药物的系统治疗在哪个或哪些部位发挥它的镇痛效果 ( )

(1) 大脑皮质

(2) 脑干和骨髓髓质

(3) 脊髓背角

(4) 感觉神经元(外周神经系统)

213. 下面哪个或哪些情况增加了阿片类相关毒性的可能性 ( )

(1) 妊娠

(2) 肾脏疾病

(3) 心功能不全

(4) 肝硬化疾病

214. 涉及硬膜外吗啡的使用下面哪个或哪些是正确的 ( )

(1) 两个阶段呼吸抑制方式发生,第一阶段单次剂量 30 min 内而第二个阶段 2—4 h 后

(2) 第一阶段单次剂量 2 h 内,第二阶段 2—4 h 后

(3) 硬膜外给予吗啡后患者应该在 48 h 内受到严密监测

(4) 硬膜外给予吗啡后患者应该在 24 h 内受到严密监测

215. 使用阿片类药物要注意下面哪些情况发生 ( )

(1) 肺气肿

(2) 脊柱后侧突

(3) 慢性阻塞性肺疾病(COPD)

(4) 阻塞性睡眠呼吸暂停

216. 显示在 μ,δ,κ 和 ORL(阿片类受体相似)受体之间存在巨大差异的部分是 ( )

(1) 跨膜区域

(2) 细胞外环

(3) 细胞内环

(4) N 或 C 末端

217. 阿片类药物改变和减轻疼痛的感觉并没有损伤其他的感官模式类型。虽然疼痛仍然存在,疼痛的感觉和情绪方面是分离的,这使得患者感觉更舒服。选出下面最佳的理由 ( )

(1) 阿片类作用于脊髓结构,脑干[例如 PAG(中脑导水管周围灰质),RVM(延髓腹侧)]和中脑

(2) 阿片类作用于外周神经结构通过神经突触前受体

(3) 增强抑制作用在脊髓后角内的下行控制终端

(4) 明显降低 OFF 细胞的活性和升高 ON 细胞的活性

218. 阿片类发挥它们的镇痛效应通过 ( )

(1) 它们的中枢作用在中枢神经系统(CNS)中,直接抑制从脊髓后角上行疼痛刺激传递

(2) 它们的中枢作用在 CNS 中,作用于疼痛控制环路下行从中脑通过 RVM 到脊髓后角

(3) 它们的外周作用于阿片类受体和内源性阿片类相似物质的释放

(4) 它们对脊髓的作用仅在突触前水平

219. 关于阿片类的药理特性下面哪个或哪些是正确的 ( )

(1) 阿片类是初级疼痛治疗药物有天花板效应

(2) 阿片类是初级疼痛治疗药物没有天花板效应

(3) 在阿片类介导的反应中有性别相关差异

(4) 在阿片类介导的反应中没有性别相关差异

220. 相比于另外一些阿片类药物曲马多有某些不同的特性,包括（　）
(1) 不良反应与吗啡相同
(2) 产生呼吸抑制的危险低于同等镇痛剂量的传统阿片类药物
(3) 恶心和呕吐的发生率较低
(4) 滥用的可能性低

221. 在哪些情况下需要谨慎使用吗啡（　）
(1) 短肠综合征
(2) 轻度肝功能障碍
(3) 呕吐或严重腹泻
(4) 肾功能障碍

222. 用于治疗癌症和慢性疼痛患者中,经皮给药的芬太尼贴剂不同于缓释型的吗啡（　）
(1) 当不能口服给药时可以使用
(2) 药力是吗啡的 80 倍
(3) 便秘的发生低于缓释型吗啡
(4) 血浆浓度峰值发生在 6—12 h

223. 关于哌替啶的使用,下面正确的是（　）
(1) 哌替啶的用于急性疼痛治疗不能超过 1—2 天
(2) 去甲哌替啶是哌替啶的神经毒性代谢产物
(3) 哌替啶避免用于慢性疼痛的治疗
(4) 哌替啶被推荐用于老年患者

224. 关于阿片类的分布和生物转化(物质代谢),下面正确的是（　）
(1) 芬太尼是高度蛋白结合的
(2) 芬太尼分布于脂肪组织并且再分布进入全身循环
(3) 阿片类被肝脏,中枢神经系统,肾脏,肺和胎盘代谢
(4) 阿片类的分布不依赖与蛋白结合和亲脂性

225. 阿片类产生的神经内分泌作用是（　）
(1) 性腺功能减退
(2) 甲状腺功能减退
(3) 皮质激素降低
(4) 垂体释放催乳素减少

226. 下面哪些药物可能表现为与 NSAIDs/COX－2 抑制剂相互作用（　）
(1) 血管紧张素－转换酶(ACE)抑制剂
(2) 呋塞米
(3) 华法林
(4) 锂剂

227. 下面哪个或哪些药物禁用于对磺胺类过敏的患者（　）
(1) 罗非考昔
(2) 伐地考昔
(3) 美洛昔康
(4) 塞来昔布

228. 当存在胃肠道不良反应时,抗炎药物可能有优势比如（　）
(1) 布洛芬
(2) 萘丁美酮
(3) 双氯芬酸
(4) 昔布类

229. 关于昔布类对比 NSAIDs,下面正确的是（　）
(1) 昔布类胃肠道不良反应较低
(2) 昔布类有相似的肾作用
(3) 昔布类不引起血小板功能障碍
(4) 昔布类增加骨折不愈合及延迟愈合的发生

230. 相比于 ASA,下面哪个或哪些 NSAIDs 有更高的效能(镇痛和/或抗炎)（　）
(1) 二氟苯水杨酸
(2) 吲哚美辛
(3) 酮咯酸
(4) 双氯芬酸

231. 哪些情况下 NSAIDs 有助于术后疼痛的辅助治疗（　）
(1) 使用阿片类药物
(2) 没有引起阿片类不良反应的病史
(3) 事先存在通气不足
(4) 胃肠道出血史

232. 哪些选择可能使患者胃肠道毒性的风险增加 (　　)

(1) 双氯芬酸肠溶片
(2) NSAIDs 结合胃肠道预防
(3) NSAIDs 结合抗酸药
(4) 昔布类

233. NSAIDs 在肿瘤中的作用是 (　　)

(1) NASIDs 和阿片类的协同效应
(2) 骨骼和软组织疼痛缓解
(3) 有能力降低阿片类的不良反应
(4) 内脏疼痛缓解

234. 下列抗炎药物中不干扰低剂量阿司匹林心脏保护作用的是 (　　)

(1) 奈普生
(2) 布洛芬
(3) 酮咯酸
(4) 塞来昔布

235. 关于卡马西平,下面正确的是 (　　)

(1) 它阻滞电压依赖的钠通道
(2) 荷苞牡丹碱拮抗它的镇痛效应
(3) 是第一个用于治疗三叉神经痛的药物
(4) 以上都是

236. 普瑞巴林是食品药物管理局(FDA)批准用于 (　　)

(1) 糖尿病神经痛
(2) 疱疹后遗神经痛(PHN)
(3) 肌纤维痛
(4) 以上都不是

237. 下面关于加巴喷丁的说法,正确的是 (　　)

(1) 它有与 GABA 相似的化学结构
(2) 它直接作用于中枢神经系统 GABA 结合位点
(3) 它抑制电压依赖的钙通道
(4) 它是选择用于肌纤维痛的药物

238. 下面关于氯硝西泮的说法,正确的是 (　　)

(1) 它属于苯二氮草类药物
(2) 作为抗焦虑药物和肌松药是有效的
(3) 对幻肢痛有效
(4) 半衰期短

239. 下面关于拉莫三嗪的说法,正确的是 (　　)

(1) 它是一种抗惊厥药物
(2) 它是一种 NSAID 药物
(3) 快速滴定可能引起皮疹
(4) 每日 >300 mg 剂量用于镇痛

240. 下面哪些抗抑郁药是叔胺类 TCA (　　)

(1) 丙咪嗪
(2) 去甲替林
(3) 多虑平
(4) 地昔帕明

241. 下面关于 TCAs 镇痛特性的说法,正确的是 (　　)

(1) TCA 的镇痛作用不依赖它们对临床抑郁的作用
(2) TCA 镇痛开始的时间范围是 3—7 天
(3) 镇痛的发生比抗抑郁作用需要的剂量和血浆水平要低
(4) TCA 的镇痛特性要优于 SSRI

242. 下面关于 TCA 的说法,正确的是 (　　)

(1) 它们与阿片类和苯二氮草类药物有明显的相互作用
(2) 它们没有滥用的潜力
(3) 它们阻滞钙通道
(4) 它们可以引起失眠,焦虑和口干

243. TCA 的毒性症状包括 (　　)

(1) 高热
(2) 心动过速
(3) 癫痫
(4) 高血压

244. 当处方抗抑郁药用于疼痛的治疗时 (　　)

(1) 向患者解释它最初用来治疗疼痛而不是抑郁
(2) 向患者解释它不是立刻起作用

（3）向患者解释它可能有助于睡眠
（4）以上都不是

245. 下面关于对乙酰氨基酚的说法，正确的是（ ）
（1）它是苯胺衍生物
（2）通过中枢介导引起镇痛
（3）它有外周作用机制
（4）它是一个选择性药物用于缓解轻到中度肌肉骨骼痛

246. 下面关于对乙酰氨基酚毒性的说法，正确的是（ ）
（1）肝脏受到主要的损害
（2）心脏受到主要的损害
（3）N－乙酰半胱氨酸有助于治疗
（4）肾上腺素能激动剂有助于治疗

247. 下面关于氯苯氨丁酸的说法，正确的是（ ）
（1）对肌肉僵硬和痉挛有效
（2）用于神经病理痛治疗
（3）它是 $GABA_B$ 受体激动剂
（4）它是 $GABA_A$ 受体激动剂

248. 下面关于肉毒杆菌毒素 A 的说法，正确的是（ ）
（1）镇痛作用机制很清楚
（2）可以经鞘内给药
（3）肉毒杆菌，B 型肉毒毒素和丽舒妥在美国是可以买到的
（4）它的作用持续 3—6 个月

249. 下面关于环苯扎林的说法，不正确的是（ ）
（1）它的结构与抗惊厥药相似
（2）它有胆碱能不良反应
（3）老年患者无需剂量调整
（4）它能产生窦性心动过速

250. 下面关于 5% 利多卡因局部贴剂的说法，不正确的是（ ）
（1）用于疱疹后遗神经痛的治疗
（2）每天使用不能超过 1 张贴剂
（3）使用 12 h 开始和 12 h 结束
（4）高血浆水平一般通过皮肤实现

251. 类固醇产生镇痛通过（ ）
（1）抗炎作用
（2）抑制受损神经的异位放电
（3）减轻水肿
（4）阻滞钠通道

答案与解析

141. (B)　极高剂量的吗啡和相关阿片类药物能产生癫痫,可能是通过抑制 GABA 的释放(在突触水平)。

哌替啶的代谢产物去甲哌替啶有产生癫痫的可能,并且在肾功能不全的患者和老年患者中易于积聚。

纳洛酮不能有效地治疗哌替啶产生的癫痫。

142. (E)　阿片类药物通过直接作用于脑干的呼吸中枢产生剂量依赖的呼吸抑制。阿片类部分激动剂和激动－拮抗剂及选择性 K 激动剂不太可能产生严重呼吸抑制。

治疗剂量的吗啡通过降低呼吸频率(相对于潮气量)从而降低了每分通气量。

阿片类药物降低了对二氧化碳的通气反应;二氧化碳反应曲线显示斜率降低和向右移动。

阿片类药物使屏气阈值降低并且减弱了低氧引起的通气反应增加。

纳洛酮能有效并充分逆转阿片类引起的呼吸抑制。

143. (D)　延迟呼吸抑制很有可能发生在更大剂量的硬膜外阿片类药物,尤其吗啡是亲水性的并因此易于在脑脊液(CSF)中漫延到达位于脑干的呼吸中枢。

鞘内剂量的吗啡仅产生单相位模式的呼吸抑制。

144. (C)　任一高剂量阿片类药物降低交感张力,使得副交感张力占主导地位。特别高剂量时通过刺激迷走中枢降低心率。

哌替啶由于跟阿托品的相似性可能在静脉注射后加快心率。

145. (B)　阿片类受体同 G 蛋白偶联能影响大部分时间,通过第二信使蛋白磷酸化,因而改变钾离子和钙离子通道的传导。这被认为是内源性和外源性阿片类产生镇痛作用的主要机制。

如果受体位于突触前,已知明确的钾离子通道开放能抑制神经递质的释放,包括 P 物质和谷氨酸。如果受体位于神经元突触后,通过细胞超极化将抑制神经元触发。

146. (A)　不同类型的阿片类受体在脊髓总的阿片类受体中占有不同比例。μ 受体占 70%,σ 受体占 24% 和 κ 受体占 6%。脊髓阿片类镇痛的主要机制是通过阿片类受体突触前活化。

阿片类受体在小直径 DRG 细胞体内合成并被转运到中枢和外周。它们主要(70%)位于突触前小直径疼痛初级传入神经元(C 和 A－σ 神经纤维)。

147. (E)　阿片类产生镇痛作用主要通过 μ 受体相互作用。κ 受体和 σ 受体的活化也能产生镇痛作用。

阿片受体样(ORL)受体是一种阿片受体,尽管配体对这种类型受体没有相似的高亲和力,但是高亲和力配体的效应,如镇痛,本体感觉/痛觉过敏,异常性疼痛和没有作用已被报道。

有分析显示一些阿片类活性并不被阿片受体介导,吗啡能抑制电压依赖的 Na 离子电流,哌替啶能阻断电压依赖的 Na 离子通道。哌替啶也能激活 α_{2B} 肾上腺素能受体亚型的活性。

美沙酮,哌替啶和曲马多抑制血清素和去甲

肾上腺素再摄取。高浓度阿片类包括吗啡、芬太尼、可待因和纳洛酮直接抑制 NMDA 受体。

148. (B)　羟考酮是二甲基吗啡的半合成衍生物。当羟考酮:吗啡中位数剂量比为 1:15 时,与吗啡有相同镇痛效能。

羟考酮通常与非阿片类(对乙酰氨基酚,阿司匹林)结合应用并且适用于长效准备,在癌症患者中已经普及应用。

相比吗啡它有更高的生物利用率(大约 60%)。

没有一贯观察到幻觉和瘙痒发生率降低相。

149. (D)　美沙酮不像吗啡通过肝细胞色素酶 P450 去甲基化代谢,它的活性在不同人中差异很大。

在接受多种药物尤其是抗病毒药和抗生素的患者中使用美沙酮应当注意。美沙酮的戒断反应似乎不如吗啡严重,这一特点和它的作用时间长,口服生物利用率好以及高效价强度使得美沙酮用作维持用药或者阿片类成瘾的解毒治疗。

美沙酮有双相消除。长时 β 消除相(30—60 h)引起镇静和呼吸抑制可以比镇痛反应等同于 α 消除相(6—8 h)持久。这个双向模式解释了美沙酮用于阿片维持治疗需要每日 1 次和用于镇痛需要每 4—8 h。

快速滴定是不可能的,使得这个药物对疼痛稳定型更有用。

150. (E)　当对阿片类耐受时,通常在使用过长时间后,阿片类反转,停用阿片类一段时间,NMDA 拮抗剂的增加都是一些可行策略。

因为阿片类之间有交叉耐受,所以阿片类反转从一个阿片药物到另一个可能是有用的。由于美沙酮具有 NMDA 受体拮抗剂的特性,这使得它是一个很好选择。

美沙酮是 μ 和 δ 拮抗剂,NMDA 抑制剂,抑制血清素和去甲肾上腺素再摄取。

151. (E)　美沙酮是仅有的控制释放配方不能实现长效活性的阿片类药物。

羟考酮可以被控制释放配置。可待因的半衰期是 2—4 h。

152. (D)　丁丙诺啡是具有部分激活 μ 受体而几乎不能激活 κ/δ 受体的半合成阿片肽。

它对 μ 受体有高亲和力但低内在活性,并且由于它的部分激动剂活性有药理天花板效应。

在美国它可以用于诊室成瘾治疗。

它能被用于海洛因或美沙酮的戒断,或者用于成瘾者维持。

153. (D)　芬太尼是有效的 μ 激动剂,具有高脂溶性,低分子量和高效能的特点,使它成为经皮和经黏膜给药的理想药物。

芬太尼经皮肤给药 92% 未转变到达循环。

通过口腔和舌下黏膜给药途径跳过了首过效应并且总的生物利用率是 50%。

154. (E)　阿片类药物可以同多个药物相互作用,包括以上提到的药物。

如果哌替啶和 MAOIs 结合,能看到最显著的相互作用之一发生,严重的呼吸抑制或兴奋,心律失常,妄想,高热,癫痫发作和昏迷。

155. (D)　成瘾严重程度指数(ASI)用来评估药物滥用治疗的需要尤其有效。它设计为有 200 项时长评估七个潜在问题领域由培训过的采访员实施。

156. (B)　阿片类药物风险工具(ORT)是一个五个问题的自我实施评估能在少于 5 min 内完成并在患者最初访问时使用。药物滥用个人和家庭史;年龄;青春期前性侵犯;抑郁的存在,注意缺陷障碍(ADD),强迫症(OCD),双相情感障碍和精神分裂症被评估。ORT 精确的预测由于滥用或成瘾患者在最高和最低风险呈现异常的,药物相关行为。

157. (B)

158. (D)

159. (C)　疼痛患者阿片类药物筛选评估(SOAPP)是一个调查工具用来预测阿片类滥用并可以作为一个 5 项,14 项或者 24 项问卷。尽管 5 项问卷[SOAPP V LO－SF(5Q)]不比更长的版本敏感和明确，它能满足初级保健的设置的使用。SOAPP－SF 通过增加 5 个问题中的一个等级来评分。SQ SOAPP 使用 4 或以上(可能 20)有多于 4 的评分的截止点分数，表明可能有潜在增加阿片类滥用风险。

160. (D)

161. (D)

162. (D)

163. (C)

164. (E)

165. (D)

166. (A)

167. (C)

168. (D)

169. (B)

170. (B)

171. (B)

172. (D)

173. (D)

174. (C)

175. (A)

176. (D)

177. (E)

178. (A)

179. (A)

180. (C)

181. (C)　NSAIDs 是弱有机酸，包含一个或两个芳香环连接于酸性官能团。它们不能跨过血脑屏障，95%—99% 结合白蛋白，通过肝脏广泛地代谢并且肾清除率低(<10%)。

NASIDs 主要在外周起作用，但是它们可能有中枢效应。COX－2 在脊髓诱导可能在中枢敏化扮演了一个重要作用。NSAIDs 的急性抗痛觉增敏作用已经显示通过抑制组织脊髓 COX－2 介导，这被发现对炎症和另外的应激源做出上调反应。

182. (B)　考昔类从肾效应方面来说没有任何优势。

COX－2 抑制剂比标准 NSAIDs 的胃肠毒性小但它们更昂贵。

持续长期使用考昔类增加了心肌梗死(MI)和血栓性卒中事件的风险。这些担心导致罗非考昔和伐地考昔在 2004 年和 2005 年分别从市场撤回。

常规的 NSAIDs 通过抑制 COX－1 抑制了 TXA2 的合成，这被幸免使用 COX－2 抑制剂。

183. (E)　NSAIDs 抑制了前列腺素 G/H 合成酶，通俗地说是 COX，因而抑制前列腺素 E，前列环素和血栓素的合成。NSAIDs 不仅抑制 COX－2 也抑制 COX－1 的产生。

类固醇抑制磷脂酶 A2。

184. (C)　前列腺素不是重要的初级疼痛介质，它们能引起痛觉过敏通过增敏外周伤害感受器(机械化学刺激)对疼痛介质的反应，如缓激肽、生长抑素和组胺产生痛觉过敏。它们也能通过降低多型伤害感受器的 C 纤维的阈值。

NASIDs 主要在外周起作用，但是它们可能有中枢效应。COX－2 在脊髓诱导可能在中枢敏化扮演了一个重要作用。NSAIDs 的急性抗痛觉增敏作用已经显示通过抑制组织脊髓 COX－2

介导,这被发现对炎症和另外的应激源做出上调反应。

185. (C)　在肾脏中,前列腺素帮助维持 GFR 和血流。

它们也导致肾素释放调节,水的排泄和肾小管离子运输。肾功能正常的患者 NSAIDs 导致肾功能不全极其少见。

NSAIDs 导致肾功能不全的危险因子是:长期过度使用 NSAID,老年患者,慢性肾功能不全,充血性心功能不全,腹水,低血容量,肾毒性药物治疗(氨基糖苷类和万古霉素)。

在这些情况下 NSAIDs 能快速降低 GFR,肾素释放,这能进展为肾功能不全。钠,水潴留,高钾血症,高血压,急性肾乳头坏死,慢性间质性肾炎和肾病综合征也会发生。

考昔类(COX - 2 抑制剂)有相似的肾效应并且它应该被密切监测由于传统的 NSAIDs 有需要。

186. (E)　血小板对 COX 抑制剂非常敏感,这也抑制了内源性促凝血栓烷。长期使用标准的 NSAIDs 产生一贯的出血时间延长,但是延长是轻度的并且值趋向保持在正常上线以下。

187. (C)　阿司匹林共价键乙酰化 COX - 1 和 COX - 2,不可逆转地抑制 COX 活性。这确定了阿司匹林在不同目标组织中的作用时间涉及 COX 转换率。

NSAIDs 竞争性地抑制 COX 酶的活化位点,它的持续时间更直接关联药物分布的时间过程。

188. (B)　血小板特有的敏感性被低剂量的阿司匹林抑制,在阿司匹林首先通过肝脏被脱乙酰基变成水杨酸盐前,每天 30 mg 低剂量在门脉循环与它们的系统前抑制有关。

阿司匹林不可逆转地抑制 COX 活性,确定阿司匹林在不同目标组织中的作用时间涉及 COX 转换率。酶的转换在血小板中最值得注意因为它们是无核的具有明显的蛋白合成限制能力。因此抑制血小板 COX - 1(COX - 2 仅在巨核细胞表达)持续血小板的寿命,在治疗停止后 8 到 12 天(平均 10 天)。

总的来说,NSAIDs 通过口腔很好地被吸收,但是那不是血小板对 ASA 高度敏感的原因。

189. (B)　NSAIDs 抗血小板效应能快速逆转,停止 24 小时可能是足够的,尽管建议停止 2—3 天。

阿司匹林由于它的不可逆转的抗血小板效应,在择期手术前应该停 10 天。

190. (D)　酮咯酸是少数被 FDA 认证的胃肠外使用的 NSAIDs 药物之一。它高度有效,效能接近吗啡和其他的阿片类药物,用于简单的门诊操作到大型手术。

酮咯酸的不良反应类似其他的 NSAIDs 包括胃肠出血,其他出血问题和可逆的肾功能障碍(可能同大剂量使用或未能识别它的禁忌症有关)。

在骨修复期间骨生成有害的反应骨不连是另一些不良反应,相比不用 NSAIDs,如果术后给予酮咯酸更有可能发生骨不连。在大鼠模型中,长期使用吲哚美辛能降低脊柱后路融合率,但甚至短期使用 NSAIDs 可能明显影响脊柱融合。这些发现在人类中已被证实,但是许多外科医生更喜欢避免使用 NSAIDs 药物在术后骨融合期间,尤其在脊柱。COX - 2 抑制剂有相似的效应,不太可能在人类短期围术期中使用。目前没有人类研究说明考昔类在骨愈合中有不良反应。

191. (C)　我们都知道这些选项中的 NSAIDs 不良反应是常见的。一个或更多个肝脏实验的临界线上升,可能发生在多达 15% 服用 NSAIDs 药物的患者,大概 1% 服用 NSAIDs 药物的患者显示明显的 ALT 或 AST(X3 或超过正常上限)的增加。随着连续治疗这些发现可能进展,保持不变,或者短暂的。NSAIDs 药物已被报道的严重肝脏反应的病例极少见,包括黄疸和致命的暴发型肝炎,肝脏坏死和肝功能不全(一些致命的结果)。

192. (B)　奥卡西平[10,11 - 二氢 - 10 - 氧代 - 5H - 二苯并[b,f]氮杂 - 5 - 甲酰胺]是卡马西平的同功异质体在第 10 个碳的位置有一个酮基。血浆中大约 50% 蛋白结合。如果患者有明显的肾功能不全,这个剂量至少减掉一半。

最常见的不良反应包括头昏和眩晕,体重增加和水肿,胃肠症状,肥胖和过敏反应。对卡马西平交叉过敏大约发生在25%的患者并且可能更严重。

193. (E)

194. (C) GABA结构的同功异质体被许多行医者考虑作为治疗PHN和PDN的一线药物是由于它的耐受性和效能。在肾功能不全应该降低剂量。每3—4天通常增加剂量。

195. (E)

196. (D)

197. (B) TCAs的抗胆碱能不良反应一般非常明显。

198. (C) 抗抑郁药物选择性地抑制血清素并对去甲肾上腺素再摄取的影响最小指的是SSRIs(比如,帕罗西汀)。普罗替林,地昔帕明和阿莫沙平是二胺TCAs药物。度洛西汀抑制去甲肾上腺素和血清素(SNRIs)。

199. (A) 抗抑郁药物的不良反应包括抗胆碱能效应,抗组胺效应,α_1-肾上腺素能受体阻断和心脏效应。个体可能有明显的不良反应在某个特定领域(比如,多虑平是强效的抗组胺药物)。一般地,TCAs最常见的不良反应实际上是抗胆碱能作用。

200. (B)

201. (C)

202. (D) 盐酸曲马多是中枢作用的镇痛药,通过至少两种机制起到镇痛作用:一些镇痛可能源于曲马多同μ阿片受体相对地微弱的相互作用。第二个也是主要的机制,占了至少70%的曲马多镇痛活性是通过抑制去甲肾上腺素和血清素的再摄取。

203. (C) 氯硝西泮是苯二氮草类药物结合于$GABA_B$受体(另外的苯二氮草类结合于$GABA_A$受体)并且被用来治疗多种神经病理痛综合征和降低肌肉末端的状况。

204. (B) 肌安宁(氨甲丙二酯)用来短期治疗急性肌肉骨骼失常可能有用,尤其同对乙酰氨基酚,阿司匹林或NSAIDs结合。肌安宁主要在肝脏代谢为多个代谢产物,包括安宁。尽管相对较小,代谢转化可能是肌安宁有滥用潜力的原因。肌安宁通过CYP2C19 N脱烷基化形成安宁。美芬妥英的低代谢降低了代谢肌安宁的能力,并因此在一般的成人剂量可能提高了发展为浓度依赖的不良反应的风险(比如困倦,低血压,中枢抑制)。

尽管肌安宁(或者安宁)的精确作用机制不确定,一个理论是它们扮演$GABA_A$受体的间接激动剂,产生同苯二氮草类相似的中枢氯离子通道传导效应。因此,氟马西尼对肌安宁的毒性可能是潜在的有用的解毒剂。

205. (E) 替托尼定是结构与可乐定有关的咪唑啉衍生物。它的作用主要源于激动α_2肾上腺素能受体。替托尼定的氧化代谢主要发生在肝脏,母体化合物的代谢产物没有明确的药理活性。替托尼定的排泄和它的代谢物主要经肾脏发生(53%—66%)。

206. (C)

207. (E)

208. (A)

209. (D)

210. (C) μ受体过去分为μ_1和μ_2亚型,选择性μ_1激动剂没有呼吸抑制的不良反应但能产生镇痛作用的基本原理还没有被证明。基因实验表明μ受体介导所有吗啡特性包括镇痛,耐受性,依赖性和呼吸抑制。

阿片受体偶联于G蛋白而且它们经第二信

使主要通过磷酸化起作用。

阿片类在突触前和突触后发挥作用。突触前抑制神经递质包括 P 物质和谷氨酸的释放。突触后通过打开钾离子通道抑制神经元超极化。

211. (C) 当在部分激动剂(比如肾上腺素)和混合激动-拮抗剂(比如喷他佐辛,纳洛芬)与完全激动剂中选择时,完全阿片激动剂为首选,尤其在慢性疼痛患者,由于它们较高的效能和更易滴定的本质。

212. (E) 阿片类药物系统实施的镇痛效应由在不同位点的阿片受体活性引起,包括:

1. 外周神经系统感觉神经元
2. 脊髓背角(疼痛信息的传递抑制)
3. 脑干髓质(增强下行抑制途径调节上行疼痛信号)
4. 大脑皮层(降低对疼痛的感知和情绪反应)

213. (C) 肝脏通过脱烷基反应,醛糖酸化反应,水解,氧化代谢阿片,任何肝脏疾病增加了毒性代谢产物的积累,也就是吗啡-6-葡糖苷酸,去甲哌替啶(中枢神经系统毒性),去甲丙氧酚(心脏毒性)。

肾脏排泄阿片类占了 90%。因此任何肝脏或肾脏疾病增加了阿片类相关毒性的可能性。

214. (C) 亲水性的阿片类药物如吗啡在硬膜外间隙使用,产生双相呼吸抑制模式。初始阶段单次剂量的一部分被系统吸收,通常发生在单次剂量的 2 h 内。第二相发生在 6—12 h 后由于剩余药物缓慢的上行扩散到达脑干。

215. (E) 阿片类应该小心地被用于有降低呼吸储备的任一情况,也就是肺气肿,肥胖,脊柱侧弯。阿片类释放组胺(比如吗啡)可能促进支气管痉挛,尤其发生在哮喘。

216. (C) 阿片受体 μ,δ,κ 和 ORL 受体高度相似,它们的基因被克隆成许多物种,包括人类。

这些 G 蛋白-偶联受体(GPCRs)包括 7 个疏水的跨膜区域被短环互相连接,即细胞内 C 末端尾和细胞外 N 末端区域。

这些跨膜区域和细胞内环有 65% 相同或相似的氨基酸序列,然而氨基(N),羧基(HOOC)末端和细胞外环是不同的。

217. (B) 当产生有害的刺激时,它们通过脊髓被传递到更高中枢到达臂丛区域,中枢灰质和杏仁核。这个途径投射到棘上区域并且这些区域主要负责疼痛的情绪方面,然而投射到丘脑和本体感觉皮层能产生疼痛的感觉方面。

阿片类抑制这两个途径但是疼痛的情绪和感觉方面的分离更有可能是由脑机制产生。

阿片类也可以被有害刺激阻止棘上活性,通过增加抑制脊髓背角上行控制终端的活性。

阿片类药物作用在外周结构并不消除疼痛的情绪方面。

假设概括 RVM 输出神经元的两个主要种群,ON 细胞和 OFF 细胞。ON 细胞的活性与脊髓反射一致,OFF 细胞的活性与这些反射抑制相关。吗啡明显降低 ON 细胞的活性。

218. (A) 阿片类通过中枢和外周机制发挥镇痛效应。尽管阿片类仅在中枢起作用,中枢以外的阿片受体能在外周产生镇痛效应。阿片受体在背根神经节(DRG)合成并转运到外周感觉神经末端。在炎症情况下这些外周作用增强。免疫细胞可能释放内源性阿片样物质,这些物质作用于位于初级感觉神经元上的阿片受体。

总的来说,阿片类直接抑制从脊髓(背角)产生的疼痛刺激的上行传递并激活从中脑下行经 RVM 到背角的环路。

219. (B) 阿片类药物是没有天花板效应的初级疼痛治疗药物,且不存在温和的阿片类药物,因为它们能被滴定产生同等镇痛效应。尽管一些阿片类药物被认为是“温和”的,由于剂量相关的不良反应或因为商业制剂结合辅助药物(比如阿司匹林或对乙酰氨基酚)限制了它的剂量。

证据表明吗啡有更强的效能但是在妇女起效和失效速度更慢。

作用于 μ 和 κ 受体的阿片类通过兴奋动眼神经副核(副交感神经)缩小瞳孔。长期应用阿片类药物能对阿片类的缩瞳效应产生耐受。

220. (C) 曲马多有不同于传统阿片类药物的一面。治疗剧烈的疼痛非常有效的，不良反应比吗啡少。

在同等镇痛剂量时呼吸抑制的风险更低；在适当口服剂量时致命的呼吸抑制风险最小，而且基本上局限于严重肾功能不全的患者。

曲马多有较低的滥用潜力，然而，与另外的阿片类药物一样恶心和呕吐发生的比率相同。

221. (D) 吗啡在肝脏代谢为吗啡 -6 - 葡糖苷酸，它比吗啡更有效并且半衰期更长，从而引起额外的镇痛作用。吗啡也能代谢为吗啡 -3 - 葡糖苷酸，它引起不良反应并且参照其他的代谢产物它是没有作用的。

肾功能不全能产生吗啡 -6 - 葡糖苷酸的积聚，具有后续阿片类效应包括呼吸抑制，所以在肾功能不全时慎用吗啡。

肝功能不全的患者能耐受吗啡(甚至在肝昏迷前期)，因为葡糖苷酸极少被破坏。

短肠综合征，呕吐和腹泻限制了控释吗啡的效应，由于胃肠道吸收慢。

222. (A) 芬太尼的效应是吗啡的 80 倍。经皮给药的芬太尼作为慢性疼痛尤其是癌症患者的治疗药物是非常有用的。它引起便秘概率要低于缓释型吗啡。经皮给药的芬太尼有 92% 以原型到达全身循环。

给药 12—24 h 后血浆浓度达到峰值，而且贴片移除后在皮下组织的残余药性持续大约 24 h，因而需要注意经皮给药的使用。

223. (A) 去甲哌替啶是哌替啶的神经毒性代谢产物；它在肾功能不良的患者中更有可能积聚，尤其在老年人中。哌替啶用于急性疼痛治疗应该限制在 1 -2 天并且应该避免用于慢性疼痛。

224. (A) 阿片类分布依赖亲脂性和血浆蛋白结合功能。芬太尼既是亲脂性的也是高度蛋白结合的。芬太尼也分布于脂肪组织并且缓慢再分布进入全身循环。

阿片类主要在肝脏代谢，小部分在中枢神经系统，肾脏，肺和胎盘代谢。

225. (B) 调查显示外源性和内源性阿片肽主要结合于在下丘脑的阿片受体但也结合于在垂体和睾丸的阿片受体，分别降低了促性腺激素释放激素(GnRH)，黄体激素 - 卵泡刺激素(LH - FSH)，睾丸睾酮间质液的释放。临床表现为性腺机能减退包括性欲下降，阳痿，不育(男性和女性)，抑郁，焦虑，肌力下降，疲劳，闭经，月经不调，乳溢，骨质疏松和骨折。

经发现阿片类能降低皮质醇水平和皮质醇反应，但阿片类不能改变甲状腺功能。

临床前期研究也显示阿片类能增加垂体泌乳素释放，而且一项研究表明它们降低生长激素(GH)没有明确的临床差异。

226. (E) 在一些患者中，NSAIDs 药物能减少 ACE 抑制剂(ACEIs)的抗高血压作用以及呋塞米和噻嗪类的排钠作用。

华法林抗凝治疗应该被监测，尤其在改变治疗的头几天，因为所有目前使用的 COX -2 抑制剂都能增加血清华法林水平。

塞来昔布，戊地昔布，罗非考昔也能增加锂水平。

227. (C) 所有磺胺类药物被认为是两大主要生化类别之一，芳香胺或者非芳香胺。磺胺类过敏被认为跟非芳香胺类代谢物羟胺的形成有关。塞来昔布和伐地昔布属于前一类而且禁用于对磺胺类过敏的患者。

228. (C) 萘丁美酮(非酸前药代谢为萘普生的一种结构类似物)对胃肠道的毒性较小，并且当胃肠不良反应需要特别考虑时它是个选择。

如果有任何胃肠症状史，考昔类也是个很好的选择。考昔类比标准 NSAIDs 胃肠毒性更小，因为它们不能抑制组织 COX -1，也因此在胃黏膜细胞保护性 PGI2 产生。

229. (A) 考昔类胃肠不良反应更少，并同标准 NSAIDs 有相似的肾作用。

COX-2不存在于血小板,而且至今在大部分情况下,考昔类与血小板功能障碍不相关。

在人类中没有考昔类损伤骨重建和延迟骨折愈合的记录。

230. (E) NSAIDS效能总的来说与ASA相似或等效,除了二氟苯水杨酸,吲哚美辛,酮咯酸和双氯芬酸。

二氟苯水杨酸是水杨酸的二氟二苯衍生物,在动物抗炎试验中比阿司匹林作用更强。它主要用于骨关节炎和骨骼肌肉扭伤镇痛,是ASA作用的3—4倍。它也比ASA产生更少的强烈的胃肠和抗血小板作用。

吲哚美辛抑制COX的作用是ASA的10—40倍,但不耐受限制它的剂量到短效。它也可能有直接的不依赖COX的血管收缩作用。一些研究表明有心肌梗死和中风风险增加的可能性,但对照试验还没有实施。

酮咯酸是个镇痛药,抗炎作用弱。对于中重度疼痛,它已经被用于替代阿片类的短期选择(少于5天)。

双氯芬酸比ASA作用更强;它抗COX-2的作用比吲哚美辛、萘普生或者另外一些NSAIDs更强。

萘普生体外作用更强。

231. (B) 从协同和降低不良反应的角度来看多模式途径(不同适当的疼痛治疗方法的结合)似乎是最佳途径。

在多种对照试验中已经被证实阿片类药物抽出了NSAIDs在术后疼痛中的使用效应。这可能有特别的优势,尤其当阿片类药物不良反应有害时,包括事先存在通气不足,阿片类诱导的不良反应病史和年轻人。

232. (C) 考昔类对有胃肠症状或NSAIDs药物敏感病史的患者中是一个很好的选择,因为它们的胃肠不良反应比标准NSAIDs药物要少。尽管连续长期的使用,它们更昂贵并带来增加心血管危险的顾虑(血栓事件增加:心肌梗死,卒中)。

从效能和没有胃肠道毒性的角度来看,标准NSAIDs结合胃肠道预防似乎有相同的效应。胃肠道预防包含:壁细胞抑制剂(酸抑制剂比如奥美拉唑),前列腺素类似物(米索前列醇)和H受体抑制剂(比如雷尼替丁,西咪替丁)。

双氯芬酸结合米索前列醇是可行的,保留双氯芬酸的效能然而减少胃肠毒性的频率;尽管增加了米索前列醇的花费,相对考昔类这是符合成本效益的。

有肠溶衣的双氯芬酸并没有显著减少胃肠道毒性。

233. (E) 阿片类/非阿片类药物(比如NSAIDs)的结合对轻至中度的癌痛是协同的并有能力减少每一种药物的不良反应。

NSAIDs在晚期癌症中对骨痛(通过转移的骨膜扩张),软组织疼痛(组织扩张或压迫)和对内脏痛(胸膜或腹膜刺激)是尤其有用的。

ASA和另外的水杨酸药物在儿童和病毒引起发热的年轻人(<20岁)是禁忌的,由于与急性脑病综合征有关。

对乙酰氨基酚:非酸类,跨过血脑屏障,主要在CNS起作用,外周的,且抗炎效应是弱的。

234. (D) 不同于布洛芬,萘普生和酮咯酸,塞来昔布不干扰阿司匹林的血小板COX-1活性和功能的抑制。

235. (E)

236. (A) 2004年欧洲联盟批准了这个药物。2005年7月普瑞巴林收到美国FDA批准用于治疗癫痫、糖尿病神经痛和疼痛,并在2005年出现在美国市场。2007年7月FDA批准普瑞巴林用于治疗肌纤维痛。这是第一个被批准此用法的药物而且仍然是唯一一个,直到2008年度洛西汀获得FDA批准用于肌纤维痛的治疗。

237. (B) GBP有一个与GABA相似的化学结构。然而似乎并不直接作用在中枢GABA结合位点。作用机制仍然不清楚。它可能增强GABA的释放或活性并抑制电压依赖的钠离子通道。

238. (A) 病例报告证据显示氯硝西泮可能在治疗

幻肢疼痛相关的剧痛方面有效。嗜睡是主要的不良反应,并且由于这个药物半衰期长,一整天时间的镇静可能使其使用复杂化。由于它属于苯二氮䓬类药物,通过它的使用也可能产生抗焦虑和肌肉松弛作用,在一些患者这些特性的结合可能是有用的。

239. (B) 病例报告证据表明拉莫三嗪能减少复合区域疼痛综合征的症状(1型),可以看到促汗神经在这种情况下改变伴随疼痛和异常性疼痛的缓解。可能主要的限制快速滴定到一个治疗剂量不良反应是皮疹。

使用更高的剂量,但是如果每天 300 mg 没有产生作用,进一步增加不可能产生镇痛作用。由于拉莫三嗪相对半衰期长,每天一次的剂量可能是恰当的。

240. (B) TCAs 可以被分为叔胺和它们的去甲基二胺衍生物。

叔胺 TCAs:阿米替林,丙咪嗪,丁咪嗪,氯米帕明,多虑平

二胺 TCAs:去甲替林,地昔帕明,普罗替林,阿莫沙平

241. (E)

242. (C)

243. (A)

244. (A)

245. (E)

246. (B) 肝脏受到对乙酰氨基酚毒性的侵袭,主要的损害是急性肝小叶坏死。这表明谷胱甘肽前体N乙酰半胱氨酸的使用对乙酰氨基酚中毒的治疗为了维持肝脏谷胱甘肽浓度的减少并且肾上腺素能激动剂能显著降低肝脏谷胱甘肽。

247. (A) 氯苯氨丁酸是 GABA 对氯苯基衍生物。氯苯氨丁酸是 $GABA_B$ 激动剂已经被用于肌肉僵硬和痉挛,神经病理痛等等。氯苯氨丁酸在某一神经病理痛领域能增强抗癫痫药物的有效性。不良反应包括镇静,衰弱和精神错乱。突然断药可能引起戒断综合征,诸如幻觉,焦虑,心动过速或者癫痫发作。

248. (D) 在美国两种临床上能获得的肉毒杆菌毒素是 A 型肉毒杆菌毒素和 B 型肉毒杆菌毒素。肉毒杆菌毒素 A 的不同配方在欧洲应用,也有在中国应用的版本,但是目前在美国不能获得。注射后效果能持续大概 3 到 6 个月,在这个点重复注射通常再现这个效果。

尽管通常被接受肉毒杆菌毒素能通过减少肌肉紧张导致有肌肉痉挛或宫颈难产的患者减轻疼痛,也能感受到肉毒杆菌毒素有镇痛的特性。肉毒杆菌毒素导致镇痛的机制还不明确。

肉毒杆菌毒素导致镇痛最清楚的机制是通过减少肌肉痉挛经在运动终板胆碱能化学去神经法和在肌梭抑制 γ 运动终端。

用于镇痛的肉毒杆菌毒素将来可能重新设计以适合鞘内注射。

249. (A) 环苯扎林的结构与 TCAs 相似,这表明显著的抗胆碱能不良反应。它显示的一个不良反应与 TCAs 相似,包括嗜睡和烦躁,尽管通常没有显示产生明显的窦性心动过速之外的心律失常。老年患者不太耐受环苯扎林并且可能引起幻觉和明显的抗胆碱能不良反应,诸如镇静。老年患者显著降低使用剂量可能是顾虑周到的。

250. (C)

251. (A)

(徐 欢 译 柳韶华 郑华容 王祥瑞 校)

第5章　疼痛的诊断

说明(问题 252—318):每个问题后面都有几个答案,请选择一个最正确的答案。

252. 一位59岁女性,主诉有中重度的下腰痛和久坐后加重的右臀部疼痛。体格检查发现:坐骨结节有压痛,右髋屈曲、内收、内旋时疼痛加剧。最有可能的诊断是 (　　)

(A) L5－S1 小关节综合征
(B) 梨状肌综合征
(C) 骶髂关节综合征
(D) 坐骨神经痛
(E) L3 神经根病

253. 一位77岁女性,主诉有6个月的严重右臀部疼痛,放射至右侧小腿。有夜间痛,常影响睡眠。坐位、仰卧位或右侧卧位时疼痛严重,然而正常站立时疼痛很快消失。最可能的诊断是 (　　)

(A) 弹响髋
(B) 坐骨神经痛
(C) 神经根病
(D) 梨状肌综合征
(E) 髋部滑囊炎

254. 一位53岁男性患者,主诉足部疼痛(主要在足跟部,但也伴有扩散的足底症状),夜间也有发作,在长时间站立或行走后加重。伴有趾骨乏力(行走障碍)、感觉缺失以及感觉异常。进行系统病史及体格检查后,接下来最适合采取的步骤是 (　　)

(A) 踝关节 MRI
(B) 腰椎 MRI
(C) 开始抗炎药物治疗
(D) 尝试足弓垫
(E) 电学测试

255. 一位53岁男性患者,主诉足部疼痛(主要在足跟部,但也伴有扩散的足底症状),有夜间痛,在长时间站立或行走后加重。伴有趾骨乏力(行走障碍)、感觉缺失以及感觉异常。进行系统病史及体格检查后,最可能的诊断是 (　　)

(A) Morton 神经瘤
(B) 周围神经病变
(C) 足底内侧神经卡压
(D) 踝管综合征
(E) 疲劳性骨折

256. 一位47岁女性,主诉前臂疼痛,伴有拇指和示指麻木不适,手无力。前臂 Tinal 征阳性。最有可能的诊断是 (　　)

(A) 骨间前神经综合征
(B) 骨间后神经综合征
(C) 尺神经卡压
(D) 旋前圆肌综合征
(E) 桡神经卡压

257. 复杂区域疼痛综合征Ⅱ型(CRPSⅡ)不同于 CRPSⅠ,因为 CRPSⅡ (　　)

(A) 感觉异常(痛觉超敏)
(B) 运动障碍
(C) 汗液分泌和血管舒缩功能改变
(D) 主要神经损伤的证据
(E) 严重的肿胀

258. 当评估热感觉时,最适合作为刺激温度的温度范

围是 ( )
(A) 25—30℃
(B) 30—35℃
(C) 35—40℃
(D) 40—45℃
(E) 45—50℃

259. 当评估冷感觉时，最适合作为刺激温度的温度范围是 ( )
(A) -5—0℃
(B) 0—5℃
(C) 5—10℃
(D) 10—15℃
(E) 15—20℃

260. 在一些患者中，可能会潜在促进肌筋膜触发点的发生或使其持续存在的是 ( )
(A) 低肌酸激酶
(B) 低醛缩酶
(C) 低胆固醇
(D) 低维生素 D
(E) 低维生素 B_{12}或低叶酸

261. 一位 39 岁男性，因上呼吸道感染持续咳嗽。主诉左侧前胸壁中度疼痛，主要集中于第二和第三肋软骨。在这些部位存在球根状肿胀和压痛点。这位患者最可能的诊断是 ( )
(A) 肋间神经痛
(B) Tietze 综合征
(C) 急性心肌梗死
(D) 肺炎
(E) 胸膜炎

262. 一位 66 岁女性，无/否认创伤史，主诉有 6 周急性、严重、持续的右膝关节内侧疼痛。MRI 示股骨内侧髁广泛狭窄性水肿，伴有 MCL 周围软组织浅层和深层明显水肿，但是内侧副韧带没有破坏。最可能的诊断是 ( )
(A) 应力性骨折
(B) 内侧副韧带撕裂
(C) 内侧半月板撕裂
(D) 自发性膝关节骨坏死(SONK)
(E) 医源性股骨髁挫伤

263. 一位 49 岁男性，主诉骑自行车翻越比里牛斯山的几座山后出现大腿不适。回顾病史，于 1 周前出现右大腿外侧疼痛，同时伴有麻木和感觉异常。体格检查提示这些部位感觉缺失。最可能的诊断是 ( )
(A) 阔筋膜张肌综合征
(B) 感觉异常性股痛
(C) 髂胫束综合征
(D) 股骨大转子滑囊炎
(E) 腰椎神经根病

264. 一位 43 岁男性跑步者，主诉每次跑步时出现约 10 min 双侧小腿前面钝痛，休息后消失。患者诉由于疼痛和双足第一、第二趾间感觉迟钝，他被迫停止跑步。最可能的诊断是 ( )
(A) 胫纤维发炎
(B) 应力性骨折
(C) 慢性骨坏死
(D) 骨膜炎
(E) 小腿慢性劳累性前筋膜室综合征

265. 一位 32 岁的建筑工人主诉在举起一块大的金属大梁后，感到背部锐痛，同时放射至右脚的足跟部。2 天后他发现右足底和第五趾麻木。体格检查发现行走时脚趾力量减弱，右直腿抬高试验阳性以及显著的足踝反射减弱。最可能的诊断是 ( )
(A) L4—L5 椎间盘突出
(B) 盘源性下腰痛
(C) L5—S1 椎间盘突出
(D) 椎管狭窄
(E) 梨状肌综合征

266. 80 岁男性，2 年的下腰痛病史，伴有双侧腿部向下放射至脚踝。患者有左足麻木和轻度乏力。疼痛在行走时加剧，停止活动后数秒缓解。前倾和仰卧可减轻疼痛。最可能的诊断是 ( )
(A) 髓核突出
(B) 小关节病变
(C) 肌肉痉挛

(D) 蛛网膜炎
(E) 椎管狭窄

267. 31岁女性，行切开复位内固定术后用石膏固定，6周来踝部明显疼痛肿胀，体格检查发现踝部温暖，有红斑。用棉签轻触踝部会引起严重的针刺样疼痛。怀疑是复杂性区域疼痛综合征Ⅰ型CRPSⅠ。下面可以证实诊断的检查是 ( )
(A) 腰交感神经阻滞
(B) 酚妥拉明注入试验
(C) 三相同位素骨扫描
(D) 红细胞沉降率
(E) 上面所有的都不是

268. 46岁男性，主诉行L4－S1脊髓后路融合术后，10周来背部疼痛逐渐加重，并且出现了腿部疼痛和感觉异常。术后1周，患者诉疼痛缓解85%。为了找出这位患者腰椎手术失败综合征(FBSS)的原因，下面最合适的放射检查是 ( )
(A) 增强CT扫描
(B) 脊髓造影
(C) X线下椎管末端置入导管，通过注入对比剂行硬膜外造影
(D) T2加权的增强MRI
(E) 此时不需要更进一步的放射检查

269. 关于盘源性下腰痛，以下错误的是 ( )
(A) 相比平躺，站立或直着背坐，前屈坐位时椎间盘内压力更大
(B) 常常通过椎间盘造影术确诊
(C) 由于下位腰椎间盘更靠近脊椎尾部，更易发生椎间盘退行性疾病(DDD)
(D) 研究表明椎间盘退变性疾病有遗传倾向
(E) 椎间盘盘内注射类固醇是治疗椎间盘退行性疾病的有效方法

270. 以下关于中枢痛的描述正确的是 ( )
(A) 在美国，脊髓损伤是导致中枢痛的首要原因
(B) 脊髓－丘脑－皮质通路的损伤是引起中枢痛的必要充分条件
(C) 中枢痛是神经外科术后的常见后遗症
(D) 运动皮区电刺激是治疗中枢痛的有效方法
(E) 损伤部位对侧身体的自发性烧灼感是中枢痛的最典型表现

271. 对于神经根痛，常用的诊断受累神经根水平的方法不包括 ( )
(A) MRI
(B) CT扫描
(C) 选择性神经根阻滞
(D) 肌电图(EMG)/神经传导功能检查(NCS)
(E) 硬膜外注射局麻药和类固醇

272. 以下一般与痛性神经病变不相关的疾病是 ( )
(A) 慢性肾功能衰竭
(B) 乳糜泻
(C) AIDS
(D) 法布瑞(Fabry)病
(E) 淀粉样变性

273. 既往健康的31岁女性前来内科医生就诊，主诉全身肌肉痛，右侧大腿最严重。疼痛从大腿后侧延伸至足底。伴有四肢进行性麻木和无力，行走困难及精细运动控制丧失，使日常活动例如进食产生困难。追问病史，患者3周前曾有上呼吸道感染。以下最可能的诊断是 ( )
(A) 多发性硬化
(B) 格林巴利综合征
(C) 慢性疲劳综合征
(D) 急性腰椎及颈椎神经根病
(E) 糖尿病性神经病变

274. 关于骶髂关节疼痛以下描述正确的是 ( )
(A) 骶髂关节是一种动关节的滑膜关节，主要起稳定作用
(B) 骶髂关节疼痛可以通过4字试验和床边试验确诊
(C) CT扫描是诊断骶髂关节疼痛最敏感的方法
(D) 抬举重物是引起骶髂关节损伤最常见的原因之一
(E) 当诊断性阻滞失败，外科手术常可长期缓解疼痛

275. 关于头痛,以下说法错误的一项是 ( )
(A) 关于颈源性头痛,国际头痛学会的诊断标准包括单侧症状及诊断性局麻药阻滞可缓解疼痛
(B) 存在先兆的偏头痛较无征兆偏头痛更为常见
(C) 慢性紧张性头痛患者中,头痛频率平均≥15天/月
(D) 丛集性头痛男性多于女性
(E) 对于偏头痛和紧张性头痛患者,三环类抗抑郁药是主要治疗方法

276. 关于截肢后疼痛,以下说法正确的是 ( )
(A) 血管疾病是引起上下肢截肢最主要的原因
(B) 截肢患者持续性残肢痛与幻肢痛之间无关
(C) 随时间延长,幻肢痛的程度及时长增加
(D) 幻乳痛是乳腺癌根治术后疼痛的一个常见原因
(E) 美国内战期间第一次记录了幻肢痛

277. 关于儿童患者的疼痛评估,以下正确的是( )
(A) 手掌出汗及皮肤氧饱和度降低往往说明疼痛
(B) 住院的2岁儿童,啼哭及生命体征数值增高可能提示有慢性疼痛
(C) 面部(FACES)量表与查尔斯顿疼痛图表能精确评估学龄前儿童的疼痛
(D) 主要基于面部动作的COMFORT量表及面部动作编码系统(FACS)是用于评估低龄儿童疼痛的工具
(E) 对大多数青少年,视觉模拟量表和数字评价量表不是合适的疼痛评估指标

278. 关于带状疱疹不正确的说法是 ( )
(A) 急性带状疱疹(AHZ)最常见的表现是疼痛以及胸正中皮肤水疱疹
(B) 聚合酶链式反应(PCR)是诊断急性带状疱疹最常用的方法
(C) 急性带状疱疹和带状疱疹后遗神经痛的发病率都随年龄增长而升高
(D) 从出现急性带状疱疹到诊断为带状疱疹后遗神经痛,没有被广泛认可的时间段
(E) 侵犯腰骶部的急性带状疱疹易被误诊为椎间盘突出

279. 关于电生理的检查,正确的一项是 ( )
(A) 较之脱髓鞘性神经病变如格林巴利综合征,华勒变性的疾病如酒精性神经病变和糖尿病性神经病变更易导致神经传导速度减慢
(B) 肌电图能提供关于运动单元和肌纤维损伤类型,程度和时间的信息
(C) H反射有助于评估臂丛损伤
(D) F应答有助于诊断单纯感觉性神经病
(E) 肌电图能容易地识别引起肌肉去神经支配的过程(神经病变),但是无法识别肌病

280. 关于定量感觉测试(QST),以下正确的是( )
(A) QST能够明确哪一条为受损神经及沿着通路受损的位置在哪里
(B) 温度觉被用于评估大的髓鞘神经纤维的完整性
(C) 通过音叉或纤毛机械刺激针可评估β纤维功能
(D) QST可用于评估所有不同类型神经纤维的功能
(E) QST的优势为能准确评估不配合或丧失行为能力患者的功能

281. 一位38岁建筑工人主诉持续8个月的右下肢疼痛。从下腰部放射至右腿外侧,下达右足背。患者诉行走障碍,体格检查有防痛步态,右侧足跟不能着地行走,但右侧脚尖着地行走不受限。除了右踝背屈肌力4/5,趾长伸肌肌力4/5,所有肌群肌力5/5。双侧膝关节,双侧踝部深部肌腱反射2+。感觉测试证明,与左足相比右足背侧轻触及针刺感觉稍减退。这位患者最可能患有 ( )
(A) 右侧梨状肌综合征
(B) 右侧L4神经根病
(C) 右侧L5神经根病
(D) 右侧S1神经根病
(E) 关节突关节炎

282. 一位46岁女性主诉下腰痛前来就诊。患者既往患有抑郁症,焦虑症,肠易激综合征以及哮喘。询问病史,患者4年前车祸后出现全身疼痛。体格检查未发现局部神经病学检查结果。肌肉骨骼检查发现多处感觉过敏。患者诉中度指压颅底,颈部,前胸,手肘,腰背部以及双下肢时出现明显疼痛。患者腰椎MRI示其椎间盘高度存在,无关节突关节炎和L4－L5椎间盘轻度膨出,不伴有椎管或椎间孔狭窄。患者最可能的诊断是　(　　)

(A) 纤维肌痛症
(B) 盘源性疼痛
(C) 肌筋膜痛
(D) 躯体化障碍
(E) 阿片类痛觉过敏

283. 25岁健康排球女运动员主诉右手剧痛。疼痛始于打排球时,在一次手腕扭伤后发生。腕部受伤后1个月,尽管经NSAIDs药、肌肉松弛剂和手部夹板制动的保守治疗,患者诉更加剧烈烧灼样疼痛。轻触、风吹或者触及衣物都会引发难以忍受的剧痛。同时由于局部出汗,患者诉右手发冷以及潮湿。查体发现患者右手明显水肿、发红,无法用手指握拳,较对侧肢体温度低7℃。最可能的诊断是　(　　)

(A) CRPS Ⅰ(RSD)
(B) CRPS Ⅱ(灼痛)
(C) 周围血管病
(D) 上肢深静脉血栓
(E) 正中神经痛

284. 一位38岁男性,在一次摩托车事故后出现完全性T4脊髓损伤。受伤后2个月,患者诉持续前胸严重的放射痛,刚好位于乳头连线之上。轻触使疼痛加重,限制活动及按需使用吗啡来改善。这位患者最可能患有　(　　)

(A) 中枢触物感痛综合征
(B) 脊髓空洞症
(C) 过渡区疼痛
(D) 肌筋膜痛
(E) 自主神经反射异常

285. 一位42岁工程师在5天前的一场车祸后,主诉严重的颈部及后背中部疼痛。患者在交通信号灯前与小货车发生追尾事故。诉颈部严重疼痛并向下放射至双侧肩部、上臂以及后背中部区域。疼痛为严重刺痛,颈部活动会引起疼痛显著加剧。检查结果显示其他神经系统未受损,肌力5/5,深部腱反射正常,无任何感觉减退。成像结果显示除了颈椎曲度变直外基本正常。该患者最有可能的诊断是　(　　)

(A) 双侧C5神经根病变
(B) 肌筋膜痛
(C) 纤维肌痛症
(D) 胸廓出口综合征
(E) 装病

286. 一位64岁女性,有冠状动脉疾病、外周血管疾病、Ⅰ型糖尿病病史,现使用胰岛素控制血糖。主诉逐渐加重的双侧下肢及足部疼痛,自诉约5年前曾有跌倒史,导致严重的背痛及腿痛。疼痛治愈后,双腿及双足出现逐渐加重的麻木及刺痛感。检查结果表明,除了患者右足踇趾有一未愈合溃疡,其他双下肢和双足未见异常。神经系统检查显示双侧肌力5/5,膝反射及踝反射2+。感觉功能检查显示本体感觉正常,但对轻触及针刺出现感觉减退。患者述对轻触特别敏感。该患者最可能的诊断是　(　　)

(A) 复杂性区域疼痛综合征Ⅰ型
(B) 外周血管病
(C) 糖尿病多发性神经病变
(D) 腰椎病
(E) 中枢性疼痛

287. 一位32岁女性,主诉舌底刺痛,“似碎冰锥刺般”。患者述疼痛在颞下神经外科手术后出现,阵发性发作,持续几秒钟,吞咽、打哈欠及咳嗽等动作可诱发。该患者最可能的诊断是　(　　)

(A) 三叉神经痛
(B) 膝状神经节神经痛
(C) 舌咽神经痛
(D) 非典型先兆偏头痛
(E) 丛集性头痛

288. 一位 38 岁护工，在抬一 181.6 kg 重患者时听到自己背部有声响，随后出现背部剧烈的疼痛，并向右腿放射。患者述疼痛如同刺穿背部，伴随放电样的感觉由右腿后侧一路下传至右足底。体检过程中，患者坐在轮椅上，表现很不适。直腿抬高试验和交叉直腿抬高试验阳性。除了右踝跖屈肌力 4/5，其余肌群肌力 5/5。双膝深部腱反射存在，但右踝反射较左踝减弱。患者最可能患有椎间盘突出在 (　　)

(A) L4 – L5 导致 L4 神经根压迫
(B) L4 – L5 导致 L5 神经根压迫
(C) L5 – S1 导致 L5 神经根压迫
(D) L5 – S1 导致 S1 神经根压迫
(E) L1 – L2 导致马尾神经受压迫

289. 一位 48 岁上胸部受枪伤患者，引起右侧脊髓丘脑束 T2 水平的部分脊髓切断。该患者最可能出现的痛温觉缺失是在 (　　)

(A) 在脊髓横断水平
(B) 在脊髓横断面以下，右侧痛温觉缺失
(C) 在脊髓横断面以下，左侧痛温觉缺失
(D) 患者不会出现中枢触物感痛
(E) 在脊髓横断面以下及双下肢

290. 一名 38 岁警察，主述颈部持续疼痛 6 个月。患者回忆 6 个月前搬家，搬抬重盒子时出现过颈部疼痛。疼痛在过去的 6 个月逐渐加重，现患者自觉右手沉重，偶尔出现无力，右手示指时常有麻木感。检查发现，除右肘部屈肌肌力轻度减弱，其余肌群肌力 5/5。所有皮肤轻触感存在，但右前臂桡侧轻触感增强。双侧深部腱反射存在，但右侧肱桡肌反射与左侧相比为 1 +。该患者最可能的诊断是 (　　)

(A) 右侧 C5 神经根病
(B) 右侧 C6 神经根病
(C) 右侧 C7 神经根病
(D) 右侧 C8 神经根病
(E) 颈椎关节突关节炎伴有牵涉痛

291. 一位 42 岁男性患者，用 20 ml 50% 酒精进行腹腔神经丛阻滞操作。以下不是该操作的并发症的是 (　　)

(A) 生殖股神经痛
(B) 高血压
(C) 腹泻
(D) 麻痹
(E) 感染

292. 双极电极在 L2 和 L3 处做腰交感神经丛阻滞，当操作恰当时有助于诊断 (　　)

(A) 交感介导的疼痛
(B) 腰椎间盘源性疼痛
(C) 腰部神经根病
(D) 糖尿病性神经病
(E) 小关节关节炎

293. 患者在选择性颈神经根注射，负压通气后给予 1 ml 0.25% 布比卡因，出现焦虑和全身强直性肌阵挛。最合理的解释是 (　　)

(A) 意外鞘内注射导致高脊髓麻醉
(B) 注射期间疼痛引起的焦虑发作
(C) 局部麻醉药注入椎动脉
(D) 局部麻醉药注入脊髓
(E) 低氧

294. 内侧支神经阻滞有助于诊断 (　　)

(A) 小关节关节炎
(B) 交感介导的疼痛
(C) 脊神经刺激
(D) 坐骨神经痛
(E) 肌筋膜疼痛

295. 最有可能是骶髂关节注射的不良反应的是 (　　)

(A) 膀胱穿孔
(B) 左下肢无力
(C) 卒中
(D) 高位脊髓导致心肺功能抑制
(E) 阴部神经损伤

296. 椎体成形术的潜在的并发症包括下述各项，除了 (　　)

(A) 脊髓压迫
(B) 静脉栓塞

(C) 椎弓根骨折
(D) 骨水泥泄露至软组织
(E) 肠穿孔

297. 一位 70 岁男性,诉行走超过一个街区时,双下肢会产生严重的绞痛和肌肉痉挛感。休息通常可以帮助缓解疼痛。神经病学检查结果无异常,无任何感觉及运动缺损。下肢检查外观正常,无血管功能不全。1 个月前的踝臂指数未见明显异常,患者最可能的诊断是 (　　)
(A) 神经性跛行
(B) 血管性跛行
(C) 糖尿病周围神经病变
(D) 淀粉样神经病
(E) 纤维肌痛

298. 一平素健康的 32 岁女性,出现逐渐加重的右下肢疼痛 2 个月。自述疼痛性质为尖锐射击样痛,并沿着右腿向下放射至右足。体格检查结果显示,除了右踝跖屈肌肌力减退,其余肌群肌力 5/5。患者无法以脚趾站立。没有感觉功能缺损。右髋屈曲、内收、内旋可引起症状再次出现。腰椎 MRI 结果正常,未见椎间盘突出。该患者最可能的诊断是 (　　)
(A) 右侧 S1 神经根病
(B) 梨状肌综合征
(C) 骶髂关节炎
(D) 躯体化障碍
(E) 椎间盘源性疼痛

299. 一名 25 岁建筑工人,8 个月前从梯子上摔下,现需要辅助才能行走。而劳动赔偿律师提供视频证据提示,该患者可以行走并与他的狗一同奔跑。该患者最可能的诊断是 (　　)
(A) 疑病症
(B) 人为疾患
(C) 装病
(D) 转化性障碍
(E) 躯体化障碍

300. 一名 43 岁男性,腹股沟疝修补术后出现 6 个月的左腹股沟疼痛,患者诉疼痛为剧烈的刺痛,并放射到左侧睾丸。检查发现,患者的切口愈合良好,有显著的皮肤触诱发痛和痛觉过敏。该患者最可能的诊断是 (　　)
(A) 髂腹股沟神经痛
(B) 网眼感染
(C) 疝气复发
(D) 伤口裂开
(E) 嵌顿

301. 腹腔神经丛最常见的并发症是 (　　)
(A) 低血压
(B) 癫痫发作
(C) 腹泻
(D) 血肿
(E) 蛛网膜下充血

302. 一患者因在工作回家路上受伤,进行了三节腰椎融合手术,口服美施康定(缓释吗啡)30 mg 有效,每日服用 3 次及 Norco(含氢可酮 5 mg 和对乙酰氨基酚 325 mg)每日 8 片,可充分镇痛和改善功能,但由于不良反应限制了其活动。医生让他改行鞘内阿片泵治疗。在 X 线下确定了导管的恰当位置后,医生给予鞘内吗啡 0.5 mg/d,由于镇痛不充分,逐渐增加到 10 mg/d。12 h 后他主诉恶心、头痛和皮肤剥离感。在此病例中,以下最佳方案是 (　　)
(A) 增加鞘内吗啡的剂量直到疼痛缓解和症状消失
(B) CT 扫描确认导管的位置是否正确
(C) 移除导管,改为口服阿片药物
(D) 尿毒理学检查
(E) 脊柱外科会诊

303. 与偏头痛最直接相关的是 (　　)
(A) 雌激素增加
(B) 雌激素减少
(C) 孕酮增加
(D) 孕酮减少
(E) 以上都不是

304. 一位 50 岁的女性患者主诉突然发生双下肢疼痛和膀胱失禁。体格检查显示左下肢与右侧相比运动减退 3/5 伴有右侧较左侧 L5 和 S1 皮区轻触感,针刺觉和温度觉减退。其余体格检查,骨骼肌和神经病学的检查都是正常的。主治医生给她做了腰骶的 X 线检查,证实了 L5 较 S1 前移。即刻采取的最适当措施是 ( )

(A) 脊髓外科会诊
(B) 静脉注射阿片药物
(C) 物理治疗
(D) 安心回家,如果症状持续,2 周内随访
(E) 口服类固醇

305. 以下为腹腔神经丛阻滞的方法,除了 ( )

(A) 膈脚后入路
(B) 经膈脚入路
(C) 经主动脉入路
(D) 膈脚间入路
(E) 侧入路

306. 一位 25 岁的男性,主诉左侧颈部疼痛,并放射到左臂、前臂、拇指、示指和中指的外侧。同时伴有针刺感和麻木。神经病学检查中,以上提到的部位针刺感减退,而且与右侧减退 2 级相比,左侧的肱桡肌反射消失。颈椎 MRI 检查结果符合急性颈椎间盘突出。最适当的初始治疗是 ( )

(A) 口服阿片类药物、口服类固醇药物和脊椎外科会诊
(B) X 线下一系列颈部硬膜外类固醇注射
(C) 物理治疗
(D) 脊髓刺激(SCS)
(E) 参考疼痛心理医生的应对策略

307. 霍夫曼征说明 ( )

(A) 上运动神经元损害(UMNL)
(B) 下运动神经元损害(LMNL)
(C) 神经根病
(D) 颈椎不稳
(E) 装病

308. 一位 65 岁的男性,主诉他的第三足趾和第四足趾间疼痛。跖骨头间的触诊可再次导致疼痛产生。局部注射局麻药可以部分缓解疼痛。最可能的诊断是 ( )

(A) 足底肌膜炎
(B) 跖骨痛
(C) 跗管综合征
(D) 莫顿神经瘤
(E) 痛性跟骨骨刺

309. 肌间沟臂丛神经阻滞最常见阻滞失败的神经是 ( )

(A) 尺神经
(B) 桡神经
(C) 肌皮神经
(D) 正中神经
(E) 腋神经

310. 一名 23 岁的体操运动员,在双环动作时听到左膝发出一声响。她的左膝立即肿胀并且剧痛。体格检查发现,触诊有压痛,有渗出。麦氏试验阳性。以下最可能的诊断是 ( )

(A) 贝克囊肿
(B) 前交叉韧带撕裂
(C) 后交叉韧带撕裂
(D) 内侧半月板撕裂
(E) 鹅足滑囊炎

311. 一名 35 岁的女性在 72 km/h(45 英里/小时)速度下追尾,导致急性颈部疼痛,在急诊室被诊断为骨骼肌源性。第二天,她的症状进展为右上肢疼痛和无力,身体同侧颈部的弯曲会使这些症状加剧并到达头顶。她没有神经功能缺损,颈部 MRI 显示没有明显的病理学改变。手臂伸展和外展时,桡动脉的脉搏消失。以下最可能的诊断是 ( )

(A) 臂丛神经炎
(B) 颈椎退行性疾病
(C) 颈椎过度屈伸损伤
(D) 肺上沟瘤
(E) 胸廓出口综合征

312. 关于 H 反射,以下描述不正确的是 ( )

(A) 临床应用中,H 反射仅限于腓肠肌
(B) 腘窝处刺激胫后神经,在腓肠肌和比目鱼肌记录

（C） 由于脉冲行进距离的原因，H 波比 F 波的潜伏期短
（D） 比目鱼肌的 H 反射主要是受 S1 神经根的介导
（E） 在 L5 神经根病 H 反射正常，而 S1 神经根病时延长

313. 根髓动脉，也被称为 adamkiewicz 动脉，起源于主动脉，位于哪个脊髓水平 （ ）
（A） L4 – L5
（B） T9 – T12
（C） T5 – T8
（D） T11 – T12
（E） T5 – T9

314. 一名 56 岁男性，热衷于打高尔夫，主诉左肘部疼痛，使用抗炎药物、热敷和物理治疗后，疼痛不能缓解。最近已经不能打 18 洞，这让他很沮丧。体验发现左腕对抗阻力被动屈曲或伸展会引起疼痛。该患者最可能的诊断是 （ ）
（A） 骨间后神经卡压
（B） 内上髁炎
（C） 外上髁炎
（D） 奎尔万病
（E） 肱桡肌腱炎

315. 风湿性关节炎的患者伴有以下颈椎疾病，除了 （ ）
（A） 轴下半脱位
（B） 颅骨下沉
（C） 后纵韧带增厚
（D） 寰枢半脱位
（E） 颈椎椎骨关节突关节不稳

316. 复杂性区域疼痛综合征患者实施腰交感神经阻滞时，患者诉注入对比剂时，突然出现腹股沟和生殖器尖锐的疼痛。以下最可能产生这种症状的是 （ ）
（A） L2 神经根损伤
（B） 生殖股神经损伤
（C） 腰大肌痉挛
（D） 硬膜外注射
（E） 成功的腰交感神经阻滞

317. 以下最常见的遗传性神经病变是 （ ）
（A） 家族性淀粉样多发性神经病变
（B） fabry 病
（C） 卟啉性神经病
（D） 腓骨肌萎缩症
（E） 糖尿病多发性神经病变

318. 一位 52 岁的男性患者，主诉左足跖骨区烧灼样疼痛已有一年半时间。以下最可能的诊断是 （ ）
（A） 胫后神经炎
（B） 足底筋膜炎
（C） 莫顿神经瘤
（D） 跗管综合征
（E） 拇趾僵硬

说明：问题 319—331 有一个或一个以上的选项是正确的，选择答案如下：
（A） 只有 1、2 和 3 是正确的
（B） 只有 1 和 3 是正确的
（C） 只有 2 和 4 是正确的
（D） 只有 4 是正确的
（E） 所有选项都是正确的

319. 腰椎 MRI 中 T2 加权的图像 （ ）
（1） 一般更耗时
（2） 是反映终板变化解剖细节的理想成像
（3） 对含水量较高的组织显示灵敏度增加，因此可能对感染过程或炎症的成像有帮助
（4） 用在钆 – DTPA（二乙基三胺五乙酸）对比剂的成像，以区分术后患者瘢痕和椎间盘问题

320. 在 EMG 和 NCS 中，H 反射 （ ）
（1） 由肌腱头引发的肌肉牵张反射电当量
（2） 大部分出现在比目鱼肌，但有时也可由前臂屈肌引出
（3） S1 神经根病变，可能被延迟或缺失
（4） 潜伏期是长度依赖的，需根据患者身高调整

321. 一名 83 岁老年男性，之前身体健康，主诉急性腹

痛但没有明确的病因。应调查用药情况,包括 (   )

(1) 肺炎
(2) 炎症性肠病
(3) 肾盂肾炎
(4) 下壁心肌梗死

322. 诊断为肘管综合征,患者可能会出现 (   )
(1) 前臂和手的尺侧出现疼痛和麻木
(2) 小指屈曲
(3) Wartenberg 征
(4) 前臂中段深部疼痛感

323. 一位53岁男性患者,主诉足部疼痛(主要在足跟部,但也伴有扩散的足底症状),有夜间痛,在长时间站立或行走后加重。伴有趾骨乏力(行走障碍)、感觉缺失以及感觉异常。进行系统病史及体格检查后,鉴别诊断可能包括 (   )
(1) 足底筋膜炎
(2) 外周神经病变
(3) 胫后肌神经卡压
(4) 跗管综合征

324. 1994年国际疼痛学会(IASP)制定的CRPS Ⅰ诊断标准包括 (   )
(1) 存在最初的伤害性事件或者制动的原因
(2) 持续的疼痛,感觉异常或者痛觉过敏,疼痛与任何最初的刺激不相称
(3) 疼痛区域有一段时间的水肿,皮肤血流变化,或者异常出汗的证据
(4) 若存在其他可以解释疼痛程度和功能障碍的原因,此诊断将被排除

325. 阵发性偏头痛极少是良性头痛疾患,一般伴随 (   )

(1) 结膜充血
(2) 鼻漏
(3) 上睑下垂
(4) 眼睑水肿

326. 以下描述正确的是 (   )
(1) 胸神经根病变最常见的病因是糖尿病
(2) 颈椎间盘突出最常发生在C4－C5,C5－C6和C6－C7水平
(3) L4－L5比L5－S1更易出现椎间盘突出
(4) 胸廓出口综合征最常涉及C8和T1神经根

327. 圆锥综合征的主要特征包括 (   )
(1) 不对称性截瘫
(2) 对称性截瘫
(3) 保留膀胱功能
(4) 上运动神经元损害体征

328. 下列关于脊髓源性的中枢性疼痛的说法,正确的是 (   )
(1) 外伤是最常见的病因
(2) 这些患者最常见的疼痛类型是自发的稳定的,烧灼样疼痛或感觉迟钝,约发生在96%的患者
(3) 患者常伴有肠功能和膀胱功能紊乱
(4) 由于存在1—6个月的损害,大部分患者发展为脊髓中枢性疼痛,而部分患者于5年后出现这种疼痛

329. Froment 征阳性表明 (   )
(1) 第一骨间背侧肌无力
(2) 拇短屈肌无力
(3) 拇收肌无力
(4) 小鱼际肌无力

330. 药物引起的痛性神经病变与下列哪种或哪些药物有关 (   )
(1) 胺碘酮
(2) 甲硝唑
(3) 维生素 B_6
(4) 长春新碱

331. 脊髓电刺激(SCS)已经被用于治疗 (   )
(1) 腰椎手术失败综合征
(2) CRPS
(3) 心绞痛
(4) 外周血管病

答案与解析

252. (B) 最初，梨状肌综合征被认为有六个特点：①创伤；②坐骨神经支配的肌肉疼痛，行走困难；③蹲坐或上抬时加重；④肌肉内有香肠样肿块；⑤Lasegue 征阳性；⑥臀部肌肉萎缩。男女比为 1:6。

评估梨状肌综合征的方法有很多。一种方法是处于坐位，检查者使患者髋部被动活动至内旋以伸展梨状肌，会再次出现半边臀部的疼痛，而检查者使其髋部被动活动至外旋时疼痛缓解。然后，患者对抗阻力主动旋转髋部，再次出现臀部疼痛。此外，梨状肌肌腹在触诊时通常有压痛点。在屈曲、内收、内旋时会出现 H 反射延迟。

253. (E) 在典型的编织臀（坐骨结节滑囊炎）——患者总是主诉坐位时疼痛，站立或者对侧卧位时疼痛消失。然而，在继续坐位后疼痛又迅速出现。典型的情况是，患者一直用手指指出痛点并且描述："就是这里痛。"体格检查时，坐骨结节滑囊上的触诊会诱发压痛。

254. (E) 影像学检查对骨性压痛点或跟骨受力，Paget 病骨折，肿瘤，跟骨粗隆炎（青少年的跟骨缺血性坏死），跟骨应力性骨折的鉴别诊断最为恰当。疑似跗管综合征最合适的诊断方法是电学诊断评估。

255. (D) 跗管位于内踝后下方。它的外侧是胫骨，内侧是屈肌支持带（足屈肌支持带）。跗管内有：胫神经，胫后肌腱，趾长屈肌肌腱，拇长屈肌肌腱，胫动脉和胫静脉。胫神经在跗管内或其远端分成内侧和外侧跖神经。跟骨分支起源不同，位于屈肌支持带的上面或者下面，支配足跟和跟骨的皮肤。最可能导致跗管综合征的原因是创伤（例如，骨折，踝关节脱位），以足部疼痛和感觉异常为特征，同时可能伴有感觉缺失和踝部 Tinal 征阳性。与腕管综合征相似，疼痛多在夜间发生。此外，长时间站立或行走使疼痛加重。行军骨折是跖骨的应力性骨折。最常见的部位是第二和第三跖骨。患者诉在活动或者运动时疼痛加剧。疼痛局限在骨折部位。

256. (D) 旋前圆肌综合征可由邻近骨间前神经分支的正中神经卡压所致。患有旋前圆肌综合征的患者常诉前臂疼痛不适，拇指和示指麻木以及手无力。体格检查发现旋前圆肌的近端可能有压痛点，前臂对抗阻力内旋时疼痛加剧。抵抗内旋可能导致正中神经支配区的感觉异常。旋前肌近端常存在 Tinel 征阳性。如果卡压发生在肱二头肌腱膜下，可能导致旋前肌无力。根据卡压程度的不同，可能有其他肌肉无力（例如，指长屈肌和拇长屈肌，拇短展肌）。

257. (D) 复杂性区域疼痛综合征Ⅰ型（CRPSⅠ）和Ⅱ型（CRPSⅡ）在临床上难以区别。唯一的不同在于 CRPSⅡ有主要神经损伤的证据。

258. (D) 检测热敏感的温度范围是 40—45℃。一般通过装有 40—45℃水的玻璃杯或者金属管来测试。温度高于 45℃常感觉疼痛。

259. (C) 检测冷敏感的温度范围是 5—10℃。一般通过温度觉检测器来测试。温度低于 5℃常感觉疼痛。

260. (E) 许多肌筋膜疼痛综合征的患者,低水平的维生素 B_{12}和/或叶酸可能与触发点的增加有关。很多并存的全身疾病也可能与肌筋膜疼痛综合征有关,那些有肌筋膜触发点重度疼痛的患者应进行相关检查。

261. (B) Tietze 综合征(肋软骨炎)只有在其他诊断都排除后才可确诊。最常发生在单侧,第二和第三肋软骨,特征是前胸壁轻到中度的疼痛。疼痛一般局限在肋软骨区域,但偶尔会放射至手臂和肩部。Tietze 综合征好发于 40 岁以下。体格检查,肋软骨交界处触诊可发现压痛点和球根状肿胀。

262. (D) 自发性膝关节骨坏死(SONK)其确切的发病机制仍不清楚。疼痛也可发生于休息时,通常部位局限,没有创伤史及相关伤害性原因。常定义为单侧、自发性,往往发生于股骨内上髁。好发于老年人(>60 岁),女性发生率是男性的 3 倍。最初的 X 线片常无异常。

263. (B) 感觉异常性股痛是股外侧皮神经(LFCN)的单发性神经病变伴疼痛。尽管性质上可能是特发性的,而且有很多相关原因的报道,其中包括体重的改变(例如,肥胖、怀孕),可能的外部压力(例如,安全带、紧身的服装),围手术期因素/创伤,腹膜后肿瘤,剧烈的行走/骑车(髂腰肌和阔筋膜张肌在行走和骑车活动中牵涉较多)。但通常是由股外侧皮神经通过腹股沟韧带时局灶性卡压所致。

264. (E) 小腿慢性劳累性前筋膜室综合征可能发生于跑步者,足球运动员以及赛车手。大拇趾被动背屈时可出现胫前麻木,疼痛加重,拇长伸肌无力及足第一、第二趾间感觉减退。75%—95% 的症状发生于双侧。

265. (C) L5 - S1 椎间盘突出症状主要出现于 S1 神经根的分布区。这些症状包括疼痛或小腿、足外侧缘、踝部、脚底感觉的改变,有时还包括第四和第五足趾。体格检查发现,患者的腓肠肌,比目鱼肌,腓骨长肌和腓骨短肌的肌力减弱。L4 - L5 椎间盘突出最常导致 L5 的症状,包括小腿外侧、足背和第一、第二足趾感觉的减退。椎管狭窄症是椎管的狭窄,其发生与年龄增加有关。患者可出现肌力的减弱和感觉的缺失,但中央狭窄通常是非皮质区。梨状肌综合征不是引起臀部疼痛和/或坐骨神经痛的常见原因,它是由坐骨神经被梨状肌卡压引起的。坐骨神经痛比较常见,梨状肌综合征为非根性疼痛,因此直腿抬高试验结果不是阳性。椎间盘源性的疼痛是由于椎间盘内破裂。当疼痛仅由椎间盘内移位所致,神经学检查结果应该是非局灶性的。

266. (E) 随着年龄增长,椎管开始变窄。这种狭窄是许多不同过程的结果,包括椎间盘高度和弹性进行性减退所致的椎间盘膨出,椎间关节和黄韧带肥大以及骨赘形成。学术上,“椎管狭窄”这个术语可以指中央管狭窄,侧隐窝狭窄或椎间孔狭窄。对椎管狭窄患者典型的描述为老年人行走时出现下腰痛及腿部的疼痛,尤其是爬楼梯和登山时。疼痛一般是双侧的。与血管性跛行相反,有神经性或假性跛行的患者,停止行走后疼痛即刻缓解。和椎管狭窄相似,小关节病变更常见于老年人,但是疼痛一般不会放射至小腿,一般不伴有感觉缺失。

267. (E) 在 20 世纪 90 年代早期,很多专家达成一致,认为“反射性交感神经营养不良”和“灼痛”这两个术语作为临床诊断已经失去了效用,并建议采用一个新的术语。特指这种状况的新术语就是“CPRS Ⅰ型”和“CPRS Ⅱ型”。根据新的诊断标准,CPRS 不需有交感神经的机制支持。CPRS 中,三维骨扫描通常是阳性的,但是骨扫描正常也不能排除此种诊断。红细胞沉降率是非特异性检验,在很多疼痛状态下都是阳性,包括感染、炎症性关节炎、炎症性肌病。作为综合征,诊断 CPRS 依靠病史和体格检查。对于 CPRS Ⅰ,诊断标准包括:①初始的有害性事件;②单一外周神经支配区以外的自发性疼痛和/或触诱发痛,与伤害性原因不相符;③由于伤害性原因,疼痛区域存在或已有水肿,皮肤灌注异常,或排汗异常的证据;④若存在任何其他可导致此种程度疼痛或功能紊乱的情况,便可排除此诊断。

268. (D)　脊髓手术后疼痛的类型和时间为可能的诊断提供了重要线索。例如,手术后患者的疼痛模式没有改变提示:要么是做了错误的手术,要么手术操作技术失败。在这个病例中,患者先是疼痛减轻,随后背部疼痛加重及几周后新出现的腿部疼痛。这种情况可能的原因包括:硬膜外纤维化,蛛网膜炎,椎间盘炎,神经周围瘢痕所致神经根综合征,或早期复发椎间盘突出。假关节、椎间盘源性疼痛和腰椎不稳也可导致腰椎手术失败综合征,但这些情况疼痛复发往往出现更晚。为明确椎间盘病理,MRI 比 CT 和脊髓造影更敏感。也比 CT 增强敏感。为找出符合这位患者病史的可能病因(例如,蛛网膜炎,硬膜外纤维化,椎间盘炎),使用钆对比增强扫描可以很大程度上提高 MRI 的敏感性。透视下通过插入尾椎管的导管注射显影对比剂进行硬膜外造影,有时被用来定位腰椎手术失败综合征患者的硬膜外瘢痕组织,常作为黏连的硬膜外松解(例如,Racz 操作)或硬膜外腔镜前准备。但是这项操作能够提供的额外信息很少。有金属植入物的患者,异质性的铁磁金属物使磁场发生局部失真,会极大地影响 MRI 的结果。当植入物由非超顺磁性材料制成,如钛,MRI 的失真减小,但解剖结构仍可能被遮盖。由于该患者没有金属植入物,不应阻止行 MRI 检查。一般来说,T2 加权像在发现病变方面更加敏感,而 T1 加权像在识别解剖上更佳。使用 MRI 跟踪腰椎的稳定病变情况是有争议的。MRI 用于最近进行脊柱外科手术,以及出现新发症状的慢性下腰痛患者的评估是正当的。

269. (E)　相比平躺,站立或直着身子坐,坐姿前屈时椎间盘内压力更大。这解释了为什么盘源性下腰痛患者常出现坐位难以忍受。尽管存在着争议,有或无 CT 引导的椎间盘造影术仍然常常被用来诊断椎间盘源性疼痛。椎间盘造影术存在高假阳性的风险的患者包括有精神性疾病和曾有腰部手术史。下位椎间盘由于承受更大负重,较更近头端的椎间盘更容易发生退行性,因此出现疼痛。最近研究表明椎间盘退行性病变及坐骨神经痛存在基因易感性。许多前瞻性研究评估椎间盘源性下腰痛患者盘内注射类固醇的效果,无一有效。

270. (D)　由于卒中的高发病率,工业社会中它是中枢痛的首要原因。脊髓损伤后中枢痛的发生率较卒中后更高(30%—50% 相比 8%),但是卒中患者中枢痛患者的总数更多。脊髓空洞症是一种中枢痛发生率最高(60%—80%)的疾病。根据 V. Cassinari 和 C. A. Pagni 在 20 世纪 60 年代的神经外科研究,脊髓 - 丘脑 - 皮质通路的损伤是引起中枢痛的必要非充分条件。为何一些患者出现中枢痛而另一些存在明显损伤的患者未发生中枢痛的原因仍然不得而知。神经外科术后和颅内出血的患者可发生中枢痛,但是不常发生。目前一些前瞻性研究表明运动皮区电刺激对中枢痛有效。中枢痛临床表现不典型。虽然自发性疼痛非常普遍,但大多数中枢痛患者出现触诱发痛。损伤和疼痛发生的时间差以及疼痛部位具有极大的差异。

271. (E)　MRI 常是评估新发神经根痛的首选检查。CT 较 MRI 对于椎间盘病变敏感性较差,但是有起搏器和脊柱金属的患者需 CT 扫描(因为 MRI 无法在有铁磁金属的患者使用)。在外科手术之前,选择性神经阻滞有时用来诊断神经根病变,但是没有证据表明其是否能改善患者预后。虽然有时这两个术语互用,选择性神经阻滞并非等同于经椎间孔硬膜外阻滞。因为经椎间孔硬膜外阻滞,注射液会扩散至邻近的脊髓平面,因此不能作为诊断方法。为了提供神经根损伤部位的信息,EMC/NCS 能帮助诊断损伤是轴突性或是脱髓鞘性,是单一病灶,多病灶或是弥漫性的,以及损伤的阶段,严重程度及预后。QST 是一项评估大、小纤维神经元功能紊乱的主观量表。对于明确疼痛性质,诊断以及指导治疗有一定帮助。但不能用于诊断神经根病变。

272. (A)　慢性肾衰竭与大的、有髓鞘纤维缺损相关,它是很少疼痛的。脂泻病是一种慢性炎症性肠病,由谷蛋白过敏导致。周围神经病的患者中近 10% 存在神经病学的并发症,共济失调最为常见。神经病变常是感觉性,虽然偶尔会发生运动无力。有一些证据表明,与脂泻病相关的神经系统症状,可通过脱谷蛋白饮食得到改善。据报道,周围神经病变影响了高达 35% 的 AIDS 患者,在疾病的晚期更常见。AIDS 患者中最常见的神经病变是由 HIV 病毒引起的末梢感觉神经病。其他导致神经病变的原因包括:药物引起的中毒性神经病,并发 CMV 病毒或其他病原体感染,以及 $VitB_{12}$缺乏。法布里病是 X 染色体相关,溶酶体储存疾病,其由于 α-半乳糖苷酶 A 缺乏而导致半乳糖氨基转移酶积聚。其往往成年发病,如症状出现在童年时期常表现为痛性神经病变的形式。由于淀粉样物质在神经组织中沉积,淀粉样变性常会导致痛性周围神经病变或自主神经病变。在一项研究中,35% 淀粉样变性的患者存在周围神经病变。

273. (B) 患者症状最符合格林巴利急性炎症性脱髓鞘多发性神经病变。格林巴利综合征患者一般表现为感觉运动功能障碍引起的弥漫性肌肉或根性疼痛。大多数格林巴利综合征患者(72%)病程中出现过疼痛。格林巴利综合征发病率 1—1.5/10 万,不存在年龄或性别倾向。在症状出现前 1—3 周,60%—70% 病例曾有上呼吸道感染或肠道疾病。脑脊液分析显示压力正常,蛋白增多,未见细胞。格林巴利综合征发病机制为脱髓鞘,大部分患者都能痊愈。多发性硬化是一种脱髓鞘疾病,好发于年轻人。多发性硬化最常见症状为眼部主诉,大部分患者病程中均会出现。脊髓损伤会出现各种感觉运动的问题,包括无力,肌痉挛,反射亢进,膀胱功能障碍,感觉缺损,温热觉和本体感觉减退。大约 20% 的患者出现中枢性迟钝性疼痛。多发性硬化诊断主要通过 MRI,伴有或者无脑脊液分析。虽然慢性疲劳综合征患者可出现肌肉疼痛及无力,但是本病特点为身体残疾和心理疲劳 >6 月。除了一些报道,并无确切数据证明病毒感染和慢性疲劳综合征之间的联系。急性神经根病变最常见的表现为一侧下肢疼痛及感觉改变。糖尿病性神经病变最常见的形式为远端对称的多发性神经病变。它主要表现为呈手套-袜子样分布的感觉障碍。因足部由身体最长的神经支配,所以常是最先受累的部位。糖尿病可能出现的其他神经病变,包括下肢近端运动神经病变,躯干神经病变,脑单神经病变和自主神经病变。糖尿病性神经病变的原因最可能与代谢及缺血性神经损伤相关。

274. (A) 骶髂关节是一种成对的动关节,滑膜大关节,其主要功能为稳定和分散躯干负重。其能起到限制人体 X 轴转动,同时参与女性分娩。存在许多有争议的检查被提倡用于骶髂关节疼痛的筛查,但许多研究显示这些检查缺乏高灵敏性和特异性。类似的记录,CT 扫描在无症状的对照组患者发现超过 30% 存在骶髂关节病变,而存在骶髂关节疼痛的患者中超过 40% 为阴性结果。骶髂关节疼痛的诊断最可靠的方法是局部麻醉药阻滞。骶髂关节损伤的机制被认为是轴向负荷和突然旋转共同的结果。骶髂关节疼痛常见的原因包括摩托车事故,坠落伤,运动损伤,脊柱关节病和怀孕。一些研究表明,骶髂关节类固醇注射能短期缓解疼痛。骶髂关节疼痛往往不需要外科手术治疗。

275. (B) 在大样本人群研究中,无先兆偏头痛大约是有先兆偏头痛患者的两倍。颈源性头痛的主要诊断标准为颈部相关的症状和体征,诸如颈部活动或者按压上颈部或枕后区引起的头痛,颈部活动受限,单侧头痛伴有或不伴有肩或手臂疼痛,以及诊断性局部阻滞提供确切证据。慢性紧张性头痛不同于发作性紧张性头痛,平均发作频率大于或等于每月 15 天或每年 180 天。外周机制至中枢机制的转变被认为在发作性紧张性头痛转变为慢性紧张性头痛过程中起到重要作用。丛集性头痛典型表现为单侧剧烈头痛持续 2 周到 3 个月。常与单侧自主神经的表现,如鼻充血、流鼻涕、瞳孔缩小或者流泪相关。发作短暂,持续 15—180 min,位于眼眶,眶上和/或颞骨周围。与偏头痛不同,紧张性头痛,颞动脉炎,颈源性头痛,丛集性头痛在男性中更为多见,平均男女比例 5:1。许多临床试验表明,三环类抗抑郁药防止偏头痛和紧张性头痛发作有效。

276. (D) 大约 20% 乳房切除术患者出现过幻乳痛,而出现过幻乳感的患者接近 50%。以前被认为很少发生的幻肢痛,目前认为截肢术后 60%—80% 的患者出现幻肢痛。幻肢痛需要与幻肢感相区别,90% 的患者出现过幻肢感。在美国 80% 的截肢手术是因为血管疾病导致。然而在上肢截肢手术中,接近 75% 是由外伤引起。大多数研究者发现幻肢痛与持续躯体疼痛之间存在明显关系。虽然早前研究发现截肢前疼痛与幻肢痛相关,最近许多研究发现两者并无确切关系。一般认为幻肢痛会随时间减轻,最终消失。虽有描述,但先天肢体缺失相关的幻肢痛非常少见。幻肢痛一般在肢体的远端部分更严重。大多数幻肢感随时间消失,最远端消失最晚。这被称为"望远镜效应",大约出现在一半的截肢患者中。根据考古记录最早新石器时代就出现过有目的的截肢术。"幻肢痛"这一概念已被记载了数百年。16世纪,法国军医帕雷医生指出幻肢痛,幻肢感和残肢痛之间的区别。"幻肢痛"这一术语在第一次美国内战期间由 Weir Mitchell 提出。早些年前,他用"灼痛"一词来描述主要神经受损的士兵四肢出现的特征性的自主神经改变。

277. (A) 虽然不是特异性的,但手掌出汗及皮肤氧饱和度降低往往代表急性疼痛。在小儿,哭泣,生命体征增高(心率、呼吸和血压)常常与痛苦相关,它不仅仅局限于疼痛。其他能引起这一表现的包括分离焦虑,饥饿和恐惧。与急性疼痛不同,慢性疼痛与生命体征增高无关。面部量表和查尔斯顿疼痛图表被设计用来评估学龄儿童的疼痛,而非学龄前儿童。面部动作编码系统(FACS)和 COMFORT 量表是用来评估婴儿和小儿。FACS 是基于面部活动的综合编码系统。COMFORT 量表有八项,用来评估痛苦(包括疼痛)的量表,包括警觉度,平静度,呼吸,反应,身体移动,血压,肌张力和面部紧张度。用于成人的疼痛量表,诸如语言评价量表,数字评价量表,视觉模拟量表能准确评估大多数青少年的疼痛。

278. (B) 诊断带状疱疹最常用的方法是临床症状。一小部分患者中,带状疱疹可能表现为没有皮疹,这种情况被称为"无疹性带状疱疹"(带状疱疹无皮疹)。PCR 在这种情况下就被用来进行辅助诊断。按照下降的顺序排列,急性带状疱疹最常见的发病部位是胸正中皮肤,三叉神经眼支以及颈区。急性带状疱疹及疱疹后神经痛的发病率均随着年龄的增加而增高。其他危险因素包括 HIV 感染和器官移植手术,可能是因为免疫抑制。急性带状疱疹持续性疼痛要诊断为疱疹后神经痛,并无标准的时间周期。疱疹后神经痛有不同的定义,持续性感觉症状存在于带状疱疹病发后 1 个月,6 周,2 个月,3 个月及 6 个月。5%—15% 的急性带状疱疹出现在腰骶部皮肤。腰骶部带状疱疹可能被误诊为腰椎间盘突出。

279. (B) 肌电图提供了运动单元完整性,功能及神经分布的大量信息,以及运用特殊的技术可测独立的肌纤维。连续的肌电图检查能监测疾病的恢复情况以及病情的进展。正常的肌电图表明不涉及运动单元。神经病变中,特征性的华勒变性,神经传导速度从正常稍低到轻度减慢。相反的,急性或慢性炎症性脱髓鞘神经病变出现节段性脱髓鞘,传导速度显著减低。H 波是腱反射回路的电表征。在成年人,只在下肢反射中出现。刺激胫神经时最为显著,在诊断 S1 神经根病和感觉多发性神经病变中非常有帮助。F 波是对运动神经进行超强刺激所诱发出来的迟发应答。它的产生是因为一小部分受刺激的运动神经元"回弹"。刺激运动神经最初应答的是 M 波。不同于 H 波,F 波并不是真实的反射。

280. (C) 有髓鞘的大神经纤维比小神经元更容易受损伤。有髓鞘的大神经纤维 A－β 功能可用振动阈值和 von frey 纤毛机械刺激针进行检测。定量感觉测试(Quantitative Sensory Testing)被用于评估单个神经纤维的功能。它对判断哪条神经受损和损伤位置的走行没有价值。冷、热觉都被用于检测小的有髓鞘神经纤维(A－δ)和无髓鞘的 C 神经纤维的功能。QST 不能用于评估 B(神经节前自主纤维)和 A－α(肌梭传出纤维)的功能。QST 的一个缺点是,它的准确性依靠患者的配合度和可信度。

281. (C) 腰椎神经根病大部分由椎间盘突出导致。根据腰椎间盘突出的节段水平,神经根病可影响特定的神经根。L4－L5 和 L5－S1 的椎间盘突出大部分因节段的移动引起。如果在侧隐窝或椎间孔,椎间盘突出可能损害同水平的神经根(L4－L5 椎间盘影响 L4 神经根),或者可能影响该神经根的下一水平(L4－L5 椎间盘影响 L5 神经根)。L5 神经根病导致在 L5 皮区分布的疼痛、感觉和运动的改变。疼痛常被描述为一种射穿样或偶尔酸痛和烧灼感，位置在腿的外侧并放射到足背部。感觉测试可显示轻触感下降和同一分布区的针刺感。L5 神经根病同样可导致拇长伸肌的无力和因此导致的足跟步。下肢深腱反射可能正常。

282. (A) 纤维肌痛综合征是一种常见的疼痛状况，估计发病率占人群的 2.4%。该病表现为广泛的骨骼肌疼痛、睡眠障碍、心理悲痛，且伴有其他综合征[如肠易激综合征(IBS)，间质性膀胱炎，女性尿道综合征]，严重影响患者的日常生活。纤维肌痛综合征主要发病群体是女性并表现出家族聚集性。自 1990 年，纤维肌痛综合征的诊断已经基于美国风湿性疾病协会(ACR)的诊断标准。ACR 诊断标准的关键在于压痛点的概念，18 个皮肤表面的特定点，手指触诊引起疼痛(11/18 "阳性"压痛点满足纤维肌痛症的诊断标准)。

除了纤维肌痛症外，一般患者还有其他的疼痛性病变。但是，在考虑治疗方案之前应对所有的临床症状进行回顾，尤其涉及介入治疗步骤。以上描述的患者最有可能患有纤维肌痛症，依据是压痛点的存在。除了压痛点之外，阴性的体格检查结果以及感觉过敏反驳了其他列出的选项。

283. (A) 下述为 CRPS Ⅰ型的诊断标准：

(1) 存在最初的伤害性事件或者制动的原因

(2) 持续的疼痛，感觉异常或者痛觉过敏，疼痛与任何最初的刺激不相称

(3) 疼痛区域有一段时间的水肿，皮肤血流变化，或者异常出汗的证据

(4) 若存在其他可以解释疼痛程度和功能障碍的原因，此诊断将被排除

题目中的患者符合 CRPS Ⅰ型(RSD)所有的诊断标准。按照定义 CRPS Ⅱ型(灼痛)存在一条主要神经损伤。除了创伤，虽可能为血管性原因，但不会出现感觉异常以及异常出汗的症状。中度的神经痛可导致相似的临床疼痛症状，但仅是手部不适，将被限制在正中神经的分布区域。

284. (C) 脊髓损伤可导致多种类型的疼痛。为了提供最为有效的治疗，了解疼痛的机制显得尤为重要。脊髓损伤性疼痛分为两大类：神经病理性疼痛和伤害性疼痛。题目中的患者最可能是 T4 - T5 神经根受影响，脊髓相应水平损伤，导致严重的 T4 神经痛并放射至前胸壁。

285. (B) 肌筋膜痛可由于突然的加减 - 速损伤而引发，颈部肌肉会反射性出现痉挛。还可因提供后侧支持的颈部肌肉痉挛而导致颈椎曲度变直。源自颈部肌肉的肌筋膜痛会放射到肩胛之间及上肢。阴性的成像检查是必要的，以排除创伤性椎间盘突出症和骨折。治疗方法包括非甾体类药物，骨骼肌松弛剂以及物理治疗。在一小部分患者中，如果疼痛不能解除，除了连续的物理治疗，触发点注射或颈内侧支阻滞可提供帮助。

286. (C) 在Ⅰ型糖尿病中，末梢多发性神经病变会出现在持续多年慢性高血糖的患者。相反地，在Ⅱ型糖尿病，它出现于病史仅几年的血糖未得到控制的患者。在Ⅱ型糖尿病，糖尿病性神经病变偶尔发生在刚确诊，甚至是确诊前。

糖尿病性神经病变可表现出各种的感觉、运动和自主神经的症状。感觉的症状可能是阴性或阳性，弥漫的或局灶的。阴性的感觉症状包括麻木，"死一般的"，感觉像是戴了手套和踩高跷；失去平衡感，闭眼时尤甚；损伤时无疼痛感。阳性的症状包括火烧感，针刺痛，电击感，紧束感以及触觉过敏。运动症状包括远端的，近端的，或是局灶的无力。自主神经的症状涉及异常出汗，瞳孔，心血管，泌尿系统，胃肠功能和性功能。

被广泛接受的糖尿病性神经病变的分类，宽泛地分为对称性和非对称性神经病变。对称性多发性神经病变涉及许多神经分布，对称的是最常见的类型。题中的患者因存在对称性的小的和大的神经病变而导致双腿及双足疼痛，轻触感觉减弱以及痛觉过敏。

287. (C) 舌咽神经痛是以扁桃体、中耳、舌根部的强烈疼痛为特征的疾病。疼痛为间歇性或相对持续性。吞咽，咀嚼，说话，打喷嚏，辛辣食物可诱发舌咽神经痛。常常由于第 9 神经(舌咽神经)

或第 10 神经(迷走神经)受压所致,但在有些病理,未发现病因。

颅底手术或颞下窝区域的手术可导致舌咽神经受刺激或损伤。保守治疗包括使用抗痉挛药。对于难治的病例,舌咽神经阻滞可缓解症状。射频消融法和神经损毁法可用于顽固病例和有头颈部肿瘤的患者。外科减压手术应用于顽固病例及对其他治疗无效的患者。

288. (D) 腰椎神经根病往往是椎间盘突出引起。根据突出的椎间盘的位置及方向共同导致神经根病变,可影响特定的神经根。L5 - S1 的椎间盘突出最可能是由于节段发生移位。如在侧隐窝或椎间孔,椎间盘突出可能会损害同一水平的神经根(L5 - S1 椎间盘突出压迫 L5 神经根),也可影响该神经根的下一水平(L5 - S1 椎间盘突出压迫 S1 神经根)。S1 神经根病导致 S1 分布的皮节区域出现疼痛,并引起感觉、运动的改变。疼痛被描述为射穿样,有时在大腿后侧出现酸痛和烧灼感,并向脚底放射。感觉功能检查显示同一分布范围的轻触感和针刺感减低。S1 神经根病导致跖屈功能减弱,因此用脚尖走路。S1 神经根压迫严重时大多会出现踝反射减弱。体格检查发现直腿抬高实验及交叉直腿抬高实验(对侧下肢抬高引起患侧下肢再次疼痛)均阳性。

289. (C) 脊髓是由一系列传导束或神经传导通路组成,传递运动(下行)和感觉(上行)信息。解剖上,这些传导束位于脊髓内部。皮质脊髓束为下行运动通路,位于脊髓前角。轴突从大脑皮层发出延伸至相应的节段后与前(腹侧)角的运动神经元形成突触。它们在进入脊髓前在髓质交叉。

背侧柱为上行感觉束,将精细触觉,本体感觉,振动觉等信息传至感觉皮质。它们不发生交叉直至到达髓质。脊髓丘脑侧束传导痛温觉,它们通常在上升三个节段内会发生交叉。脊髓丘脑前束传递精细触觉。自主神经功能在前内侧束内横贯,交感神经系统的纤维于 C7 - L1 间进入脊髓,而副交感神经系统通路于 S2 - S4 进入脊髓。

皮质脊髓束或背侧柱的损伤,导致身体同侧瘫痪,精细触觉、本体感觉及振动觉均消失。与其他传导束损伤不同,脊髓丘脑侧束损伤,引起对侧的损伤平面以下 2—3 个节段的痛温觉缺失。因为脊髓丘脑前束同样传递精细触觉,背侧柱的损伤可导致振动觉和本体感觉的完全丧失,但精细触觉部分丧失。前索损伤导致麻痹以及精细触觉的部分丧失。

290. (B) 患有 C6 神经病的患者常有颈部、肩部、手臂外侧、前臂桡侧、手背,以及拇指、示指和中指指尖的疼痛。疼痛的分布并不广泛且近段更多,而麻木主要在远端。在一些患者,C6 神经损伤说明肱二头肌反射抑制或缺失;在另一部分患者,可发现异常的肱桡肌或腕伸肌反射。屈肘无力,肘部伸展时无法对抗阻力使前臂旋后。保守治疗包括物理治疗、牵引和镇痛药。如果疼痛持续,颈部硬膜外类固醇注射可缓解疼痛,并辅助物理治疗。但是如果症状持续,或无力/麻木未能改善,应当考虑有或无前路融合的外科减压术。

291. (B) 腹腔神经丛阻滞法既是诊断也是治疗的方法,以帮助治疗由内脏引起的上腹部疼痛。胰腺癌是神经破坏的腹腔神经丛阻滞的首要诊断,其他还包括肝脏或胃肠道肿瘤引起的内脏疼痛。

阻滞可在 X 线或 CT 下完成,但盲探法也已有报道。包括经主动脉的单针和双针两种方法。问题中的 X 线图像说明经主动脉单针腹腔神经丛阻滞。并发症包括腹泻、低血压、生殖股神经痛、感染、出血、周围组织损伤和少发的麻痹。除了高血压,以上提到的并发症都会发生。

292. (A) 一个适当的诊断性试验需要阻滞前对患者进行评估(特别注意身体同侧下肢疼痛、体温和其他病情),使用适当量的局部麻醉药注射以避免扩散至邻近神经,阻滞后对主观的疼痛评分改善和客观的肢体温度增加的评估是关键的。显著的疼痛评分改善伴有肢体温度增加指出,这是一个交感神经介导疼痛的“阳性诊断”。

椎间盘造影被用于诊断腰椎间盘源性疼痛。而糖尿病性神经病变可导致交感神经介导的疼痛,它是一种混合性的躯体多发性神经病变,诊断依靠临床症状。选择性的腰神经根阻滞和小关节注射可帮助诊断腰神经根病和小关节关节炎导致的疼痛。

293. (C) 选择性颈神经根注射可用于诊断和治疗颈神经根病。除了感染、出血和神经损伤,它的并发症还包括血管内注射至椎动脉或根动脉导致的痉挛、卒中或者截瘫。脊柱内扩散到硬膜外或鞘内扩散也会引起高位脊髓麻醉。脊髓注射导致的脊髓损伤已有报道。考虑到有威胁生命的并发症,选择性颈神经根阻滞应仅由精通这项技术的医生进行操作。

294. (A) 后支的内侧支神经支配相应的小关节和关节下。在适当水平使用局麻药进行诊断性的内侧支阻滞(例如,L3 和 L4 对应 L4 – L5 小关节),可提供因小关节关节炎相关疼痛的诊断和预后信息。

诊断性的内侧支阻滞后,如果疼痛得到短暂的改善,射频消融术可提供一个长期持久的疼痛缓解方法。

295. (B) 对骶髂关节痛患者,骶髂关节注射是一种诊断和治疗的方法。在 5—10 ml 局麻药注射治疗后,局麻药可向下和向前渗透,使坐骨神经麻痹导致腿无力。如果随后发现这些现象,应告知患者注意以上这些,而且应该由一个成年人陪伴,避免跌倒和导致伤害。

296. (E) 椎体成形术是一种高级治疗技术,用于稳定新近骨折的椎体所导致的剧烈的背部疼痛。恰当的实施并由经过训练的医生完成,它是安全的。但是,并发症即便很少见,也不能避免。包括感染,出血,肺栓塞,椎弓根、脊髓和周围组织的损伤,注射物的过敏反应,以及骨水泥泄漏到软组织或椎管引起的脊髓压迫。

297. (A) 椎管狭窄可由黄韧带、关节突的肥大和退行性凸出的椎间盘前部引起。狭窄可致的经典表现包括:神经性跛行伴有小腿的疼痛,或者行走不到预期的距离就会产生肌肉痉挛的感觉,经休息或坐下可缓解。与血管性跛行相比,患者可能会有背部疼痛。此外,疼痛不能在一段距离的行走后被诱发,因为腰椎节段相对伸展而导致狭窄和神经性跛行更加恶化,并非缺血。神经性跛行在屈曲姿势(前倾)时,疼痛会减轻。

治疗包括姿势宣教,身体力学结构的教育和改善,以及物理治疗。在部分患者,硬膜外内类固醇注射可减轻疼痛。如果疼痛和活动受限持续,可考虑行椎板切除减压术。

298. (B) 梨状肌是一种腊肠形状的肌肉,它起源于骶骨侧面的前表面,而且连接大转子。在大部分人群,坐骨神经位于肌腹的前面。肌肉的痉挛导致坐骨神经受到刺激和坐骨神经痛。患者可能会诉下臀部局限性压痛。此外,如果患者存在坐骨神经的刺激,他们诉说提示坐骨神经痛的症状和腰神经根病很容易混淆。但是,大腿的屈曲、内收和内旋都会导致梨状肌的紧张而产生疼痛症状。MRI 检查应仔细评估并排除任何神经根有关的问题。

治疗包括肌肉松弛剂和物理治疗以解除肌肉的痉挛。如果疼痛持续或者患者不能坚持物理治疗,梨状肌注射或许有助于治疗。

299. (C) 装病和人为疾患存在身体和心理症状。在这些情况,患者故意导致或假装有疾病或受伤的症状。在人为疾患,患者行为的目的就是需要患病的角色——一种不被患者理解的需要。把血液混入尿液中并假装有外伤后的压力疾患就是例子。它不存在像获得金钱或药物这种明显的外源性目的。这种行为总是有着精神疾病。这就与有明确外源性目的的装病形成对比。装病不是一种精神疾病。

疑病症的诊断需至少 6 个月伴有恐惧和坚信的偏见,称自己患有一种严重疾病,其解释基于体征或感觉作为疾病的证据。躯体化障碍的特征为存在多种躯体症状的大量病史,其本质是心理的。此外,有许多身体不适或者坚信自己患病,诊断标准要求至少有所列的 41 种症状中的 13 种。症状列表包括 6 个胃肠道症状,7 个疼痛症状,4 个心肺症状,12 个转化症状或假性神经症状,4 个性症状和 4 个女性生殖系统症状。转化性障碍是患者,出现不伴有任何解剖或病理生理基础的体征(假性神经症状、假瘫、假性癫痫发作等)。

300. (A)　髂腹股沟神经痛可发生在任何导致髂腹股沟神经损伤的手术的腹股沟区域。疼痛可于手术后即刻出现或发生于愈合期后某一阶段。应排除伤口感染、复发的疝气和网片感染引起的腹股沟神经痛。疼痛常被描述是尖锐的,放电样的感觉或者有时腹股沟区持续的烧灼感,并偶尔伴有向睾丸放射。衣物的轻触或摩擦会加重疼痛。治疗包括抗惊厥药和其他辅助用药。如果疼痛持续,可采用局部麻醉药进行诊断性和治疗性阻滞以及其他治疗方法。对于难治性病例,高频消融术,外周神经刺激,神经切除术和二次手术可考虑。

301. (A)

A. 低血压是交感神经阻滞时最常见的并发症。在阻滞前,让患者提前补充适宜的水是十分重要的。

B. 痉挛是由于在确认出现负压前往血管内注射了大量局部麻醉药。

C. 腹泻是交感神经阻滞引发的,不受副交感神经增强的控制。

D. 腹膜后血肿是腹腔神经丛阻滞的一种罕见的并发症。

E. 蛛网膜下注射是最严重,也是很罕见的腹腔阻滞的并发症。

302. (D)

A. 鞘内吗啡剂量的增加在某些情况需要获准,当患者的症状和体征符合药效减退或者镇痛不全时。在那种情况下,仔细评估因给药途径改变而计算等效止痛剂量或由于不完全交叉耐药而进行药物转换显得十分重要。在这种情况下,考虑到口服与鞘内转换是 300:1,患者已增加到每日鞘内 10 mg 吗啡;看似这些症状不应为阿片类的减退所致,故此病例需要在 X 线下确认导管位置正确。

B. 如有需要,CT 扫描可以确定导管的正确位置;然而术后不活动的患者在短时间内发生导管移动的可能性不高。

C. 如果确认导管的位置不正确,再植术后,移除导管是可行的。但在这个时候进行如此选择似乎过早了。

D. 考虑到患者发生在回家途中产生外伤及症状出现在住院治疗后约 12 h,尿毒理检查是更加可行的选择。同样,他的症状尽管无特异性,指向可能是药物滥用的戒断症状。给予保守治疗,使用非阿片类止痛药和止吐药准备的同时,针对这一点,首先进行血清/尿毒理筛查是合理的。

E. 由于出现的症状并不完全提示脊髓血肿、感染或神经功能缺损而需要急诊手术治疗,在这个情况下,脊柱外科会诊不是必需的。

303. (B)　卵巢激素影响偏头痛的机制仍然被认为是确定的,但是偏头痛发作前血清雌激素浓度的突然下降似乎是关键的因素。有时在月经周期前和周期中使用经皮的雌激素凝胶可以减少头痛的频率。但是,在其他的一些病例中,使用低剂量的口服雌激素避孕药与周期中偶发的头痛相关,这可能与雌激素水平的波动有关。因此,需谨慎制订治疗方案,目标为既要防止雌激素水平的下降又要稳定其波动。

304. (A)

A. 考虑到体格检查时突发的膀胱功能紊乱和神经病学缺损,伴有 L5 较 S1 前移,由脊柱外科医生进行紧急评估可能是即刻最好的选择。这位患者还需要进一步的检查,甚至可能需要由脊柱外科医生行急诊介入治疗。

B. 虽然静脉给予阿片类可用于控制急性疼痛,但在这种需要外科急诊密切观察的情况下,这不是合适的治疗方法。

C. 一旦外科的评估和/或介入治疗完成,患者可以考虑后续行物理治疗来进行身体康复。考虑到不稳脊柱如再进行活动会有继发神经病学缺损的风险,在这个病例里,物理治疗用于急性疼痛的处理是不合适的。

D. 这是一个外科急诊情况,患者应该被收治入院。

E. 在这样一个急性脊椎性疼痛的情况下,使用口服类固醇有时是有益的,可以缓解疼痛和炎症,但在所有的保守治疗之前,应优先进行外科评估，以免延误脊髓病变的治疗时机。

305.（E） 腹腔神经丛或神经节是节前、节后纤维组成的致密网状物，这些术语经常被交换使用。三个内脏神经是腹腔神经节的大、小、最小突触。

A. 膈脚后入路是麻醉医生最常使用，也是最传统的方法。标志物包括髂嵴、第12肋、背中线、椎体（T12－L2）以及椎旁肌的外侧缘（骶棘肌）。

B. 经膈脚入路包括把针尖置于膈脚的前部和尾部。这一入路的提倡者认为这样能将注射的溶液最大化地扩散至主动脉前面，而此处是腹腔神经节最集中的地方，并且能最低程度地阻滞躯体神经。

C. 经主动脉入路阻滞腹腔神经节需要在透视和CT的引导下进行。与使用2针的后入路相比，单针方法被认为更加安全。与经典的两针法相比，这一方法有三大优点。第一，能避免膈脚后药物向后扩散引起的神经并发症。第二，当X线引导不可行时，主动脉为置针提供了一个明显的标志物。第三，它使用的局麻药和神经损毁药液剂量更少，而效果可相当甚至超过传统的膈脚后入路。

D. 膈脚间入路理论上可用于经主动脉入路，因为这一入路针尖是置于膈脚前面。但这一术语更多被认为指的是CT或超声引导下经典的前入路。

E. 侧入路至今在文献中未被报道。

306.（A）

A. 对考虑可能是急性椎间盘突出引起的急性神经根病的病例，口服阿片类、类固醇和脊柱外科医生急会诊是最合适的初始处理步骤。因为恰当和及时的减压可使这些实质的神经病学缺损被逆转，外科评估和类固醇在这种情况下是最首要的。

B. 颈部硬膜外注射类固醇可以减轻炎症，但是并不是“最合适的初始治疗”。

C. 下一步可开始物理治疗进行康复。

D. SCS对减轻慢性期的神经病理痛有益，但对急性期无效。

E. 疼痛心理学家被证明对慢性疼痛患者有很大帮助，但同样对此例中急性疼痛的治疗没有什么作用。

307.（A）

A. 霍夫曼征是上运动神经元缺损的证据。事实上，霍夫曼征类似于上肢的巴宾斯基反射。检查者握住患者的中指，迅速轻弹远端指骨，如果同一手的拇指指间关节弯曲即为阳性。

308.（D）

A. 足底筋膜炎是足部进入跟骨骨膜的肌腱和筋膜的炎症。常见于在硬木地板上长期站立的人。向跟骨前上的足底压迫会诱发疼痛，且可沿着足底筋膜放射。

B. 跖骨痛以长时间负重导致足底表面跖骨头的疼痛为特点。人为挤压跖骨头也能产生这样的症状。疼痛在足内转和外翻的时候会加重。

C. 跗管综合征的病因和诊断目前存在争议。这一综合征包括对胫后神经的压迫或炎症，而这一神经支配跟骨中间的感觉以及足部侧面小肌肉和足底中间、侧面分支的运动。症状与活动的相关性常常不明确。疼痛区域可伴随感觉异常、痉挛感和灼烧感。在这些区域触诊提示敏感。肌电图可用于诊断跗管综合征，但还存在争议。

D. 莫顿Morton神经瘤（趾间神经瘤）是由于跖骨头和跖骨深横韧带间的趾间神经受压迫所致。第三和第四跖骨间的第三间隙最易发病。这是因为足底外侧神经发出一个分支至足底内侧神经，形成一个更大的第三总趾神经，使其不易变动。它一般发生于单侧，女性较男性更易发生，年龄多在50多岁。最常见的症状为第三、第四跖骨头间的足底痛，可因行走或触诊而加重的。

E. 痛性跟骨骨刺常见于病态肥胖的人群或过度站立、行走者。疼痛与足底肌膜炎相似，在清晨或长时间休息后加重，不同之处在于它主要位于跟骨后方。

309.（A） 臂丛的肌间沟阻滞对于肩部或上臂的外科手术十分有效，因为这项技术最容易阻滞臂丛的根部。尺神经最可能阻滞不全,因为其来源于第八脑神经,而肌间沟阻滞的位置更靠近头端。这种阻滞方法对于肩部脱臼复位或其他肩部、上臂的手术都是很理想的。

310. (D)

A. 贝克囊肿(腘窝囊肿)指滑膜关节囊的肿胀,通常位于膝盖的后中部。它常是引起膝盖慢性炎症疾病的继发表现,如半月板撕裂、滑膜炎或关节内游离物。腘窝囊肿的诊断可通过直接对肿物的触诊进行确定。关节造影或 MRI 能进一步确认该诊断并证明它与关节腔相通。腘窝囊肿通过潜在病变的纠正得以治疗。

B. 前交叉韧带是运动员最容易损伤的膝关节韧带。该韧带损伤后常有血性渗出,以此可提示这种独有的损伤。用来诊断前交叉韧带损伤的三种方法分别是:前抽屉试验、拉赫曼试验 Lachman test 和轴移试验。

C. 后交叉韧带常由于暴力原因受损,为高动能损伤。其常与骨折伴发,尤其是髌骨与髋部或者其他膝关节韧带的损伤。损伤后应通过触诊甚至血管造影来判断腘动脉是否受损。用来诊断后交叉韧带损伤的方法是后抽屉试验。

D. 举例来说,超过 60% 的体重是由胫骨平台外周的半月板纤维软骨承受。对年轻人而言,半月板损伤通常伴随其他韧带损伤。而老年人半月板的损伤通常是单独发生的。当半月板广泛撕裂,可导致膝关节弯曲或伸展受限,这被患者描述为“膝关节交锁”。撕裂的半月板刺激关节表面和滑膜,导致膝关节肿胀和疼痛。慢性半月板损伤可引起关节炎性关节表面。这些损伤中 50% 有关节线压痛。麦氏试验(McMurry's test)用于发现撕裂的半月板,其可被替代。这一检查的方法是在 90°和 140°之间的屈曲状态,屈曲和伸展膝关节,检查者一手在踝关节旋转胫骨,而另一手置于关节线的前方,随后在旋转位伸展膝关节。可感知的咔哒声提示不稳定性的半月板撕裂。Apley 研磨试验(Apley grind test)可用来鉴别是半月板的前部还是后部受损。MRI 或关节镜也可作为诊断半月板损伤的工具。

E. 鹅足滑囊位于大腿内侧肌腱(缝匠肌、股薄肌、半腱肌)和近端胫骨内侧之间。其位于关节线的下方,能帮助辨别半月板损伤引起的内侧关节线压痛。

311. (E)

A. 臂丛神经炎是一种急性疾病,几乎都起病于单侧肩部的弥漫性疼痛伴有近端肌肉无力。运动缺损多于感觉障碍。急性期后疼痛常减轻。电诊断研究可帮助确立该诊断。

B. 颈椎间盘退行性病变可导致颈部轴向弥漫性疼痛,如伴有椎间盘髓核突出,会有相应神经根支配皮肤的放射痛。

C. 典型的颈椎挥鞭样损伤是继发于高冲击力的车祸,导致颈部轴向疼痛。与骨骼肌有关,小关节常参与其中。

D. 肺上沟瘤(Pancoast tumor)是发生于肺尖的肿瘤,通常侵犯臂丛。疼痛是常见的症状,常涉及下位颈神经根或神经干。CT 和 MRI 有时可提供有价值的诊断信息。

E. 胸廓出口综合征通常包括锁骨下血管及臂丛下干的压迫,导致不同程度血管的或神经的损害或两者皆有,伴有局部锁骨上疼痛。最常见的病因为颈肋、前斜角肌肥大、肋锁异常,但不会由急性的创伤所致。任何伸展臂丛的活动可加重疼痛和感觉的变化,包括提重物,外展手臂过头或者进行手臂的重复动作。手部肌肉可见运动无力。手臂的伸展、外展或牵引可引起桡动脉搏动消失,这被称为 Adson 试验或 Allen 试验。

312. (C)

A. 成年人 H 波应答可在下肢中测得。H 波是刺激胫神经时踝关节深腱反射的电当量。

B. 膝关节后面腘窝处的胫神经受刺激后,脉冲可通过传入纤维到达脊髓 S1 水平。经过脊髓的突触,前角细胞产生运动反应,可被腓肠肌和比目鱼肌记录。

C. H 波是真反射,F 波不是。因为 H 波必须到达脊髓水平以产生应答,其潜伏期比 F 波更长。

D. 正如选项 B 的解释,这是正确的。

E. 由于脉冲经 S1 神经传递,因此 H 波在 S1 神经根病的患者是延长的,而在 L5 神经根病患者则是正常的。

313. (B) 脊髓的血供来自三条纵向动脉:一条脊髓前动脉和两条脊髓后动脉。脊髓前动脉的直径在颈部和下位胸段水平,而在胸段中部 T3 - T9 的位置最窄。由于循环的原因,这一脊髓区域被认为是“易受损区”。脊髓前动脉在一部分节段水平由被称为前根髓滋养动脉的滋养动脉分支得到加强。在胸段水平,一共有八条这样的滋养动脉,其中最大的一条被称为“Adamkiewicz”动脉或前根最大动脉。动脉典型在 T7 - L4 任一位置从左侧进入脊髓,但最常见的是 T9 - T12。

314. (C)

A. 牵涉到深部桡神经的被称为骨间后神经卡压。症状与桡隧道综合征类似,包括前臂背侧近端的疼痛,并伴有骨间后神经上方外上髁远端 4 cm 的桡管位置难以忍受的压痛。在试图抵抗中指伸展动作时常会诱发疼痛。

B. 内上髁炎或高尔夫球肘会产生疼痛,内上髁上方有剧烈的压痛,可在前臂和腕部屈曲和旋前时进一步加重。

C. 外上髁炎或网球肘涉及伸肌 - 旋后肌群,包括桡侧伸腕短肌、指总伸肌、尺侧腕伸肌、旋后肌。其中桡侧伸腕短肌最常见,大多由腕部重复运动导致,如屈腕、伸肘、前臂旋前。诱发试验包括抓握或对抗阻力伸腕或外上髁区域出现突发的严重疼痛时前臂旋后。患者是位高尔夫球爱好者,在这里是个错误选项。

D. 奎尔万病或拇短伸肌和拇内收肌腱鞘的腱鞘炎能导致解剖学上“鼻烟壶”的肿胀和压痛。

E. 肱桡肌腱炎导致前臂外侧疼痛,即肱桡肌肌腱的区域。如前所述的诱发试验一般不会产生典型症状。

315. (C) 患有颈部风湿性关节炎的患者,运动会使颈部疼痛加重。伴有寰枢椎病的疼痛主要在上段颈椎,而轴下的则在下颈部和锁骨区。神经病学损伤主要体现在由于畸形或软组织肥大导致的严重脊髓或神经根受损。X 线在显示结构异常上非常有用,动力学检查包括过屈过伸,斜位和张口正面摄片,以鉴别结构的不稳定。前面的寰枢关节半脱位是最常见的颈椎关节紊乱,其后为轴下脱位(C3 和 C7 之间)、侧脱位、颅骨下沉(垂直半脱位)和后脱位导致的颈椎错位。另外,自身免疫性炎症改变侵犯椎骨关节突关节的滑膜,导致其松弛和失去平稳性。

316. (B)

A. L2 神经根的创伤可导致同侧的腹股沟疼痛,但这不是最可能的原因。

B. 问题中提到的症状,最可能的原因是损伤了生殖股神经。事实上,这是腰交感神经阻滞相关最常见的并发症,特别是侧路。据报道其发生率高达 15%,通过单针技术也可低至 4%。大多数病例都是短暂的,可通过保守治疗解决,但有的可能持续长达 6 周。反复局麻药腰交感神经阻滞、TENS(经皮神经电刺激)和静脉输注利多卡因可作为缓解生殖股神经神经痛的选择。

C. 有时也可出现腰大肌痉挛,但通常导致同侧下背部不适。

D、E. 不会出现腹股沟疼痛。

317. (D) 腓骨肌萎缩症的疼痛症状出现在肥厚和脱髓鞘型(CMT - 1)。脚趾、脚、踝关节和膝关节的疼痛可为枪击样,尖锐和烧灼样。一般出现在 10 年或 20 年后,伴有行走或跑步困难。

318. (C) 莫顿神经瘤被认为是趾间神经炎的一种(压迫性神经病变)。通常发生在第三与第四足趾之间,或少数在第四与第五趾之间。穿鞋走路或负重时疼痛更易发生,而在休息或脱去鞋子时疼痛逐渐减轻。对疼痛涉及的 2 个足趾间施予压力可诱发疼痛再次产生。趾间注射局麻药可缓解疼痛。

319. (B) 磁共振成像,尤其是 T2 加权像(通常需要更长时间来获得图像)对于诊断骨髓炎、关节盘炎、脊髓压迫和肿瘤非常有用。T1 加权在终板变化以及术后瘢痕的成像上提供理想的解剖细节。但钆 - DTPA 对比剂应当被用于区分术后患者瘢痕和椎间盘问题。

320.（E）　H 反射是利用改良的运动神经传导技术进行检查。H 反射一般出现在比目鱼肌，偶尔可在前臂屈肌引出，在反射亢进疾病（比如脊髓病）和儿童中更普遍。胫骨 H 波的延迟或消失可反映 S1 神经病变或其他神经病理性过程。

321.（E）　有许多原因并伴有初始腹痛，会使老年人寻求医疗帮助，包括糖尿病酮症酸中毒导致的腹主动脉夹层瘤，肺炎，肾盂肾炎，炎症性肠病，肠系膜缺血，便秘，肠梗阻，腹膜炎和药物导致的胃肠黏膜激惹。

322.（A）　尺神经可在在肘管中受压迫（肘管综合征），可导致第一背侧骨间肌萎缩，小指屈曲，小指内收肌力减弱（Wartenberg 征），最终导致慢性尺神经损害——握捏的无力。

323.（E）　跗管综合征不是导致足部不适的常见原因，需要与其他引起疼痛的原因鉴别，包括痛性外周神经病变，足底内侧神经卡压（可出现在慢跑者），胫后肌神经卡压综合征常发生在足底内侧足跟区域，外展小指肌神经挤压（常在足跟垫处有烧灼痛）以及足底筋膜炎。足底筋膜炎的疼痛常为弥漫性或游走的，但随着时间的推移，常集中在足跟下方（跟骨结节周围）。虽然典型的剧痛为晨起最初的几步，但经过一天的活动，疼痛趋于减轻（除了进行剧烈和长时间的负重活动）。

324.（E）　尽管存在争议，不同于提出的许多研究标准，CRPS Ⅰ型的诊断包括：

（1）存在最初的伤害性事件或者制动的原因。

（2）持续的疼痛，感觉异常或者痛觉过敏，疼痛与任何最初的刺激不相称。

（3）疼痛区域有一段时间的水肿，皮肤血流变化，或者异常出汗的证据。

（4）若存在其他可以解释疼痛程度和功能障碍的原因，此诊断将被排除。

325.（E）　阵发性偏头痛可能是慢性的（CPH），例如每天发作，也可能是偶发性的（EPH），不连续性头痛期，或被缓解期所隔开。特征可表现为严重的、极痛苦的、搏动性的、令人厌烦的或者跳动性的疼痛影响眼窝、眼窝上或者颞骨区域。

以下体征或症状中至少有一种与身体同侧的疼痛有关：

（1）结膜注射。

（2）鼻塞。

（3）流泪。

（4）上睑下垂。

（5）鼻溢液。

（6）眼睑水肿。

疼痛可发生在任何时间，偶尔使患者从熟睡中醒来，并常持续 2—25 min（虽然也可持续几个小时）。患者一天中可能发生 1—40 次疼痛。

326.（E）

（1）尽管胸神经根病变可由多种病因引起，包括肿瘤、脊柱侧突、感染、椎关节强硬和椎间盘突出，糖尿病被认为是最常见的原因。

（2）下位的颈椎间盘最容易突出。

（3）L4 - L5 椎间盘突出的发生率是 45%，L5 - S1 是 42%。L4 - L5 椎间盘突出，L5 神经根是最易受影响。

（4）在胸廓出口综合征中，臂丛的下位颈部神经根，即 C8 和 T1 神经根最容易受影响。

327.（C）　脊髓硬膜外压迫是指硬脑膜外损伤使脊髓或马尾神经根受压迫。硬膜外脊髓或马尾受压迫是肿瘤第二常见的神经并发症，发生于高达 10% 的患者。最常见的导致转移性硬膜外压迫的肿瘤为乳腺癌、肺癌、前列腺癌、淋巴瘤、肉瘤和肾癌。脊髓圆锥的损伤通常导致快速进展的对称性会阴痛，伴随早期的自主神经紊乱，鞍区感觉丧失和运动无力。直腿抬高试验受限常提示硬膜外或硬膜内髓外损伤导致的神经根压迫，而节段性疼痛和马鞍回避提示髓内疾病。

328.（E）

（1）遭受脊髓损伤的患者，脊髓疼痛的发病率估计为 6.4%—94%。

（2）患者可主诉各种类型的疼痛，最常见的三种类型是自发稳定型，自发神经痛型以及激惹痛，包括痛觉异常和痛觉过敏。一项对127位脊髓疼痛患者的研究表明，75%的患者诉有烧灼痛。

（3）根据损伤的水平和程度，消化道和膀胱功能紊乱可与脊髓损伤相关。

（4）通常在损伤后1—6个月发生，当疼痛发生延迟，超过1年时，56%患者伴有瘘管。

329.（A） 当尺神经功能障碍时，Froment征阳性。Froment征的检查是将一张纸置于患者的拇指与示指之间，检查者试图将纸抽走时，观察患者拇指的位置。通常拇指的远端关节仍然呈伸展状，而尺神经功能障碍时，指尖明显屈曲以增加压力使纸不被抽走。

330.（E） 药物导致的痛性神经病变可包括类毒素（尤其当剂量超过200 mg/m^2）、顺铂、长春新碱、胺碘酮、甲硝唑和维生素B_6（尤其当剂量超过200—300 mg/d）。

331.（E） SCS已被临床用于治疗各种慢性疼痛。尽管已有大量研究发表，SCS确切的治疗机制仍不明确。动物实验提示SCS可触发5羟色胺、P物质和脊髓背角中γ氨基丁酸（GABA）的释放。

（郑蓓洁 译 秦 懿 田 婕 校）

第6章 疼痛的类型

说明(问题332—486):每个问题后面都有几个答案,请选择一个最正确的答案。

332. 一位45岁恶性乳腺癌患者,其既往的镇痛处方为缓释吗啡(MS Contin)30 mg每日2次,并且每6 h服用1粒15 mg速效吗啡(MSIR)以应对爆发痛。例行随访时,患者主诉大多数情况下每日服用4次MSIR的镇痛效果良好,并且没有明显的副反应。这种情况下,最佳的处理应该是 ( )

(A) 延续之前的处方不变

(B) 将MS Contin调整为奥施康定40 mg每日2次,并给予羟考酮5 mg每6 h 1次以治疗爆发痛

(C) 将MS Contin替换为芬太尼贴剂25 μg/h,联合MSIR 15 mg每6 h 1次以治疗爆发痛

(D) 将MS Contin的剂量提高到60 mg每日2次,联合MSIR 15 mg每6 h 1次以治疗爆发痛

(E) 将MS Contin的剂量提高到60 mg每日2次,并且停用MSIR

333. 恶性肿瘤患者中,其疼痛与肿瘤的发生无关的比例大约为 ( )

(A) 少于2%

(B) 3%

(C) 7.5%

(D) 11%

(E) 25%

334. 恶性肿瘤患者中来源于臂丛的神经病理性疼痛的发生率相当高。在这些患者中,臂丛病变的原因可能为肿瘤的直接浸润或者放射性纤维化。用神经传导速度学(NCV)和肌电图(EMG)进行电生理评估有助于区分这两种病因。以下有关NCV/EMG的发现中,对于区分由肿瘤直接浸润所引起的和由放射性纤维化所引起的臂丛的神经病理性疼痛最有帮助的是 ( )

(A) 节段性神经传导速度减慢

(B) 肌纤维颤搐

(C) 纤颤电位

(D) 正锐波

(E) 混合肌肉动作电位(CMAP)波幅减小

335. 在存在骨转移的情况下,以下( )部位的癌症5年生存率最高。

(A) 骨髓瘤

(B) 乳腺

(C) 前列腺

(D) 甲状腺

(E) 肾脏

336. 癌性脑膜炎患者最常见的脊髓症状或体征是 ( )

(A) 颈项强直

(B) 后背痛

(C) 反射不对称

(D) 直腿抬高试验阳性

(E) 肌无力

337. 以下最符合“中枢痛”的一项是 ( )

(A) 硬膜外脊髓压迫

(B) 椎体转移性骨质破坏伴随一侧脊神经根压迫

(C) 转移累及脊神经
(D) 癌性脑膜炎
(E) 放射性脊髓病

338. 伴随硬膜外转移的肿瘤患者其最常见的疼痛类型是 ( )
(A) 局限性疼痛
(B) 神经根性疼痛
(C) 牵涉痛
(D) 索状疼痛
(E) 以上都是

339. 以下各项均符合世界卫生组织(WHO)阶梯镇痛模式,除了 ( )
(A) 这是基于一小部分相对较便宜的药物以缓解癌性疼痛
(B) 它分为三步
(C) 第一步包括应用阿片类药物
(D) 它提倡在每一步的同一时间只使用一种药物
(E) 它可以简单而有效地控制癌性疼痛

340. 以下各项均符合美沙酮,除了 ( )
(A) 口服生物利用度变异性较大
(B) 药物成本较低
(C) 它不含有已知的活性代谢产物
(D) 它可激动N甲基D天冬氨酸(NMDA)受体
(E) 它的脂溶性很高

341. 患者,男,58岁,患有转移性前列腺癌,现正服用缓释吗啡(MS Contin)每8 h 1次,每日总量达225 mg,疼痛控制良好。出于某些原因,现在他必须转而接受芬太尼的经皮治疗系统(TTS-芬太尼)。与该患者目前接受的MS Contin剂量相当的芬太尼贴剂的剂量是 ( )
(A) 25 μg/h,每72 h 1次
(B) 50 μg/h,每48 h 1次
(C) 75 μg/h,每72 h 1次
(D) 100 μg/h,每48 h 1次
(E) 125 μg/h,每72 h 1次

342. 关于中枢性疼痛综合征以下正确的是 ( )
(A) 中枢性疼痛最常见的原因是脑干部位病变
(B) Wallenberg综合征(脊髓外侧综合征)是指对侧面部感觉缺失以及Hornor综合征
(C) 丘脑痛最常见的病因是梗死灶
(D) 脊髓病变很少引起感觉缺失
(E) 硬膜外类固醇注射通常对来源于脊髓的中枢性疼痛综合征治疗有效

343. 外周神经病变通常具有( )特征。
(A) 不对称的感觉异常以及近端运动障碍
(B) 近端的感觉缺失较远端为重
(C) 大多数外周神经病变可分为脱髓鞘性病变、轴突性病变或者混合性病变
(D) 单支外周神经病变是长期患有糖尿病患者最常见的外周神经病
(E) 神经传导学仅仅测量小的无髓鞘纤维额神经传导,因此可能无法探及快传导纤维的病变

344. 神经病理性疼痛的进展过程中可以见到 ( )
(A) 神经损伤后,钠通道的数量减少,进而导致促进疼痛的纤维的异常传导
(B) 随着重复传入刺激强度的增大,脊髓背角内的广动力范围神经元的响应频率也有所增强
(C) 钾通道的增加可易化放大的传入活动
(D) C多型伤害感受器被低阈值的机械性、热敏和化学性刺激所激活
(E) 脊髓背角内释放的γ氨基丁酸(GABA)和甘氨酸可增强二级神经元的应答反应

345. 以下均属于神经病理性疼痛,除了 ( )
(A) 复杂区域疼痛综合征(CRPS)
(B) 糖尿病性外周神经病
(C) 带状疱疹后遗神经痛(PHN)
(D) 雷诺现象
(E) 幻肢痛

346. 最符合神经病理性疼痛的情况是 ( )
(A) 外伤性神经损伤
(B) 卒中
(C) 脊髓空洞症

(D) 多发性硬化
(E) 大的有髓神经纤维病变

347. 一位CRPS的患者对交感神经节阻滞治疗的反应良好,针对此种情况,正确的是 (　　)
(A) 它是血管性疼痛
(B) 它是由交感神经所介导的
(C) 它由交感神经维持
(D) 它没有预想的那么严重
(E) 它对脊神经刺激无反应

348. 神经病理性疼痛会导致 (　　)
(A) 中枢敏化
(B) 异常性疼痛
(C) 痛觉过敏
(D) B和C
(E) A,B和C

349. 神经病理性疼痛发展的过程中潜在的神经生理学机制包括 (　　)
(A) 脊髓小胶质细胞的激活
(B) 脊髓细胞因子释放
(C) 脊髓谷氨酸释放减少
(D) A和C
(E) A和B

350. 轻微接触的刺激可加重疼痛,这是(　　)的表现。
(A) 痛觉过敏
(B) 异常性疼痛
(C) 反射亢进(hypereflexemia)
(D) 感觉异常
(E) 过度接触(hypertouchemia)

351. 幻肢痛是指 (　　)
(A) 除了疼痛外,任何有关缺失的肢体的感觉
(B) 对于缺失的肢体的疼痛的感觉
(C) 小到抽搐大到可见收缩的残肢的自主运动(神经过敏的残肢)
(D) 截肢残端的疼痛
(E) B和D

352. 一位74岁男性患者,因长期控制不良的糖尿病(DM)而至左下肢截肢。该患者发生幻肢痛的概率为 (　　)
(A) 33%
(B) 49%
(C) 55%
(D) 90%
(E) 75%

353. 一位血管外科医生因一位患者向疼痛治疗组咨询,该患者因外周血管病变需要接受择期截肢手术,患者在网络看到过幻肢痛的介绍,并且想知道它大概什么时候会发生。你会告诉这位血管外科医生 (　　)
(A) 幻肢痛一般在截肢手术后第一周内发生
(B) 因外周血管病变而行的截肢手术其幻肢痛一般在术后2—4周内起病
(C) 截肢术后6个月内幻肢痛的发生率很低,但在术后6—9个月其发生率大幅提升
(D) 可能几年以后再发病
(E) 以上都不对

354. 之前提问中的患者在术后早期发生了严重的幻肢痛 (　　)
(A) 他很可能蒙受长期的疼痛
(B) 他蒙受长期疼痛的可能性不高
(C) 患者很可能需要忍受致残性疼痛1年左右,那之后疼痛可骤然消退
(D) 患者截肢的对侧下肢可能发生神经病理性疼痛
(E) 抗惊厥药物对于该患者的疼痛无效

355. 截肢者发生严重幻肢痛的概率为 (　　)
(A) 20%—30%
(B) 60%—80%
(C) 5%—10%
(D) 1%—2%
(E) 45%—55%

356. 截肢前疼痛 (　　)
(A) 如果截肢是创伤性的,那么截肢前疼痛很可能会发展为幻肢痛

(B) 可使神经系统致敏,这也是为什么一些个体更易发展为慢性幻肢痛
(C) 如果截肢是继发性的,那么截肢前疼痛很可能会发展为幻肢痛
(D) 在 80% 的患者中,截肢前疼痛的特征和部位与其后的幻肢痛很相似
(E) 上肢的截肢前疼痛很少发展为幻肢痛

357. 一位 25 岁从伊拉克回来的患者的左下肢被截肢,他虽然主诉幻肢痛,但是仍然希望正常生活。为了缓解他在重返社会的过渡阶段的痛苦,下一步他最好做到 ( )
(A) 在找到新的工作前,他应该一直感伤过去
(B) 在学会使用功能性的假肢前,他应该先使用一只装饰性假肢
(C) 他应该绝对拒绝接受椎管内麻醉,因为后者可能会加重幻肢痛
(D) 他应该学会应对策略,因为幻肢痛是一种心理障碍
(E) 以上都不对

358. 残肢痛经常与幻肢痛相混淆。然而,它们有着显著的异同点。以下正确的是 ( )
(A) 与幻肢痛不同的是,残肢痛通常发生在实际上存在的肢体,在残存的肢体上
(B) 典型的残肢痛通常被描述为一种“锐利的”“烧灼样的”“触电样的”或者“皮肤敏感性的”疼痛
(C) 残肢痛通常由神经瘤引起
(D) 外科手术切除残肢或者神经瘤有时也可用于治疗残肢痛
(E) 以上均正确

359. 神经瘤是由神经炎症所引起,后者普遍发生于神经被离断后(如截肢)。它们表现为外周的机械性或者化学性刺激可诱发其发生自主异常的活动。这是由于 ( )
(A) 钠通道表达增加以及新的钠通道的表达
(B) 过度兴奋的变化和丘脑重组
(C) 钾离子外流增加
(D) 传入性 C 纤维的活性增加
(E) A 和 D

360. 一些截肢者的残肢对压力和反复性刺激异常敏感,这可引发幻肢痛。对人类来说,以下正确的是 ( )
(A) 给予 NMDA 受体拮抗剂氯胺酮可减轻该症状
(B) 只有停止刺激才能减轻症状
(C) 这可以归因于脊髓神经元的总的兴奋性,这其中,仅有 C 纤维可以进入次级痛觉信号的神经元内
(D) 脊髓背角感受性增强可能是由甘氨酸和羟色胺所介导的
(E) 以上都对

361. 以下不是幻肢痛的形成机制的是 ( )
(A) 外周感受性增强
(B) 中枢感受性增强
(C) 皮质重组
(D) 丘脑对刺激的反应增强
(E) 交感抑制

362. 药物治疗幻肢痛是非常困难的。以下( )药物的疗效还未被良好的对照研究所证实。
(A) 曲马多
(B) 加巴喷丁
(C) 美金刚
(D) 阿米替林
(E) A 和 C

363. 一位 65 岁越南战争退伍军人的左下肢膝盖以下被截肢,并伴有幻肢痛。他接受了截肢神经瘤的切除手术。以下正确的是 ( )
(A) 他的幻肢痛将完全缓解
(B) 他的疼痛将得到短期的缓解
(C) 术后可能发生感染,而他将接受复杂的住院治疗
(D) 只有在术后 24 h 内输注 40 min 苯海拉明,他的疼痛才会减轻
(E) 以上都不对

364. 一位患者感到幻肢有麻木感,他因此而感到不适和烦恼,但这并不影响他的日常活动或者睡眠,根据针对幻肢痛患者的 Sunderland 分类,这位患

者属于 ( )
(A) 第一组
(B) 第二组
(C) 第三组
(D) 第四组
(E) 以上都不对

365. 疼痛的门控理论一直用于解释幻肢痛的成因。它主张 ( )
(A) 截肢造成感觉神经元的大量毁损后，抑制性控制使得宽动态范围的神经元释放
(B) 脊髓神经元内可出现自持性神经元的活动
(C) 如果脊髓神经元的自主性活动大量增加，那么将产生幻肢痛
(D) A 和 B
(E) A,B 和 C

366. 关于原发性痛经，以下不正确的是 ( )
(A) 疼痛通过胸腰段脊神经传至骨盆传入纤维
(B) 疼痛的病因学包括子宫肌层收缩导致子宫内压升高以及子宫缺氧
(C) 前列腺素和白三烯的产生使骨盆传入纤维增敏也是发病机制的一部分
(D) 子宫内膜异位症和子宫肌腺症是原发性痛经最常见的病因
(E) 中枢对来自骨盆的传入信号的感受性发生改变也与原发性痛经发生发展相关

367. 关于慢性子宫内膜异位症，以下不正确的是 ( )
(A) 卵巢、子宫直肠凹、输卵管和肠管表面是功能性内膜组织最常种植的部位
(B) 内膜组织通过倒经、经淋巴扩散以及血行扩散都被认为与内膜异位症的病因相关
(C) 疼痛仅在经期出现
(D) 肉眼发现特征性的病变组织即可明确诊断，而不需要强制性的组织学确认
(E) 醋酸亮丙瑞林(Lupron)可能对慢性子宫内膜异位症的症状有治疗作用

368. 以下各项不正确的是 ( )
(A) 阴部神经来源于双侧 S2、S3 和 S4 神经根
(B) 对于来源于子宫和宫颈的感觉传入，双侧下腹下神经去毁损术与腰段硬膜外阻滞的效果相同
(C) 许多处女膜神经病变的患者非常情绪化且对病痛怨言颇多，以至于无法进行盆腔检查
(D) 交感神经性骨盆综合征患者均有骨盆深部疼痛，这种疼痛与体检时可触及的腹壁或者肌肉压痛点无关
(E) 髂腹股沟和髂腹下神经病很少与下腹壁区域的外科手术有关

369. 以下有关在院内未能恰当处理急性疼痛的原因，不正确的是 ( )
(A) 大多数人都认为疼痛仅仅是一种症状，而且其本身并不是有害的
(B) 事实上，在治疗急性疼痛时经严格管理给予的阿片类药物没有潜在的成瘾性
(C) 对于大多数药物的药代动力学缺乏足够的认识
(D) 对阿片类药物的镇痛作用的变异性缺乏了解
(E) 开具了不恰当的低剂量的阿片类药物的处方，并且认为阿片类药物的给药次数不能超过每 4 h 1 次

370. 关于病理性(非生理性)疼痛，以下不正确的是 ( )
(A) 它发生的背景是中枢敏化
(B) 它发生的背景是外周敏化
(C) 它持续的时间比刺激长
(D) 它可扩散至未受伤害的区域
(E) 它由 A－δ 纤维和 C 纤维所引起，而不是由 A－β 纤维，后者主要传导触觉

371. 术前应用 NSAIDs ( )
(A) 并不能减少术中及术后阿片类药物的需要量
(B) 是禁忌的，因为会增加出血的风险
(C) 与阿片类药物具有协同作用
(D) 其镇痛作用的机制仅为外周性的
(E) 与术后出血无关

372. 以下有关 NMDA 受体的说法,不正确的是 ( )

(A) 它们与结局(windup)易化的形成有关
(B) NMDA 受体激动剂可减少阿片类耐受性的形成
(C) NMDA 受体与中枢敏化的形成有关
(D) NMDA 受体参与外周感受域的变化
(E) NMDA 受体参与诱导癌基因和长时程增强

373. 与躯体痛相比,以下关于内脏痛的说法,不正确的是 ( )

(A) 它与躯体神经的走行分布相一致
(B) 通常为钝痛且模糊不清
(C) 通常为周期性,且逐渐达峰值
(D) 通常伴随恶心和呕吐
(E) 无法准确定位

374. 有关超前镇痛,以下各项不正确的是 ( )

(A) 超前镇痛有助于减轻术后疼痛,部分原因是其减少了中枢敏化的发生
(B) 术后早期疼痛并不预示着长期疼痛
(C) 局麻药、阿片类药物和 NSAIDs 均可用于超前镇痛
(D) 超前镇痛可潜在地预防慢性疼痛状态
(E) 超前镇痛被认为可减少脊髓神经可塑性的改变

375. 有关多模式镇痛,以下各项不正确的是 ( )

(A) 同一位患者可使用的药物包括 NSAIDs、对乙酰氨基酚、局麻药和阿片类药物
(B) 由于个体用药作用于疼痛通路的不同位点而产生协同作用,因此对个体是有益的
(C) 它的价值不高因为副反应的发生率有所提高
(D) 它有利于患者术后早期活动
(E) 它可加快恢复至正常的胃肠外营养

376. 有关 PHN,以下各项不正确的是 ( )

(A) 中胸段皮肤是 PHN 最常侵犯的部位之一
(B) 相较于女性,男性更易发病,其发病率为男性 3:2 女性
(C) 三叉神经的眼支是 PHN 最常侵犯的部位之一
(D) PHN 可侵犯任意表皮部位
(E) PHN 的发病率为 9%—14.3%

377. PHN 的定义是 ( )

(A) 带状疱疹病毒相关的疼痛
(B) 带状疱疹病毒引起的长于 1 个月的疼痛
(C) 分布于皮肤的持续性疼痛,其性质与神经病理性疼痛大致相同
(D) 带状疱疹病毒引起的长于 3 个月的疼痛
(E) 由带状疱疹病毒引起的发生于中胸段皮肤的神经病理性疼痛

378. 以下关于 PHN 的治疗,正确的是 ( )

(A) PHN 的患者经治疗后,约有 40% 其疼痛不能痊愈或者无法缓解
(B) 预防带状疱疹病毒远非多模式治疗 PHN 疼痛来的重要
(C) 不论症状持续的时间,现有针对 PHN 的多模式治疗方式近乎 100% 有效
(D) 只要在 PHN 症状初发后 1 个月内开始治疗,现有针对 PHN 的多模式治疗方式近乎 100% 有效
(E) 只要在带状疱疹病毒发病后立即开始治疗,现有针对 PHN 的多模式治疗方式近乎 100% 有效

379. 以下关于在 PHN 的治疗中应用抗抑郁药物的说法,不正确的是 ( )

(A) 阿米替林治疗 PHN 疗效确切,但由于存在一定的不良反应,其远期的治疗价值有限
(B) 相较于老一代的三环类抗抑郁药(TCAs)和选择性去甲肾上腺素再摄取抑制剂(SNRIs),选择性 5 羟色胺再摄取抑制剂(SSRIs)的疗效与之相同,甚至好于前两者
(C) SNRIs 的疗效明显优于空白对照组
(D) 抗抑郁药治疗 PHN 是基于良好的科学基础
(E) 抗胆碱能作用是 TCAs 几个重要的不良反应之一

380. 以下关于在 PHN 的治疗中应用阿片类药物的说法,正确的是 ( )

（A）阿片类药物在非癌性疼痛中的应用还没有确实的依据
（B）阿片类药物治疗神经病理性疼痛的效果差于非神经病理性疼痛
（C）未有研究证实阿片类药物可有效治疗 PHN
（D）由于联合应用阿片类药物和抗抑郁药物可能过度抑制中枢神经系统（CNS），因此应避免将两者配伍应用
（E）由于阿片类药物的潜在成瘾性，应避免将其应用于 PHN 的治疗

381. 在发达国家，自主神经病最常见的原因是（　　）
（A）麻风病
（B）糖尿病（DM）
（C）人免疫缺陷病毒（HIV）感染
（D）重金属中毒
（E）原发性自主神经病

382. 糖尿病性肌萎缩　（　　）
（A）预后较差
（B）如果病变局限于上肢，那么其预后良好
（C）通常 1—2 年后可自愈
（D）如果没有疼痛的症状，那么其预后良好
（E）与高血糖症直接相关

383. 以下关于肢端感觉运动多神经病的说法，不正确的是　（　　）
（A）它是Ⅰ型和Ⅱ型糖尿病最常见的神经病理学表现
（B）它由四肢远端向近端发展
（C）最初表现为手指或足趾麻木感或麻针感
（D）神经病理学改变与患病时间长短有关
（E）改变为非对称性

384. DM 患者中糖尿病性神经病的患病率为（　　）
（A）当患者被诊断为 DM 时，其患病率低于 1%，诊断超过 5 年后，其患病率增长至 10%
（B）当患者被诊断为 DM 时，其患病率约为 10%，诊断超过 5 年后，其患病率增长至超过 50%
（C）当患者被诊断为 DM 时，其患病率约为 50%，诊断超过 5 年后，其患病率几乎增长至 100%
（D）当患者被诊断为 DM 时，其患病率约为 50%，且患病率不随时间的延长而改变
（E）目前还未有研究

385. 患有糖尿病性多发性末端肢体感觉运动神经症的患者在发病初期通常感觉手指或足趾麻木感和麻针感，然后在数月到数年间缓慢地向近端蔓延，直至指尖亦出现麻木和麻针感。此时，糖尿病性多发性神经症的症状已进展至　（　　）
（A）踝关节
（B）膝关节
（C）大腿中部
（D）臀部及腹股沟
（E）腹部

386. 关于三叉神经痛的原因，以下最受到认可的说法是　（　　）
（A）这是一种脱髓鞘病变，因为它最常见于多发性硬化的患者
（B）是由对卵圆孔水平的三叉神经节的直接损伤所造成，在该水平，三叉神经还未分为三个分支
（C）由动脉对后颅窝内的三叉神经的交叉压迫所造成
（D）由后颅窝内肿瘤造成
（E）受影响的三叉神经的分支的动脉血供较差所造成

387. 以下关于三叉神经痛的药物治疗的说法，正确的是　（　　）
（A）抗惊厥药物是二线治疗药物
（B）卡马西平的良好疗效在老年患者中更为明显
（C）卡马西平不良反应的风险随患者年龄增大而增高
（D）尽管存在不良反应的报道，卡马西平仍然被证实为治疗三叉神经痛疗效最好的药物
（E）由于手术发生严重不良反应的可能性极小，因此所有患者应首先考虑此种治疗手段

388. 三叉神经节 （　　）
（A）只接受来自咀嚼肌的本体感受信息
（B）腭支位于眼支内侧
（C）内侧2支是感觉支，而外侧支部分为运动支
（D）神经节位于颅外的Meckel腔内
（E）行三叉神经节阻滞时，以圆孔作为标志

389. 以下关于三叉神经痛的诊断的说法，正确的是 （　　）
（A）诊断前必须行磁共振检查（MRI）以发现血管压迫三叉神经
（B）感觉诱发电位是对于诊断最敏感的测试
（C）临床即可确立诊断，而测试仅用于排除类似的情况
（D）必须将临床表现与MRI和感觉诱发电位测试相结合，以准确地进行诊断
（E）以上都不对

390. 巨细胞性动脉炎的特点是 （　　）
（A）几乎仅发生于亚洲人
（B）正如其他形式的血管炎，巨细胞性血管炎通常侵犯皮肤、肾脏和肺脏
（C）男性患者更易罹患此病
（D）此病在老年人群中更常见，峰值发病年龄为60—75岁
（E）超过50%的患者可发生视力丧失

391. 依据国际疼痛协会诊断标准，镇痛药物反跳性头痛是指 （　　）
（A）头痛在停止使用怀疑药物2周内消退或恢复
（B）使用镇痛药物后头痛加重，镇痛药物减量后头痛的强度和频率也有所减轻
（C）头痛的强度随镇痛药物剂量的减少成比例地减轻
（D）药物滥用期间发展的或者显著恶化的头痛，1个月内头痛的时间长于15天
（E）使用吗啡时强度增强的头痛，很有可能与由组胺释放所介导的脑血管扩张有关

392. 丛集性头痛的特点是 （　　）
（A）通常由应激因素所诱发的单侧性的刀刺样头痛
（B）疼痛仅为单侧性，在疼痛同侧可出现自主神经症状
（C）起病缓慢，在数小时内疼痛逐渐恶化，发病后疼痛可持续3—4天
（D）褪黑素通常可用于治疗疾病的急性发作
（E）丛集性头痛更常见于老年患者

393. 关于偏头痛的病理生理学变化，以下描述正确的是 （　　）
（A）下丘脑的炎症反应导致血管和脑膜组织对刺激的阈值降低
（B）三叉神经系统中β纤维被激活导致中枢致敏，进一步介导了颅外超敏性
（C）大的颅内血管、软脑膜血管、大的静脉窦和硬脑膜是由来自于蝶腭神经节的纤维所支配的
（D）三叉神经颈丛的大多数尾细胞被激活且其阈值降低
（E）急性发作时，缩血管物质的释放显著减少，最常见的包括P物质、降钙素基因相关肽（CGRG）一氧化氮

394. 以下关于头痛的说法，正确的是 （　　）
（A）偏头痛是头痛最常见的类型
（B）体育运动可加重紧张型头痛（TTH）
（C）恶心、呕吐、畏光和畏声的症状可除外TTH
（D）偏头痛最常见的形式为发作前有预兆
（E）慢性偏头痛通常可伴有抑郁、焦虑和惊恐性障碍

395. 吸入浓度为100%的氧气可安全而有效地治疗（　　）疾病的急性发作。
（A）慢性白天头痛
（B）TTH
（C）有预兆的偏头痛
（D）丛集性头痛
（E）舌咽神经痛

396. Ramsay Hunt综合征是由水痘－带状疱疹病毒侵袭（　　）所引起。
（A）蝶腭神经节

(B) 三叉神经节
(C) 膝状神经节
(D) 舌咽神经节
(E) 星状神经节

397. 以下是自发性颅内低压(SIH)的特点是　(　　)
(A) 其本质等同于硬膜穿破后头痛(PDPH)
(B) 疼痛始终为单侧性
(C) 直立性头痛是其特征性病征
(D) 患者通常主诉双侧头痛
(E) 开放性脑脊液(CSF)低于 60 cm H_2O 方可确诊

398. 患者,男,20岁,主诉双侧前额、顶叶和枕部头痛,疼痛为持续性钝痛,并且不伴有恶心、呕吐、畏光和畏声。患者回忆,症状起自1年前,并持续存在。体格检查、鼻窦电脑断层扫描(CT)或脑MRI没有任何异常发现。患者曾经尝试非处方药,但是疼痛没有缓解。最后可能的诊断是　(　　)
(A) 偏头痛持续状态
(B) 反跳性头痛
(C) 新的每日持续性头痛
(D) 丛集性头痛
(E) 经典的偏头痛

399. 以下可用于解释先兆存在的是　(　　)
(A) 皮质扩散性抑制
(B) 血管理论
(C) 激素波动
(D) 雌激素戒断
(E) 脑原发性高血压

400. 慢性腰背痛和颈部疼痛持续时间长于1年通常发生在(　　)的患者。
(A) 5%—10%
(B) 15%—20%
(C) 20%—25%
(D) 25%—60%
(E) 60%—75%

401. 涉及关节突关节的慢性腰背痛占所有慢性腰背痛的比例为　(　　)
(A) 5%—10%
(B) 10%—15%
(C) 15%—45%
(D) 50%—60%
(E) 65%—70%

402. 一位58岁的转移性肺癌的患者主诉突发性严重的背部疼痛。以下各项均是早期脊髓压迫的症状,除了　(　　)
(A) 起病快
(B) 对称性极度肌无力
(C) 痉挛
(D) 深反射亢进
(E) 尿潴留和便秘

403. 椎间盘造影的具体指征包括以下各项,除了　(　　)
(A) 进一步评估变异的椎间盘以明确其变异程度
(B) 其他的诊断性测试发现明确的证据怀疑患者严重的持续性疼痛来源于椎间盘
(C) 对于外科手术治疗失败的患者,可评估其椎间盘突出症是否复发
(D) 行椎间盘融合术之前评估是否欲融合的节段内的椎间盘为症状性椎间盘
(E) 对欲行微创手术治疗的患者进行评估,以确认其存在椎间盘突出或者在椎间盘操作前观察造影剂的分布方式

404. 以下各项均为神经根型颈椎病的常见症状和体征,除了　(　　)
(A) 步态障碍
(B) 肌张力正常
(C) Babinski 征阴性
(D) 腱反射减弱
(E) 轴压试验阳性(Spurling 手法)

405. 以下各项均是吸烟作为腰背痛危险因素的原因,除了　(　　)
(A) 腰椎椎体内矿物含量下降
(B) 纤容盘的活动被改变

（C） 椎间盘的血供和营养物质逐渐减少直至消失
（D） 椎间盘的 pH 值增高
（E） 腰椎退行性改变加剧

406. 以下各项用于治疗急性腰背痛都有强大的理论基础，除了 （ ）
（A） 肌肉松弛药可有效减轻腰背痛
（B） 卧床休息可有效治疗腰背痛
（C） 急性腰背痛后继续日常活动亦可正常恢复或者其恢复更快
（D） 以正常的服药间隙服用 NSAIDs 可有效治疗急性腰背痛
（E） 不同类型的 NSAIDs 药物治疗腰背痛的效果相同

407. 以下各项均为与年龄相关的椎间盘的变化，除了 （ ）
（A） 随年龄增长，腰椎间盘的面积逐渐减小
（B） 纤维环内胶原的厚度增加
（C） 髓核与纤维环的差异减小
（D） 髓核承载重量的能力变差
（E） 老年患者中 80% 的髓核细胞发生坏死

408. 神经根性病变是一种神经病理学症状，以下各项均是它的特征，除了 （ ）
（A） 麻木
（B） 肌力下降
（C） 疼痛
（D） 轴突受压
（E） 轴突缺血

409. 以下各项均是硬膜外应用激素的并发症，除了 （ ）
（A） Cushing 综合征
（B） 骨质疏松
（C） 骨质缺血性坏死
（D） 低血糖
（E） 下丘脑 - 垂体轴受到抑制

410. 硬膜外注射激素的相对禁忌证包括 （ ）
（A） 术前存在神经病理学异常（例如，多发性硬化）
（B） 败血症
（C） 治疗相关的抗凝状态
（D） 注射部位局部感染
（E） 患者拒绝

411. L4 - L5 椎间盘突出合并 L5 神经根受压表现为 （ ）
（A） 大腿中部至膝部麻木
（B） 拇趾及足部背屈乏力
（C） 无法用脚趾步行
（D） 踝外侧疼痛
（E） 股四头肌肌力减弱

412. 骶髂关节痛在慢性腰背痛患者中的发生率为 （ ）
（A） 10%
（B） 15%
（C） 20%
（D） 25%
（E） 30%

说明：请为问题 413—417 选择正确的答案。

413. 峡部裂

414. 脊柱滑脱

415. 脊椎吻合

416. 神经根病变

417. 神经根性疼痛 （ ）
（A） 神经传导被限于脊神经轴突或神经根的神经病理学状态，它可导致麻木和肌无力
（B） 因脊椎峡部疲劳性骨折所致的获得性缺陷
（C） 因脊神经或神经根激惹所引起的疼痛
（D） 椎体或一段脊柱相对其下方的椎体产生移位
（E） 棘突骨膜炎或受影响韧带的炎症

418. 关于硬膜外注射用于治疗慢性脊柱疼痛的证据，以下说法正确的是 （ ）

(A) 椎板间入路腰段硬膜外注射激素,以短期缓解腰段神经根疼痛的证据很有限
(B) 椎板间入路腰段硬膜外注射激素,以长期缓解腰段神经根疼痛的证据很充分
(C) 经椎间孔入路硬膜外注射激素,以短期缓解腰段神经根疼痛的证据程度为中等级别
(D) 经椎间孔入路硬膜外注射激素,以长期缓解腰段神经根疼痛的证据很充分
(E) 骶管内注射激素以短期缓解腰段神经病理性疼痛,以及腰椎板切除术后综合征的证据很充分

419. 以下各项关于椎间盘的神经支配的说法,不正确的是 ( )
(A) 支配椎间盘的神经丛来源于背侧支
(B) 在正常的腰段椎间盘,神经纤维仅存在于纤维环的外1/3
(C) 椎间盘造影时感觉疼痛的椎间盘组织在手术切除后,神经可长入纤维环内并深入髓核
(D) 椎间盘分裂是其产生新的神经支配的触发因素
(E) 前后神经丛与前后纵韧带相伴行

420. 患者,男,57周岁,腰段硬膜外注射激素后3天,主诉发热以及注射点周围背部严重疼痛。2天后,背部疼痛进一步恶化,并出现下行至左侧小腿和膝部的放射痛。以下硬膜外注射激素后最有可能的并发症是 ( )
(A) 硬膜外脓肿
(B) 硬膜外血肿
(C) 蛛网膜炎
(D) 前脊髓动脉综合征
(E) 马尾综合征

421. X线成像被推荐用于( )腰背痛病因的诊断。
(A) 椎间盘膨出
(B) 马尾综合征
(C) 脊柱滑脱
(D) 椎间盘侧方脱出
(E) 脊髓肿瘤

422. 以下关于神经根和肌肉运动的组合正确的是 ( )
(A) L2—小腿伸直
(B) L3—足跟行走
(C) L4—脚趾行走
(D) L5—拇趾背屈
(E) S1—髋部屈曲

423. 椎板切开椎间盘切除术最常见的并发症是 ( )
(A) 复发性椎间盘突出
(B) 感染
(C) 硬膜撕裂
(D) 神经损伤
(E) 难治性背痛综合征(FBSS)

424. FBSS的保守疗法是 ( )
(A) 椎间盘切除术
(B) 化学髓核溶解术
(C) 康复治疗
(D) 椎板切除术
(E) 椎体融合术

425. 以下各项均是再次接受腰骶部手术患者预后良好的指标,除了 ( )
(A) 女性患者
(B) 之前手术的结果良好
(C) 术中发现椎间盘突出
(D) 硬膜外瘢痕组织需要接受黏连松解术
(E) 神经根痛

426. Waddell征有助于辨别非器质性腰背痛,它包括以下各项,除了 ( )
(A) 压痛
(B) 刺激
(C) 干扰试验
(D) 局部功能障碍
(E) 弱反应

427. 患者,男性,25周岁,主诉4个月内渐进性颈部和腰背部疼痛和僵硬,轻微运动和热水澡可缓解。以下最有可能的诊断是 ( )

(A) 风湿性关节炎
(B) 强直性脊柱炎
(C) 银屑病性关节炎
(D) Klippel-Feil 综合征
(E) Reiter 综合征

428. 颈源性头痛最主要的标准是 ( )
(A) 双侧头痛或面部疼痛,疼痛不会偏移
(B) 为表浅性的搏动性疼痛
(C) 疼痛限制了颈部的运动范围
(D) 指压颈椎可缓解疼痛
(E) 麻醉阻滞无法缓解疼痛

429. 以下可鉴别神经源性跛行和血管源性跛行的是 ( )
(A) 小腿紧张
(B) 站立时疼痛减轻
(C) 弯腰时疼痛加重
(D) 运动时疼痛无改变
(E) 仰卧位时疼痛加重

430. 颈部疼痛的起源被认为是多因素的,有关颈部疼痛以下说法正确的是 ( )
(A) 工作场所的干预措施并不能有效减轻颈部疼痛
(B) 正常颈椎退化是疼痛的危险因素之一
(C) 体育锻炼并不能防止颈部疼痛
(D) 精细工作不会增加颈部疼痛的风险
(E) 工作场所的社会支持不会影响颈部疼痛

431. 对于患有颈部疼痛的患者,在进行特定的病因学诊断时,能更好地排除结构异常或神经卡压的检查是 ( )
(A) MRI
(B) 椎间盘造影
(C) 血液检查
(D) 体格检查
(E) 电生理检查

432. 以下各项均表明颈部疼痛的预后不良,除了 ( )
(A) 前颈痛
(B) 意外导致的疼痛
(C) 被动的处事风格
(D) 中年
(E) 代偿

433. 以下各项哪项是透视引导的椎板间入路颈段硬膜外注射的最常见的并发症 ( )
(A) 非体位性的头痛
(B) 血管迷走反应的反应
(C) 颈部疼痛加重
(D) 发热
(E) 穿破硬脊膜

434. 患者,女性,54 周岁,主诉椎间孔入路硬膜外注射激素后突发双下肢活动不能,进一步检查发现其浅触觉完好、括约肌功能障碍以及痛觉和温度觉消失。最有可能的诊断是 ( )
(A) 马尾综合征
(B) 硬膜外血肿
(C) 硬膜外脓肿
(D) 短暂性截瘫
(E) 脊髓前动脉综合征

435. 患者,男性,57 周岁,既往有糖尿病史,主诉最近几小时内新近发生的颈部疼痛,且疼痛已经向双前臂蔓延。他周期性接受颈部硬膜外注射激素以治疗椎间盘突出,2 天前刚进行过注射。体格检查发现,他的体表温度为 39.1℃,颈椎触诊异常柔软,且患者诉根性疼痛向双前臂放射。这些表现最有可能的诊断为 ( )
(A) 假单胞菌感染
(B) 大肠杆菌感染
(C) 肺炎链球菌感染
(D) 流感嗜血杆菌感染
(E) 金黄色葡萄球菌感染

436. 关于 HIV 相关性神经病理学改变的机制以下各项不正确的是 ( )
(A) HIV 被发现位于神经内膜的巨噬细胞内
(B) HIV 被发现位于 Schwann 细胞内
(C) 抗脂类抗体是 HIV 患者脱髓鞘病变的体液因素之一

（D）被HIV感染的神经胶质细胞所分泌的细胞因子可造成特异性自身免疫侵袭
（E）HIV相关的神经病理学机制目前还不清楚

437. 将近40%合并有疼痛的AIDS患者其疼痛为神经病理性来源。已经发现，在HIV携带者以及AIDS患者中，存在几种外周神经病理改变。以下各项为HIV携带者和AIDS患者中最常见的痛性神经病理学改变是（　　）
（A）多发性单神经炎
（B）多发性神经根病
（C）马尾综合征
（D）痛性中毒性神经病
（E）AIDS主要的感觉神经病变

438. 镰状细胞贫血最重要的病理生理改变是血管闭塞，这可以解释该疾病大多数的临床表现。以下各项都是在镰状细胞贫血（SCD）的患者中发生的病理生理学改变，并最终进展为血管闭塞，除了（　　）
（A）红细胞脱水
（B）红细胞形状畸变
（C）廉状血红蛋白细胞发生脱氧反应并相互聚合
（D）红细胞的可塑性下降
（E）红细胞的黏附性下降

439. 临床医生在将SCD患者的疼痛归结为其行为偏差，例如觅药行为时，必须十分谨慎，这是因为（　　）
（A）当患者确实存在疼痛，例如镰状细胞疼痛时，他不会对阿片类药物成瘾
（B）大多数SCD患者因开始接触阿片类药物较早而存在药物滥用和药物成瘾
（C）SCD患者中管制药物转移的发生率较高
（D）镰状细胞性疼痛可以使严重的、潜在致命性SCD并发症的前驱症状
（E）如镰状细胞贫血之类的严重疼痛，应该仅由经验丰富的专门从事疼痛管理的临床医生来处理

440. SCD疼痛在紧急性和严重性方面的特殊之处是（　　）
（A）由于患者早期便承受长期的严重疼痛，因此SCD患者的痛阈通常较低
（B）SCD患者对阿片类药物的耐受性更好，更易产生阿片类药物相关的痛觉过敏
（C）SCD疼痛的病理生理学机制既有缺血组织损伤，也包括继发性炎症反应
（D）反复发作的SCD危象导致CNS发生缺血性损伤，随后产生中枢痛觉敏化
（E）由于疼痛的发作具有周期性，SCD患者易于期待疼痛的发生，并有不寻常的行为表现

441. 初步介绍时，痛性SCD危象的体征诸如发热、白细胞增多、关节内渗出和肌紧张发生在（　　）
（A）少于10%的患者
（B）约25%的患者
（C）约50%的患者
（D）约75%的患者
（E）多于90%的患者

442. 成人SCD患者中有（　　）的比例其入院原因是急性镰状细胞性疼痛。
（A）少于10%
（B）约25%
（C）约50%
（D）约75%
（E）多于90%

443. 关于用NSAIDS治疗镰状细胞性疼痛，以下各项不正确的是（　　）
（A）由于其潜在的并发症，应该彻底避免使用NSAIDS
（B）不应连续应用NSAIDS超过5天
（C）应将NSAIDS与阿片类药物联合应用
（D）不应连续应用NSAIDS超过1个月
（E）SCD患者中因NSAIDS药物的副反应而死亡的发生率与正常人群相同

444. SCD的药物治疗包括三大类药物的组合：非阿片类药物、阿片类药物和辅助药物。非阿片类药物包括对乙酰氨基酚、NSAIDs、外用药物、曲马多和

糖皮质激素。以下关于曲马多的说法不正确的是（　　）
(A) 它抑制神经元对 5 羟色胺和去甲肾上腺素的再摄取
(B) 它的作用相当于弱 μ 受体激动剂
(C) 鉴于其不良反应的安全性较高，它没有封顶效应
(D) 它没有潜在的成瘾性
(E) 它是一种作用于中枢的镇痛药

445. 以下关于脊柱损伤(SCI)患者慢性疼痛的说法不正确的是（　　）
(A) 所有 SCI 患者中，约有 2/3 有慢性疼痛
(B) 所有患有疼痛的 SCI 患者中，约 1/3 的患者其疼痛非常剧烈
(C) SCI 患者的疼痛可使患者发生严重的抑郁甚至自杀
(D) 由于 SCI 患者同时存在其他重要功能的严重损伤，所以疼痛对他们而言只是一个次要的问题
(E) SCI 的疼痛通常关系到患者的康复和患者的日常活动(ADLs)

446. SCI 患者中，由于过度使用而导致的疼痛通常见于（　　）
(A) 颈部
(B) 下背部
(C) 肩部和上肢
(D) 髋部和大腿
(E) 膝部和足部

447. SCI 后自主性反射异常通常发生于（　　）
(A) 任何水平
(B) C4 以上
(C) C7 以上
(D) T6 以上
(E) L1 以上

448. 以下关于 SCI 患者的内脏痛的说法不正确的是（　　）
(A) 内脏痛不可能在没有任何腹腔器官功能异常的情况下发生
(B) 内脏痛的模式不受 SCI 患者的影响，因为它是通过交感神经系统传导的，而后者通常绕过损伤部位
(C) 自主性反射异常不可能由内脏痛所诱发
(D) 内脏痛作为中枢疼痛综合征的一部分在 SCI 的患者中十分常见
(E) 痉挛和自主反应的增加可能是腹腔器官功能异常唯一的表现

449. SCI 的神经病理性疼痛分为损伤水平以上、损伤水平和损伤水平以下三种类型。不同类型的疼痛神经根损伤(外周成分)和/或 SCI(中枢成分)可能对疼痛产生不同的作用。以下说法正确的是（　　）
(A) 损伤水平以下疼痛的机制仅为外周性的
(B) 损伤水平处疼痛的机制仅为外周性的
(C) 损伤水平以下疼痛通常是由压迫性单神经病所引起
(D) 损伤水平以下疼痛通常由 CRPS 所引起
(E) 损伤水平处疼痛的机制既有外周性也有中枢性

450. SCI 患者中由刺激诱发的神经病理性疼痛的特征之一是疼痛的时间总和。疼痛的时间总和的定义为（　　）
(A) 由非伤害性疼痛所引发的疼痛
(B) 刺激终止后仍然持续的疼痛
(C) 对伤害性刺激增强的疼痛反应
(D) 随着每一次重复的刺激而异常增强的疼痛
(E) 发生在刺激区域较远处的疼痛

451. 轴突损伤可诱发 Wallerian 变性，后者的定义是（　　）
(A) 损伤使轴突脱离神经细胞体，后轴突部分发生变性
(B) 损伤水平近端和远端受损神经元的变性
(C) 受损神经元供应的运动单位的萎缩
(D) 丢失轴突的神经细胞体的死亡
(E) 由于缺乏受损的一级传入神经元的传入信号，二级传入神经元发生的变性

452. 以下关于中央脊髓综合征的说法，正确的是（　　）

（A）脊髓中段受到损伤，一般在 T6 水平附近
（B）上肢受到的影响大于下肢
（C）不太常见
（D）患者通常表现为外周感觉障碍
（E）它通常与完全性 SCI 有关

453. CRPS 患者常见的感觉方面的症状是痛觉过敏，后者是指（　　）

（A）将无害性刺激认为是痛性刺激
（B）对损伤部位伤害性刺激具有夸张的疼痛感受性
（C）对最初损伤部位周围区域的伤害性刺激具有夸张的疼痛感受性
（D）伤害性刺激后迟发的夸张的疼痛感受性
（E）对于自主的或者受到的外来刺激表现的不愉快的异常感觉

454. CRPS Ⅰ的患者常见的表现包括（　　）

（A）对称的远端下肢痛
（B）疼痛的程度通常与最初的损伤的强烈程度成比例
（C）几乎所有 CRPS Ⅰ的患者都有出汗异常
（D）通常发生在近端的感觉异常
（E）刺激性病变和疼痛的空间分布存在一致性

455. CRPS Ⅰ患者的晚期改变包括（　　）

（A）感觉异常
（B）四肢温暖
（C）末梢肿胀
（D）营养的改变
（E）体表血流量增加

456. 关于 CRPS 以下正确的是（　　）

（A）男性较女性更易受影响
（B）CRPS Ⅱ较 CRPS Ⅰ更多见
（C）三相骨扫描显示单个关节腔周围吸收造影剂则必须诊断为 CRPS
（D）CRPS 的诊断主要依靠临床表现
（E）主要的发病年龄是 15—25 岁

457. 以下鉴别 CRPS Ⅱ和 CRPS Ⅰ的诊断标准是（　　）

（A）三相骨扫描显示弥漫性点状骨质疏松
（B）受影响的肢体的全部肌肉肌力下降
（C）出汗异常
（D）必须存在外周神经组织损伤
（E）麻痹

458. CRPS 患者可表现出明显的心理改变，包括（　　）

（A）最常见的精神性并发症是焦虑和抑郁
（B）相较于慢性腰背痛的患者，CRPS 的患者躯体化的发生率更高
（C）精神障碍是 CRPS 的原因
（D）CRPS 是一种心理状态
（E）CRPS 患者的不良行为提示其疾病存在精神病理学因素

459. Lewis 三联反应包括以下各项，除了（　　）

（A）皮肤 C 纤维被激活和敏化，使局部水肿
（B）刺激部位的皮肤发红
（C）播散性潮红
（D）由 P 物质释放所介导的局限性外周血管收缩反应

460. 肌筋膜疼痛综合征的诊断可通过（　　）确立。

（A）通过触诊发现肌筋膜内的触发点
（B）患者的肌肉症状十分广泛
（C）患者先被诊断为纤维肌痛
（D）可观察到局部肌肉痉挛
（E）以上都不对

461. 4 位有经验的医生在检查 1 位患者。他们都发现了同一个存在于肌肉内定位精确的触发点。将肌筋膜出发点与其他肌肉内的痛性区域相区分的最低标准是（　　）

（A）存在紧绷带且紧绷带内存在压痛点
（B）局部颤搐反应
（C）牵涉痛
（D）患者的症状性疼痛可再现
（E）A 和 C

462. 患者，女性，23周岁，左侧斜方肌内存在触发点。以下关于触发点的电特性的说法错误的是 （　　）

(A) 触发点可发出特征性的电火花
(B) 自主性肌电活动的典型特征为肌筋膜触发点内存在端板样噪声，这已经在一项针对患有慢性肩臂痛的年轻患者的研究中得到了进一步的证实
(C) 交感神经系统对触发点的运动活动没有调节作用
(D) 在触发点区域发现没有尖峰的端板样噪声，这要比在触发点以外的区域发现端板带更有意义，而在端板带以外的区域发现的紧绷带则没有任何意义
(E) 以上所有都正确

463. 手法治疗是用于灭活触发点的四个基本治疗方法之一。一些执业者也同时应用拉伸和冷喷技术，这种方法有治疗作用是 （　　）
(A) 因为与其他舒缓喷雾疗法相同，它的安慰剂效应非常高
(B) 因为冷蒸汽喷雾可刺激温觉和触觉的A－β皮肤受体，从而抑制C纤维和A－δ纤维的传出性伤害通路，并通过拉伸抑制肌肉痉挛、灭活肌筋膜触发点、减轻疼痛
(C) 因为冷蒸汽喷雾可专一性地聚集于触发点
(D) 因为被动拉伸患者时，治疗师无需自由发挥
(E) B和D

464. 以下（　　）技术并不能够有效缓解肌筋膜疼痛。
(A) 弹拨
(B) 垂直和震荡运动
(C) 治疗性超声
(D) 软组织按摩
(E) 揉捏法

465. 理论上，触发点可能与其下方的关节功能异常有关。关节和肌肉的功能异常紧密相关，两者应被认为是一个功能单元。人们已经注意到 （　　）
(A) 关节囊功能受限可抑制关节上方肌肉的功能，但是肌肉功能的异常不会导致关节囊功能受限
(B) 关节囊功能受限不会影响临近的肌肉，肌肉功能异常也不会导致关节囊功能受限
(C) 关节囊功能受限可抑制关节上方肌肉的功能，相反地，肌肉功能异常也可导致关节囊功能受限
(D) 关节囊功能受限不会严重限制其上方肌肉的功能，但是肌肉功能异常却会影响关节囊的运动范围
(E) 肌肉功能异常不会影响关节囊的运动范围

466. 一位行政助理因上背部诸多触发点而拟择期接受干针疗法。这一治疗方法最常见的适应证是 （　　）
(A) 缓解急性肌筋膜疼痛综合征
(B) 用于确认某种特定的疼痛是由肌筋膜触发点所引起的
(C) 永久性排除某一触发点
(D) 灭活肌筋膜触发点以便施行物理治疗
(E) 以上都不对

467. 随机、双盲、对照研究显示，对肌筋膜触发点进行注射时，在局麻药中添加以进一步缓解疼痛的药物是 （　　）
(A) 激素
(B) 酮洛酸
(C) 维生素B_{12}
(D) 盐酸苯海拉明
(E) 以上都不对

468. 以下不是触发点注射的并发症的是 （　　）
(A) 局部出血进入肌肉
(B) 感染
(C) 短暂的神经阻滞
(D) 晕厥
(E) 斜颈

469. 一位患者在接受触发点注射2天后，愤怒地赶到你的办公室，他抱怨触发点注射对他的症状没有任何的帮助。以下（　　）可能不是导致该结果的原因。
(A) 进针时你错过了触发点

(B) 患者没有改善症状的动力
(C) 你注射的是次级触发点或者触发点的卫星灶,而不是主要的触发点
(D) 注射后在诊所内未进行有效的牵拉
(E) 患者在家中未进行足够的牵拉运动

470. 机械性诱发因素可导致持续性的骨骼肌肉疼痛。治疗肌筋膜疼痛综合征时,操作者需要考虑的机械性因素主要包括解剖变异、体位摆放不良和工作相关的压力。关于解剖变异,以下最为常见的是 (　　)
(A) 下肢长度差异和小骨盆
(B) 短股骨综合征
(C) 长拇趾综合征
(D) 脊柱后凸畸形
(E) 以上都是

471. 在持续性肌筋膜疼痛的患者中经常发现其缺乏的营养性或体液性因素是 (　　)
(A) 铁
(B) 叶酸
(C) 维生素 B_{12}
(D) 甲状腺激素
(E) 以上都是

472. 以下各项均是在纤维肌痛的患者中可以观察到的生物学异常,除了 (　　)
(A) 对压力引起的疼痛的痛阈降低
(B) 经多导睡眠图证实的睡眠失调
(C) 脑脊液内 P 物质水平增加
(D) 脑脊液内神经生长因子(NGF)水平降低
(E) 生理学或生化方面没有中枢敏化的证据

473. 以下对纤维肌痛的分类是必需的标准是 (　　)
(A) 持续至少 3 个月的广泛性疼痛
(B) 18 个解剖学定义的压痛点中至少有 11 个对 4 kg 的压力有痛感
(C) 18 周岁后确立的诊断
(D) A 和 B
(E) A,B 和 C

474. 以下(　　)不是纤维肌痛患者 18 个潜在压痛点中的一个。
(A) 枕部,枕下肌插入处
(B) 下颈部,C5 - C7 处横突间隙的前方
(C) 腰椎椎旁肌,L3 - L5 水平
(D) 外上踝,伸肌处,外踝 2 cm 远端处
(E) 膝部,在内侧脂肪垫、即关节线和踝的近侧

475. 患者,女,60 周岁,最近被诊断为纤维肌痛,并有焦虑和抑郁的表现,目前正在治疗中。该情况 (　　)
(A) 非常有意义,因为纤维肌痛是一种心理障碍
(B) 与这样一个事实相关,即纤维肌痛的患者中有一个亚群其同时伴有抑郁和焦虑,但是情感障碍不太可能引起纤维肌痛
(C) 表明如果患者不寻求医疗保健就不太可能有抑郁的表现
(D) 提示该患者在儿童时期曾遭受虐待
(E) 以上都不对

476. 以下不是纤维肌痛常见临床表现的是 (　　)
(A) 膀胱易激惹综合征
(B) 肠易激惹综合征
(C) 尿急
(D) 眩晕和头晕
(E) A 和 D

477. 患者,女,50 周岁,患有纤维肌痛,主诉睡眠困难。你对此并不惊讶因为众所周知此类患者 (　　)
(A) 早晨醒来时感觉僵硬、认知迟缓,并且无法从睡梦中恢复
(B) 通常在仅有的几个小时的睡眠后清醒,痛苦地处于警觉状态(中期失眠),然后直到早晨都无法睡得踏实(终期失眠)
(C) 白天时常打盹
(D) A 和 B
(E) A,B 和 C

478. 关于纤维肌痛中出现的疲劳,以下错误的是 (　　)
(A) 疲劳是纤维肌痛疾病本身所造成
(B) 疲劳很少由药物引起

(C) 与慢性疲劳综合征中感觉怠倦和疲劳感不同,纤维肌痛患者所感到的是虚弱无力
(D) A 和 B
(E) A,B 和 C

479. 继发性纤维肌痛是指 ( )
(A) 不干扰患者生理功能的纤维肌痛
(B) 发生于另一种疼痛模式或者炎症疾病的纤维肌痛
(C) 仅在患者被诊断为心境障碍后发生的一种多灶性疼痛综合征
(D) 符合纤维肌痛所有其他特征,但仅有 8—10 个压痛点
(E) 以上都不对

480. 患者,女性,40 周岁,最近被诊断为纤维肌痛。她最近通过网络了解了自己的情况,并对 P 物质很好奇。你告诉她 ( )
(A) P 物质携带或者放大传入信号,所以它是一种介导疼痛的促进伤害的神经化学递质
(B) 纤维肌痛患者的脑脊液、血浆和尿液中 P 物质的水平非常高
(C) 患者脑脊液中 P 物质水平的升高是因为其清除减少
(D) 脑脊液内 P 物质水平升高提示纤维肌痛
(E) A 和 B

481. 纤维肌痛的管理目标是 ( )
(A) 由于无法治愈,所以没有确切的目标
(B) 重建情感平衡
(C) 改善睡眠
(D) 恢复生理功能
(E) 以上都是

482. 共享决策的概念是指 ( )
(A) 关于治疗的决定一半由医生做出,另一半则由辅助人员(物理治疗师、按摩治疗师等)来决定
(B) 可同时提高患者和医生的满意度
(C) 仅可用于个别患者,因为文化背景、信仰和宗教都可影响其有效性
(D) A 和 B
(E) A,B 和 C

483. 患者,女性,60 周岁,最近被诊断为纤维肌痛。患者坚持不服用药物而对诊疗计划提出意见。以下关于她可以做出的选择错误的是 ( )
(A) 可以推荐她一些放松技术,例如渐进性肌肉松弛、自我催眠或者生物反馈
(B) 认知行为疗法和支持疗法对某些患者有效
(C) 有氧运动有良好的作用
(D) 热疗和冷疗可缓解疼痛
(E) 深按摩的害处多于益处

484. 一位 PhD 学生前来提问,她想知道多巴胺和 5 羟色胺在纤维肌痛的发病机制中起到什么作用。你告诉她 ( )
(A) 多巴胺的水平与疼痛的程度相平行
(B) 纤维肌痛患者体内色氨酸、5 羟色氨酸和 5 羟吲哚乙酸的水平降低
(C) 纤维肌痛患者压痛点的数量与血浆 5 羟色胺的水平无关
(D) 多巴胺激动剂可缓解纤维肌痛患者的疼痛
(E) B 和 D

485. 患者,女性,45 周岁,纤维肌痛病史 5 年,所有的治疗手段均宣告无效。她的一位亲戚告诉她羟考酮/对乙酰氨基酚可以缓解所有的疼痛。你怎样回答 ( )
(A) 阿片类药物可有效缓解疼痛,但必须一种短效药物与另一种长效药物联合应用
(B) 当氢吗啡酮与普瑞巴林和度洛西汀联合应用时,对极度抑郁的纤维肌痛患者可表现出明显惊人的协同作用
(C) 患有纤维肌痛的女性患者其脑内处理和抑制疼痛信号的 μ 受体的数量减少
(D) 治疗纤维肌痛非常困难,只要能够帮助该患者,任何事情你都愿意做
(E) 你并不反对尝试使用阿片类药物,但是纤维肌痛的患者可发生更为严重的痛觉过敏

486. 许多药物被用于治疗纤维肌痛患者的失眠症状。以下( )药物还未被使用过。
(A) 阿米替林

（B）环苯扎林
（C）氟西汀
（D）氯硝西泮
（E）普瑞巴林

说明：问题 487—605 有一个或一个以上的选项是正确的，选择答案如下：
（A）只有 1、2 和 3 是正确的
（B）只有 1 和 3 是正确的
（C）只有 2 和 4 是正确的
（D）只有 4 是正确的
（E）所有选项都是正确的

487. 癌性疼痛可能的病理生理机制为（　　）
（1）躯体（伤害性）疼痛
（2）交感神经痛
（3）神经性疼痛
（4）中枢性疼痛

488. 溶骨性转移最常受累的骨骼是（　　）
（1）肋骨
（2）肱骨
（3）股骨
（4）胫骨

489. 椎管内转移性肿瘤多发部位是（　　）
（1）70% 患者发生在胸椎
（2）20% 患者发生在腰椎
（3）10% 患者发生在颈椎
（4）60% 患者发生在多节段脊椎

490. 有骨转移的患者，双磷酸盐（　　）
（1）抑制再生以及破骨细胞的功能
（2）刺激破骨细胞
（3）在乳房肿瘤和多发骨髓瘤有巨大的作用
（4）有短期缓解疼痛的作用

491. 对于治疗恶性肿瘤的患者，以下可能有效的是（　　）
（1）加巴喷丁
（2）阿米替林
（3）^{153}钐
（4）氢吗啡酮

492. 以下可能为腹腔神经阻滞的不良反应的是（　　）
（1）迁延性腹泻
（2）主动脉假性动脉瘤
（3）椎间盘内注射
（4）损伤根最大动脉

493. 在癌性疼痛患者，可以有效通过鞘内注射起效的方式是（　　）
（1）阿片类
（2）α_2 肾上腺素受体激动剂
（3）局麻药
（4）齐考诺肽

494. 对于一个癌症患者，以下可能为化疗的不良反应的是（　　）
（1）毒性周围神经病变
（2）PHN 带状疱疹后遗神经痛
（3）股骨头坏死
（4）风湿病

495. 与年轻人相比，对于老年疼痛患者的特点以下正确的是（　　）
（1）对于老年人，确诊病因可能比较困难
（2）老年人大多数需要相对小剂量的麻醉镇痛药
（3）阿片类药物的效能可能增加
（4）大部分老年患者相对于生命的质量，更注重生命的年限

496. 姑息治疗的目标可以被概括为（　　）
（1）去帮助需要生存的急性或慢性患者，最大限度不受约束，以提高那些的生活质量
（2）去及时帮助那些没有很多时间的患者——既不太早，也不太晚
（3）去帮助那些无论是在医院或疗养院、临终关怀院、家里的临终患者有尊严和安静地离开
（4）去实行安乐死只有当患者真正理解到他们的情况已经处在人生的终点，并且本人要求实行

497. 周围神经病变是 ( )
(1) 感觉丧失
(2) 肌束震颤
(3) 感觉迟钝
(4) 慢性疼痛

498. 通过 MRI 发现在大脑皮质和皮质下产生急性疼痛的部位包括 ( )
(1) 前扣带皮质
(2) 顶叶皮质
(3) 前额叶皮质
(4) 下丘脑

499. 小血管的周围神经病变一般是有疼痛感的。这一类神经病变包括 ( )
(1) 罗斯综合征(节段性汗闭)
(2) Fabry 法布瑞症
(3) Charcot-Marie-Tooth 腓骨肌萎缩病 1 型
(4) 糖尿病神经病变

500. 慢性肾功能衰竭患者常见神经病变表现是 ( )
(1) 不宁腿综合征
(2) 痛性神经病变
(3) 远端无力
(4) 小神经纤维的选择性的损失

501. 对于神经病理性疼痛,动物实验已经证明( )
(1) 足底注射白细胞介素 1(IL-1)减少机械伤害阈值
(2) IL-1 引起痛觉过敏是由缓激肽 B-1 诱导的
(3) IL-1 引起机械性痛觉过敏可能是由前列腺素介导的
(4) IL-1 引起痛觉过敏可能由迷走反射引起

502. 星状神经节阻滞可能引起的并发症包括 ( )
(1) 气胸
(2) 喉返神经的损伤
(3) 神经炎
(4) 霍纳综合征

503. 神经病理性疼痛发展的重要因素包括 ( )
(1) 行为学研究表明,NMDA 受体参与疼痛相关行为的诱导和维持
(2) 脊髓 N 型电压依赖性钙通道是参与突触前和突触后感觉伤害性信息的处理的主要的亚型
(3) 在脊髓神经结扎模型中,触觉异常性疼痛可以由 N 型钙拮抗剂(如齐考诺肽)鞘内注射阻断
(4) 神经损伤后有 NMDA 受体表达上调

504. μ 阿片受体激动剂对神经性疼痛的作用是 ( )
(1) 降低动态异常疼痛
(2) 降低寒冷疼痛的温度阈值
(3) 降低静态异常疼痛
(4) 对于神经性疼痛作用,μ 受体激动剂没有任何积极作用

505. GABA 对于传入的伤害性刺激的作用是 ( )
(1) $GABA_A$ 通过氯离子门控通道开放,产生抑制性效应
(2) 谷氨酸能兴奋性抑制突触后电位主要由 GABA 和甘氨酸产生
(3) $GABA_B$ 和腺苷通过钾离子通道激活产生突触后超极化
(4) GABA 和甘氨酸缓慢激活突触后电位

506. 在饱和过程中 ( )
(1) 持续的去极化可开放钾通道,导致在细胞内钙水平的下降
(2) NMDA 通道被细胞外镁所阻断,而只有同时去极化和结合激动剂下开放
(3) 更激烈的或持续的伤害性刺激引起的神经调节肽的释放减少,导致兴奋状态
(4) 在饱和的状态下,细胞内钙离子水平发挥了重要作用

507. PHN 患者 ( )
(1) 在 PHN 患者病理学研究大部分显示神经节细胞丧失和纤维化
(2) 几乎所有患者都可发现在受影响的皮肤区

域与增加热痛觉感觉丧失功能
(3) 用于慢性 PHN 的抗病毒药物在减轻疼痛通常是无效的
(4) 冷刺激诱发的疼痛比热诱发的疼痛更多见

508. 特殊奥林匹克运动会已聚集了成千上万残疾人参赛。通常,此类型运动员的比赛时间明显优于传统比赛参加者。除了同样要接受艰苦的训练计划外,特殊奥林匹克运动会的参加者不仅要应付日常生活活动中的困难,还要面对他们的原发疾病带来的相关并发症。以下情况中,截肢者参加轮椅上的比赛时发生幻肢痛的可能性会降低的是 ( )
(1) 参加者是个年轻的孩子
(2) 参加者是个男性
(3) 参加者是先天性截肢
(4) 截肢是一个膝盖以下截肢与一个膝上截肢

509. 三截肢者(双下肢,左上肢)在疼痛门诊进行检查和治疗幻肢痛时会出现疼痛感。这位患者的疼痛最可能是 ( )
(1) 间歇痛
(2) 主要定位于在上肢多为手指或手掌,在下肢多为脚趾、脚、脚踝
(3) 是刺痛,放射痛,或发麻的形式
(4) 可表现为持续几分钟至 1 h 的疼痛

510. 对于幻觉描述正确的是 ( )
(1) 出现少于幻肢痛
(2) 通常出现于截肢术后 1 个月
(3) 幻觉通常放大已截肢的肢体的感觉
(4) 一个上肢截肢者的幻觉常为手指紧握拳头

511. 对于外周神经系统如何在幻肢痛调制中发挥作用,以下正确的是 ( )
(1) DRG 细胞改变钠离子通道的表达模式
(2) 交感神经产生但不是持续的幻痛
(3) 截肢后出现残端神经瘤,据报道注射去甲肾上腺素是非常痛苦的
(4) 幻肢痛是与残端皮肤温度直接相关

512. 幻肢痛通常伴随截肢出现。有人指出,截肢患者的幻肢痛发生激烈而持久的感觉比例更高。观察表明,超前镇痛可能减轻截肢后疼痛。对这一观点所做的研究表明 ( )
(1) 大多数研究使用的统计方法不正确
(2) 盲法和随机对照组无显著性差异
(3) 在周围神经损伤后,目标是通过阻断突触反应来阻断脊髓的敏感性
(4) 实验例数大部分超过 100 例

513. 可以减轻间质性膀胱炎症状的饮食调整是 ( )
(1) 限制辛辣食物
(2) 减少酒精摄入
(3) 戒烟
(4) 增加橘子汁摄入

514. 木聚糖多硫酸酯钠 ( )
(1) 是解痉药物
(2) 口服类似于肝素
(3) 放松平滑肌,可缓解间质性膀胱炎的症状
(4) 增加膀胱表面黏膜亲和力

515. 下行抑制的是 ( )
(1) GABA
(2) 血清素
(3) 内源性阿片肽
(4) 去甲肾上腺素

516. 影响疼痛反馈的心理因素是 ( )
(1) 害怕和无助
(2) 睡眠剥夺
(3) 焦虑
(4) 文化差异

517. 减轻疼痛的心理因素是 ( )
(1) 安慰剂和期望
(2) 心理支持
(3) 指导信息
(4) 认知应对策略

518. 术后出现胃肠功能障碍患者可能是由于 ( )
(1) 严重疼痛增加交感神经活动

（2）阿片类药物使用
（3）患者早期活动减少
（4）局麻药硬膜外阻滞

519. 神经性疼痛的特点是（　　）
（1）神经缺失部分出现疼痛
（2）阿片类药物效果好
（3）无疼痛刺激时也出现疼痛
（4）Tinel 征（下叩击征）缺失

520. 用于各种外科手术中硬膜外导管置入的具体椎体节段正确的是（　　）
（1）下腹部手术 T10 – T12
（2）上腹部手术 T8 – T10
（3）下肢手术 L2 – L4
（4）上肢手术 C7 – T2

521. 烧伤后的患者疼痛应使用的药物是（　　）
（1）阿片类
（2）氯胺酮
（3）苯二氮䓬类
（4）氧化亚氮

522. 患者的胸部外伤后使用硬膜外镇痛已被证明能显著提高吸气作用，负力吸气，气体交换，咳嗽能力，并能清除支气管分泌物。以下关于胸部外伤的患者使用硬膜外镇痛的相对禁忌证的说法正确的是（　　）
（1）凝血功能差
（2）脊柱骨折
（3）血管内容量不足
（4）伴随头部外伤

523. 关于 PHN 患者疼痛的性质的描述正确的是（　　）
（1）持续烧灼痛或酸痛感
（2）局部感觉迟钝
（3）阵发性剧痛
（4）一般不会接触受影响的皮肤后加重疼痛

524. 对于 PHN 有效的药物治疗是（　　）
（1）阿片类
（2）抗癫痫药物
（3）局部治疗
（4）抗抑郁药物

525. 对于 PHN 介入治疗的说法，正确的是（　　）
（1）对于 PHN 没有有效的手术治疗
（2）冷冻疗法只能短期缓解
（3）对于 PHN，局部使用利多卡因镇痛是有效的
（4）对于部分患者，经皮神经电刺激已经证明能有效地缓解症状

526. 在带状疱疹急性期的抗病毒药物（　　）
（1）竞争性抑制 DNA 聚合酶，终止 DNA 合成及病毒复制
（2）一般耐受性良好
（3）加速皮疹愈合
（4）可能减少 PHN 的持续时间

527. 急性带状疱疹时，口服类固醇药物（　　）
（1）目前不推荐
（2）可能在急性期缓解疼痛
（3）没有预防效果
（4）对于带状疱疹患者几乎没有不良反应

528. 关于糖尿病肌萎缩，以下叙述正确的是（　　）
（1）一般与疼痛有关
（2）多模式镇痛效果较好
（3）相关肌肉近端无力、萎缩
（4）最常见影响的是坐骨神经及其相关肌肉

529. Charcot 关节（　　）
（1）主要影响承重关节
（2）可能不是由糖尿病引起
（3）与传入的本体感觉纤维破坏相关
（4）与传出神经纤维的破坏相关

530. 对于 DPNP 的治疗正确的是（　　）
（1）大部分 FDA 批准的抗抑郁药物对于 DPNP 的治疗都是有效的
（2）对于 DPNP 的治疗，超过 90% 可以减缓疼痛
（3）大部分 FDA 批准的抗惊厥药物对于 DPNP 的治疗都是有效的

（4）NSAID 类药物是最常见使用的药物

531. 对于糖尿病神经病变的疼痛治疗取决于基础疾病和控制疼痛症状。反过来，基础疾病的控制包括严格进行血糖控制。下列正确的是 （ ）
（1）严格的血糖控制可以阻止或减缓远端感觉神经病变的进展
（2）糖化血红蛋白目标应该 <6%
（3）理想目标是血糖正常
（4）对于糖尿病患者，控制体重、增强运动也是控制血糖的重要措施之一

532. PDN 目前的治疗包括 （ ）
（1）抗癫痫药物
（2）抗抑郁药物
（3）阿片类药物
（4）醛糖还原酶抑制剂

533. 面肌抽搐 （ ）
（1）男性患者居多
（2）可能表明存在肿瘤，血管畸形，或基底动脉的扩张
（3）可能存在双侧面肌痉挛
（4）可能由于周期性单侧面肌收缩疼痛引发

534. 下列支持三叉神经疼痛诊断的是 （ ）
（1）数周或数月持续存在，不伴有疼痛感
（2）一般由某些刺激引起（如说话、吃饭、洗东西）加重疼痛感
（3）可以由睡眠减轻疼痛感
（4）三叉神经分布双侧区域存在放射状或撕裂样疼痛

535. 以下关于三叉神经痛的说法正确的是 （ ）
（1）通常，多发性硬化症患者存在三叉神经痛的症状
（2）多发性硬化症患者发生三叉神经痛是其他患者的 20 倍
（3）多发性硬化症患者早期多发三叉神经痛
（4）多发性硬化症患者双侧三叉神经痛更多见

536. 在半月神经节后根进行甘油注射 （ ）
（1）不损伤运动神经元，选择性作用于感觉神经元
（2）复发率最高的是消融技术
（3）注射后几乎不存在感觉缺失
（4）相较于射频热融术，感觉缺失发生率低

537. 对于三叉神经痛，以下说法正确的是 （ ）
（1）在头脑神经痛中最为常见
（2）女性多见
（3）老年患者多见
（4）最多见于多发性硬化患者

538. 影响三叉神经痛潜在的因素是 （ ）
（1）三叉神经损伤区域离子通道改变
（2）局灶性脱髓鞘
（3）30% 的三叉神经痛患者存在动脉交叉在水平根区
（4）在三叉神经分叉处细胞体变性

539. 自发性颅内低压 （ ）
（1）多发于硬脑膜脑脊液漏
（2）先天性蛛网膜下腔或 Tarlov 囊肿是硬脑膜的薄弱点和破裂的潜在位置
（3）PDPH 和 SIH 最常见的区别是体位的区别
（4）MRI 没有显著发现

540. 对于 PDPH 患者常见疗法为硬膜外血补片疗法。以下正确的是 （ ）
（1）若维持 2 h 的脊柱直立位可以显著增加血补片疗法的成功率
（2）放置 EBP 后，由于平卧位血液流动，可能引起怀疑硬膜撕裂
（3）若硬膜撕裂是由一个粗针造成，EBP 效果较差
（4）早期使用 EBP 疗法，效果可达到 98%

541. PDPH 发生率为 1%—75%。硬膜外穿刺时可以预防的因素包括 （ ）
（1）使用侧路入路
（2）使用鞘内导管
（3）穿刺后卧床
（4）使用较细硬膜外穿刺针

542. 由国际头痛协会和国际疼痛研究协会设定的颈源性头痛的诊断标准包括 ( )

(1) 单侧头痛

(2) 可通过局部阻滞枕大神经缓解急性疼痛

(3) 颈部活动可使疼痛加重

(4) 限制颈部活动范围

543. 颈源性疼痛 ( )

(1) 在普通人中发生率为0.4%—2.5%，在有慢性头痛患者中发病率为15%—20%

(2) 女性多见，男女比例为1∶4

(3) 40岁多发

(4) 颈部运动可加重，枕大神经阻滞可缓解

544. 皮质传播抑制 ( )

(1) 可能有先兆症状

(2) 激活三叉神经

(3) 枕叶皮质脑血流量减少

(4) 脑血管扩张引起的头痛发生后

545. 对于偏头痛，以下说法正确的是 ( )

(1) 有先兆的偏头痛患者，头痛后出现脑血流增加

(2) 有先兆的偏头痛患者，头痛开始时出现脑血流减少

(3) 无先兆的偏头痛患者，头痛时脑血流无变化

(4) 无先兆的偏头痛患者，头痛开始时脑血流增加

546. 偏头痛的高危因素包括 ( )

(1) 重度抑郁

(2) 躁狂发作

(3) 焦虑症

(4) 惊恐发作

547. 偏头痛在女性中为18%，男性中为6%，儿童中为6%。以下正确的是 ( )

(1) 30岁以前多发

(2) 50岁多发

(3) 大部分女性患者在怀孕期间最后3个月症状减轻

(4) 大部分患者在手术绝经后症状减轻

548. 紧张性头痛 ( )

(1) 头颅肌肉持续收缩，随后引发的缺血性头痛

(2) 年轻人多发

(3) 肌肉肌电活动增加

(4) 中枢神经系统5羟色胺减少。可能导致异常疼痛

549. 以下关于腰腿痛的原因，正确的是 ( )

(1) 神经系统引起

(2) 可能在健康志愿者中出现腰腿痛

(3) 可能由疾病或损伤导致的疼痛感

(4) 可以使用可靠、有效的诊断技术诊断的一种疼痛

550. 通过随机对照试验对于预防的背部和颈部疼痛的干预措施已经有所定论。以下正确的是 ( )

(1) 腰托并不能有效预防背部及颈部疼痛

(2) 对于预防背部及颈部疼痛，锻炼是有效的

(3) 背部锻炼对于预防背部及颈部疼痛不是很有效

(4) 介入治疗对于预防背部及颈部疼痛是有效的

551. 腰骶神经根异常包括 ( )

(1) 两组神经根起自一个椎间孔

(2) 椎间孔起自位置较低的硬膜囊

(3) 椎孔内是空的或包含额外的神经根

(4) 神经根位置异常

552. 腰痛是指一个区域内有疼痛知觉 ( )

(1) 上方是通过T12棘突连线

(2) 下方是通过后骶尾关节连线

(3) 竖脊肌外侧缘

(4) 骶骨上方区域

553. 颈椎椎间孔注射并发症包括 ( )

(1) 小脑梗死

(2) 脑梗死

(3) 脊髓梗死

(4) 脊髓前动脉综合征

554. 椎间盘造影优点除了　(　　)
(1) 邻近椎间盘的刺激引起的疼痛
(2) 电极的热刺激引起的疼痛
(3) 压力超过 80 psi 出现疼痛
(4) 压力在 <50 psi 出现疼痛,尤其在 <15 psi

555. 对于腰椎间盘突出症髓核溶解术适应证下列正确的是　(　　)
(1) 椎间盘突出
(2) 椎间盘挤压
(3) 非手术治疗无效
(4) 游离性椎间盘突出

556. FBSS 病因包括　(　　)
(1) 患者选择不当
(2) 不可逆性神经损伤
(3) 手术方式不当
(4) 对于神经和脊柱造成新的损伤

557. 腰骶手术适应证　(　　)
(1) 相应部位出现放射痛
(2) 影像学异常,显示神经根压迫
(3) 症状体征不一致
(4) 保守治疗成功

558. 类风湿关节炎患者颈椎受累主要类型　(　　)
(1) 寰枢椎半脱位
(2) 头颅下降
(3) 轴下半脱位
(4) 枕骨髁骨折

559. WAD 包括一系列由颈部相关或颈部突然转动引起的损伤。特点是　(　　)
(1) 脊髓损伤
(2) 肩部疼痛
(3) 感觉障碍
(4) 头痛

560. 牵引试验可以确定颈椎的神经异常和解剖异常。特点是　(　　)
(1) 颈部疼痛缓解
(2) 从下巴和枕骨处抬头
(3) 缓解椎骨关节处压力
(4) 检查者站在站立位患者的前方

561. 医生检查一位 45 岁男性患者颈部疼痛放射至他的左臂。某个特定动作引发了他的疼痛。可以引发他的症状的试验包括　(　　)
(1) 牵引试验
(2) 瓦尔萨瓦试验
(3) 颈椎间孔挤压试验
(4) Adson 试验(锁骨下动脉受压试验)

562. 以下关于 HIV 感染相关神经系统病变,除了(　　)其余都是正确的。
(1) 炎性脱髓鞘性多发性神经病发生在 HIV 感染的早期
(2) 血管炎相关的神经病变发生在 HIV 感染的中期
(3) 远端感觉神经病变发生在 HIV 感染的后期
(4) HIV 相关的神经病变往往是发生在 HIV 感染的各个阶段

563. AIDS 主要感觉神经病变说法正确的是　(　　)
(1) 主要症状是在脚底疼痛
(2) 踝关节痉挛一般不会出现或比较少见
(3) 随着症状进展,通常只限于足部
(4) 肌电图表现为感觉缺失,但运动不受限

564. 对 HIV 和 AIDS 患者疼痛治疗有效的是　(　　)
(1) 阿片类
(2) 抗惊厥药物
(3) 兴奋剂
(4) 抗抑郁药物

565. 在 SCD 发生组织损伤后产生多个疼痛介质。疼痛介质包括　(　　)
(1) 缓激肽
(2) 5 羟色胺
(3) P 物质
(4) 强啡肽

566. 与 SCD 患者疼痛相关的四个组成部分是　(　　)
(1) 贫血及其后遗症

（2）器官衰竭
（3）同时并存
（4）疼痛综合征

567. 关于 AVN 和 SCD 正确的叙述是（　　）
（1）对于晚期的 SVN，髓芯减压术是一种有效的治疗方法
（2）对于 AVN，主要是对症治疗
（3）AVN 主要影响股骨头
（4）成年人中 SCD 最多见的并发症是 AVN

568. 关于小腿溃疡和 SCD 正确的叙述是（　　）
（1）在成年人中 SCD 患者小腿溃疡发生率为 5%—10%
（2）SCD 患者小腿慢性溃疡的有效治疗是皮肤移植
（3）许多腿部溃疡在几个月内进行局部治疗可以愈合
（4）Regranex 用于治疗腿部溃疡，它包含自体血小板源性生长因子

569. SCD 患者疼痛性血管栓塞危险期的管理经常需要采用氧供。以下关于管理 SCD 患者氧供的说法正确的是（　　）
（1）SCD 疼痛危险期患者常给予低流量吸氧来减少可逆的镰状细胞数量
（2）很少有数据支持 SCD 患者使用氧供
（3）常规吸氧在没有低氧血症的 SCD 患者可能减少网状细胞过多症
（4）常规吸氧在没有低氧血症的 SCD 患者没被证实有益

570. 关于 SCD 流行病学研究，以下说法正确的是（　　）
（1）这是美国最多见的血红蛋白疾病
（2）非洲裔患病率最高
（3）非洲裔患病率为 0.3%—1.3%
（4）SCD 患病率与种族无关

571. 对于怀孕期间 SCD 患者，以下治疗血栓危象的方法正确的是（　　）
（1）积极补液
（2）低氧血症的患者吸氧
（3）部分交换输血
（4）预防性输血

572. 当一个阿片类耐药的患者在镰状细胞血管栓塞危险期进医院，下列步骤应采取（　　）
（1）应立即给予患者注射家里阿片类药物需要量为基础镇痛剂量
（2）应使用 PCA 给予患者基础剂量注射来预防突发痛
（3）根据患者 PCA 用药史需要使用新的阿片药物，可以转换长效和速效释放阿片药物联合使用
（4）快速增加阿片药物剂量可能导致低氧血症和高碳酸血症，可能加重镰状细胞

573. 自主神经反射异常（　　）
（1）在 SCI 患者中，通常是由一次自发的交感神经触发引起
（2）很少有头痛症状
（3）不会危及生命
（4）表现为血压升高

574. 下列关于前索综合征的特点正确的是（　　）
（1）它的特点是感觉完全丧失
（2）运动功能恢复的预后很差.
（3）它是一个完整的脊髓损伤综合征
（4）它的特点是完整的运动功能丧失

575. 下列关于脊髓后索综合征的说法正确的是（　　）
（1）它的特点是温度感觉保留
（2）它的特点是由运动感觉保存
（3）这是罕见的
（4）它的特点是本体感觉保留

576. 下列关于脊髓半切综合征的特点的说法正确的是（　　）
（1）同侧运动觉缺失
（2）对侧痛觉缺失
（3）对侧温度觉缺失
（4）都不常见

577. 抗惊厥药通常用于在脊髓损伤患者神经性疼痛的治疗，以下描述他们的药理作用正确的是（　　）

（1）调节钙离子通道
（2）调节钠通道
（3）γ 氨基丁酸的抑制作用增加
（4）阻止肾上腺素再摄取

578. 下列自主神经反射异常的常见症状是（　　）

（1）急剧上升的血压
（2）在损伤以上区域面部潮红、出汗
（3）外周血流量明显减少
（4）听力下降

579. 异位性骨化症常见于创伤性脑损伤患者、脑血管意外、烧伤、创伤、全关节置换术和 SCI，下列关于 SCI 患者发生异位骨化的说法正确的是（　　）

（1）持续疼痛
（2）髋关节是最常受累
（3）它被定义为关节囊内部骨化
（4）破骨细胞抑制剂用于治疗和预防异位骨化

580. 在最初阶段，复杂性局部痛综合征可能与（　　）相关。

（1）神经性炎症
（2）肿瘤坏死因子 $-\alpha$ 局部含量高
（3）全身降钙素基因相关肽高
（4）在受累关节囊液中蛋白浓度的增加

581. 关于复杂性局部痛综合征运动异常，下列说法正确的是（　　）

（1）大约 30% 影响手或脚的肌张力障碍是发生在急性期
（2）大约 50% 的患者出现活动减少和生理震颤的幅度增加
（3）他们可能是与外周神经受影响
（4）大脑皮质运动处理异常

582. 关于复杂性局部痛综合征以下说法正确的是（　　）

（1）20% 的脑损伤是发生在复杂性局部痛综合征后
（2）脑损伤后受影响的肢体相比未受影响的肢体发生复杂性局部痛综合征风险更高
（3）SCI 后出现复杂性局部痛综合征多见
（4）上肢比下肢更容易受累

583. 关于骨显像以下说法正确的是（　　）

（1）三时相的骨显像技术，三时相显像技术是在静脉注射骨显像剂后于不同时间进行多次显像，分别是采集血流、血池及延迟（静态）骨显像的资料
（2）复杂性局部痛综合征患者在灌注相均匀单侧灌注一致
（3）复杂性局部痛综合征患者在血池相均匀单侧灌注一致
（4）复杂性局部痛综合征患者单侧关节周围显示微量吸收矿化阶段

584. 关于 C 纤维的冲动，下列说法正确的是（　　）

（1）致敏后逆行激活周围神经中的 C 纤维末梢释放血管活性物质
（2）神经活性物质的释放，触发神经源性炎症
（3）神经源性炎症包括轴突反射性血管扩张和血浆外渗
（4）C 纤维激活外周释放 CGRP 和 P 物质

585. 在 CRPS 患者主要的外周神经病理表现是（　　）

（1）修补萎缩的部分肌肉细胞
（2）毛细管微血管病变
（3）细胞外壁变质
（4）广义的骨质疏松

586. 关于 CRPS 下面说法正确的是（　　）

（1）医疗原因是 CRPS 的第二常见的原因
（2）深部肌腱反射降低是由于肌肉萎缩
（3）皮肤动态机械性痛觉过敏是中枢敏化的标志
（4）CRPS 患者可能很少有感觉减退

587. 儿科 CRPS 患者特性包括（　　）

（1）CRPS 更常见出现在女孩中
（2）下肢经常受影响

（3）CRPS 可能有遗传倾向
（4）CRPS 西班牙人更常见

588. 儿科 CRPS Ⅱ型患者的特点是 （ ）
（1）男孩和女孩发生率相似
（2）在分娩过程中引起的臂丛神经损伤通常会导致慢性疼痛
（3）erb 瘫痪一般不出现 CRPS
（4）erb 瘫痪患者需要综合治疗，以避免 CRPS Ⅱ型病情进展

589. 可确诊 CRPS 的是 （ ）
（1）没有实验室测试可确定诊断
（2）受影响的血管显像对于诊断 CRPS 是必要的
（3）骨扫描对于 CRPS 的诊断无特异性
（4）没有必要安排 CRPS 患者行骨扫描

590. 对于在 CRPS 患者运动障碍，下面正确的是 （ ）
（1）运动功能障碍是保护肢体防止疼痛刺激的自发防御反应
（2）在这些患者中，深部肌腱反射正常
（3）在疾病的早期阶段，经常发生运动障碍
（4）运动障碍是 CRPS 患者的一个突出表现

591. 就 CRPS 患者和肌张力障碍，都被认为是不由自主的收缩一个或更多的肌肉，可以被认为是 （ ）
（1）肌张力障碍是 CRPS 患者的突出特点
（2）CRPS 患者肌张力障碍通常呈现扭曲的姿势
（3）强直性肌张力障碍往往出现在前 2 个手指
（4）肌张力障碍的早期出现背伸障碍

592. 脊髓调节机制可以解释 CRPS 的功能，包括 （ ）
（1）受影响的肢体沿着皮质传播
（2）全身性肌张力障碍患者感觉刺激后皮质兴奋性增加
（3）运动皮质抑制
（4）早期增加对侧丘脑对患肢的影响

593. 肌筋膜触发点的特征是 （ ）
（1）肌肉萎缩无力
（2）激活触发点引起远处疼痛
（3）运动不受限制的范围
（4）自主现象，如寒冷或局部循环变化是由于触发点激活

594. 肌筋膜疼痛综合征治疗的最终目标是 （ ）
（1）通过对触发点灭活，恢复功能
（2）正常组织功能恢复
（3）疼痛缓解
（4）增加运动范围

595. 肌筋膜扳机点的失活可以通过（ ）完成。
（1）手法按摩
（2）用局部麻醉剂直接注射到肌内
（3）由针刺激肌肉的肌筋膜触发点
（4）通过改变组织运动压力

596. 对于在触发点注射 A 型肉毒毒素，下列说法正确的是 （ ）
（1）试图灭活肌筋膜触发点失败
（2）引起流感样肌痛
（3）局部注射可能引发无力感
（4）对于触发点要长期注射（差不多 3 个月）

597. 一个 40 岁的女性慢性肌筋膜疼痛想要去看一个针灸医生，她应该知道 （ ）
（1）在一项研究中发现，慢性肌筋膜浅刺减少颈部疼痛
（2）在一项随机双盲对照研究显示针刺对于改善运动范围更有效果
（3）在一项随机双盲对照研究显示在治疗慢性颈部疼痛触发点，针刺优于安慰剂
（4）在一项随机双盲对照研究显示针刺仅次于经皮电刺激

598. 一位 40 岁女性患者初次来到疼痛门诊进行诊疗。经过详细的问诊和体格检查后，被初步诊断为纤维肌痛。支持纤维肌痛的诊断而不是肌筋膜疼痛综合征的症状是 （ ）
（1）疼痛区域广泛
（2）肠易激综合征

（3）远端感觉异常
（4）枕部头痛

599. 关于纤维肌痛以下说法正确的是　（　）
（1）成年女性发病率为成年男性 2 倍
（2）40 岁多发
（3）许多被诊断为纤维肌痛的小孩子当他们成年后症状加重
（4）不分种族

600. 纤维肌痛综合征进展的危险因素是　（　）
（1）身体创伤
（2）发热性疾病
（3）纤维肌痛家族史
（4）性滥交既往史

601. 纤维肌痛患者多见睡眠障碍。患者可能面临　（　）
（1）入睡困难
（2）睡眠中途惊醒
（3）睡眠浅，有疲劳感
（4）一天中很难打盹

602. 在病理生理学上来看，纤维肌痛　（　）
（1）中枢神经系统对感官信息的异常处理
（2）对于客观生理和生物异常识别
（3）患者在丘脑核和其他大脑处理疼痛的结构表现出异常低的区域脑血流量，与脑脊液 P 物质水平呈负相关
（4）显示异常的脊髓结构

603. 若同一病人问起，纤维肌痛患者细胞因子的作用。你将告知他　（　）
（1）纤维肌痛患者血清中 IL－8 被认为是显著增高，特别是在抑郁症患者
（2）纤维肌痛患者血清中 IL－6 未增高
（3）体外 IL－8 主要有 P 物质刺激产生
（4）细胞因子纤维肌痛发病机制中不一定起作用

604. 对于纤维肌痛患者 FDA 推荐的药物治疗正确的是　（　）
（1）环苯扎林
（2）度洛西汀
（3）曲马多
（4）普瑞巴林

605. 纤维肌痛的疼痛感至少部分由中枢敏化介导。研究表明　（　）
（1）右美沙芬和氯胺酮可改善纤维肌痛患者疼痛
（2）大部分纤维肌痛患者使用氯胺酮有效果
（3）氯胺酮由于它的不良反应使用受限制
（4）右美沙芬有相似的不良反应

答案与解析

332. (D) 如果患者常规服用治疗暴发痛的药物，那么每日的总量应转变为在目前维持量的基础上再加上一个缓释剂量。

333. (B) 大约3%的恶性肿瘤患者的疼痛与潜在的肿瘤或者抗癌治疗无关。大多数情况下，疼痛是由椎间盘退化性疾病、关节炎、纤维肌痛或偏头痛所引起，而因此延误了恶性肿瘤的诊断。

334. (B) 大体上，阶段性神经传导减慢、纤颤电位、正锐波和CMAP振幅减小均有助于发现臂丛神经损伤。放射性纤维化造成的臂丛损伤的患者中有63%的患者出现颤搐。而由肿瘤浸润引起臂丛神经损伤的患者其颤搐的发生率则较低。颤搐是肌肉连续而短暂地非自主地抽动，外表看来就像蠕虫样的波纹。EMG可做出确实的诊断。

335. (D) 已经证实伴有骨转移的肿瘤的患者，根据其原发灶位置的不同其5年生存率不尽相同：骨髓瘤—10%；乳腺癌—20%；前列腺癌—25%；肺癌—低于5%；肾癌—10%；甲状腺癌—40%；黑色素瘤—低于5%。

336. (C) 约有67%癌性脑膜炎的患者可出现反射不对称的情况，这是中枢受累的最常见的征象。颈项强直、后背痛、直腿抬高试验阳性以及肌无力的发生率分别为11%、25%、13%和33%。

337. (E) 癌症患者中中枢疼痛综合征的发生率相对较低。尽管硬膜外腔内脊髓受压可使患者感到疼痛，但中枢疼痛并不是最突出的症状。由转移灶造成的进行性骨质破坏导致伤害性冲动的传入是疼痛最常见的原因，同时可伴或不伴有神经根受压引起的根性疼痛。放射性脊髓病正是中枢疼痛综合征。

338. (A) 伴有硬膜外癌转移的患者最常见的疼痛是局限性疼痛。该局部疼痛由受累椎体的骨膜受累所引起，为钝痛，可由卧位而加重。

由于神经根受压或受破坏而导致的根性疼痛在颈部和腰骶部区域通常为单侧，而在胸部为双侧。疼痛在仰卧位为甚，可位于由该神经根供应的肌肉，以及受损神经根分布的体表区域。

牵涉痛其性质为深部痛，通常与牵涉区域内的皮下组织和肌肉的触痛有关。牵涉痛的经典模式包括以下各项：腰骶部脊髓受累时表现为臀部和后部大腿疼痛；上腰部脊髓受累时表现为胁腹部、腹股沟区域和大腿前部疼痛；胸颈部硬膜外疾病则可表现为中肩胛区和肩部疼痛。

索状疼痛通常发生于距离受压点较远的区域，具有冷或热的性质，但定位模糊，无明确的体表分布性。它可能是由脊柱上行感觉束受压而造成的。

339. (C) WHO疼痛阶梯模式的前提是如果保健医生学会更好地应用一些有效的且相对便宜的药物，那么世界上绝大多数患者的疼痛便能得到充分的缓解。该疼痛阶梯的第一步包括应用非阿片类药物，如果这些药物无效，那么应当开始第二步治疗并加用一种阿片类药物治疗轻到中度疼痛。第三步则应替代第二步中的一种阿片类药物以治疗中度至重度疼痛。每一阶段仅能从每一类药物中选取一种应用于治疗。所有的阶段都可以使用辅助药物。

340. (D)　美沙酮口服生物利用率为41%—99%,因此,开始使用时应更为谨慎(初始剂量应小,后续增量应缓慢)。美沙酮与所有其他阿片类药物的不同之处在于其对NMDA受体有着非竞争性拮抗的活性。有研究显示,NMDA受体的激动在对阿片类药物的镇痛作用产生耐受性,以及一些病理性感觉状态有着重要的作用,这些感觉状态包括神经病理性疼痛、炎性疼痛、缺血性疼痛、异常性疼痛和高敏性脊柱状态。

341. (C)　MS Contin 8 h的剂量(本例中为225/5 = 75 mg)大致等同于TTS－芬太尼每小时的毫克量。研究显示,3天1次的给药频率可使大多数患者的疼痛获得良好的缓解。仅有24%的患者需要48—60 h不等的给药频率。

342. (C)

A. 中枢性疼痛最常见的原因是脊髓损伤。

B. Wallenberg综合征通常是血管源性的,其特征是交叉性感觉异常,包括同侧面部感觉丧失、Horner综合征以及对侧肢体痛觉异常和温度觉丧失。

C. 丘脑疼痛综合征最常见的病变是梗死灶,其他常见的病因包括动静脉畸形(AVMs)、肿瘤、脓肿、多发性硬化斑块、外伤等。

D. 脊髓损伤使中枢疼痛综合征最常见的病因,表现为由于脊髓丘脑束损伤所致的区域性感觉丧失。

E. 脊髓源性的中枢疼痛的治疗很复杂,患者对大多数治疗方式都没有反应。

343. (C)　对称性感觉损伤通常见于远端肢体,随着疾病的进展可逐渐发生于更近侧的肢体。外周性单支神经病变是糖尿病最常见的初发表现。神经传导学仅测量传导速度最快的纤维,而直径较小的传导痛觉的纤维的病变则无法诊断。

344. (B)　神经损伤后,神经瘤内和DRG内的钠通道的表达增加。与神经病理性疼痛中钠通道的作用相同,它们的活性可被低浓度的利多卡因所阻断。钾通道减少可导致传入活动的增加。C多型伤害感受器是数量最多的传入突触,它可被高阈值的机械性、热敏和化学性刺激所激活。

345. (D)　雷诺现象并不是一种神经病理性疼痛情况,而是一种血管源性的表现(尽管其有可能是由交感神经所介导和/或维持的)。

346. (C)　尽管还不完全清楚哪些情况下患者易于并发神经病理性疼痛,但是其发病的相对发生率为外伤性神经损伤5%、卒中8%、多发性硬化28%,以及脊髓空洞症75%。大的有髓纤维的神经病理性改变通常不伴有疼痛。

347. (C)　通过阻滞我们并不能知道它是否是由交感神经介导的(B),因为没有提供病因学证据。我们也不能血管性因素在疾病中起的作用,因为阻滞影响了交感的输出系统,从而排除了血管源性的证据(可能由其他的众多生理性因素所介导)。没有临床证据支持其严重性不高(D),并且证据显示它对脊髓刺激有反应(E)。

348. (E)　中枢敏感化可能是许多症状的原因,这些症状包括异常性疼痛和痛觉过敏。所以,所有的选项都是正确的。

349. (E)　细胞因子是由参与调节炎症反应的一系列细胞所释放的炎症调节因子。向动物模型全身性或局部注射细胞因子可引起机械性痛觉过敏或热痛觉过敏。细胞因子可通过释放其他中介产物如前列腺素而引起伤害性感受器的兴奋。在中枢神经系统水平,细胞因子可由小胶质细胞所释放。谷氨酸是被研究得最为透彻的兴奋性氨基酸。谷氨酸可与亲离子性或亲代谢性氨基酸盐受体相结合,这些受体在外周或者中枢被激活后可在动物中诱发疼痛行为。所有这些基础科学支持A和B,但不支持C。

350. (B)　组织损伤后,伤害性刺激的阈值也有所下降(痛觉过敏),此时患者对正常的非伤害性刺激亦会感觉到疼痛。这种现象被称为异常性疼痛。异常性疼痛很可能是由初级感觉纤维和脊髓神经元水平的可塑性发生变化所引起的。

351. (B) 幻肢感觉:除了痛觉以外所有幻肢的感觉(A)。

残肢收缩:小到抽搐大到可见收缩(跳动性残肢)的残肢的自主活动(C)。

残肢痛:截肢残端的疼痛(D)。

352. (E) 文献显示幻肢痛的发生率为2%—88%,但是大多数现在的研究认为患者截肢后发生幻肢痛的概率为60%—80%。

353. (A) 在因外周血管性疾病接受截肢的患者中进行的前瞻性研究显示,幻肢痛一般起病于截肢后的第一个星期以内。

但是,在一项针对先天性肢体残缺者或6岁前接受截肢的回顾性研究中,Melzack发现,先天性肢体残缺患者和早期接受截肢手术的患者其幻肢痛分别起病于9岁和2.3岁(Jensen TS, Krebs B, Nielsen J, et al. Phantom limb, phantom pain, and stump pain in amputees during the first 6 months following limp amputation. Pain. 1983 Nov; 17(3): 243-256)。

(Nikolajsen L, Ilkjaer S, Kroner K, et al. The influence of preamputation pain on postamputation stump and phantom pain. Pain. 1997 Sep; 72(3): 393-405)。

354. (A) 早期发生严重幻肢痛的患者更可能遭受慢性疼痛,而在早期没有发生疼痛的患者则日后很少发生严重疼痛。然而,随访期长达2年的前瞻性研究显示,随着时间过去,幻肢痛可慢慢消失。

355. (C) 尽管60%—80%的接受截肢的患者可发生幻肢痛,但是仅有5%—10%的患者可发生严重疼痛。

356. (B) 一些但并不是所有的研究指出,截肢前疼痛是幻肢痛的危险因素。有人假设术前疼痛可能使神经系统敏化,这也就解释了为什么在一些患者更容易发展为慢性疼痛。

A. 有人已经注意到,创伤性截肢的患者在截肢前未遭受任何疼痛,却可能产生与术前发生疼痛的患者相同程度的疼痛,而后者通常在截肢前经历了严重的医学病理学改变。

C. 幻肢痛的产生和截肢是原发性的还是继发性的这两者之间没有关联。原发性截肢是指在创伤当时发生的肢体丢失,而继发性截肢是指在医院内手术切除了肢体。

D. 幻肢痛在特征和定位方面与截肢前疼痛可能非常相似。在一些患者可能持续存在截肢前疼痛,但在大部分患者中并不是这样。

E. 截肢的位置与截肢前疼痛是否可导致幻肢痛并无关系。

357. (E)

A. 截肢者在接受手术后到重返工作前通常需要经历一段十分长的时间,他们一般无法找到适合的工作,而且很少获得晋升的机会。

B. 使用功能性假体而不是装饰性假体可减少幻肢痛。

C. 椎管内麻醉可招致短暂而难以治疗的幻肢痛。鉴于椎管内麻醉后复发幻肢痛的概率较低,其一过性的本质,且一旦发生事实上是可以被治疗的这几点,目前认为椎管内麻醉并不是之前发生过下肢幻肢痛的患者的禁忌证。

D. 目前没有证据提示幻肢痛代表着心理障碍,但是它可能由心理因素所触发和加剧。研究表明,对幻肢痛体验的应对策略非常重要。个体如何应对疼痛可能会影响到疼痛,以及生理和心理方面的调节。

358. (E) 残肢痛一般定位于截肢后残肢的末端。与幻肢痛不同的是,它发生于事实上存在的残肢上,是肢体的一部分。它通常被描述为“锐利的”、“烧灼样的”、“触电样的”或“皮肤敏感性”疼痛。一些患者的残肢可发生自主运动,这些运动小到难以观察到的痉挛、大到剧烈收缩。

残肢痛是由残肢内受损的神经所导致的,在截肢手术中受损的神经因趋向愈合而形成异常的敏感区域,称为神经瘤。神经瘤可导致疼痛和皮肤敏感。叩诊神经瘤可增加神经纤维放电,并增强残肢痛和幻肢痛。

359. (E)　外周的自主和诱发活动的异常增加被认为是由钠通道表达的增加和新的钠通道的表达所引起的。对残肢行局部麻醉可暂时减轻或者消除幻肢痛。用利多卡因对残肢的神经瘤行局部麻醉可减少外周传出冲动,从而减轻点击诱发的残肢痛。另一方面,有证据表明,在神经瘤周围区域注射钾通道阻滞剂加拉明可加剧疼痛。这两方面的发现都表明,外周伤害性感受器的传入作用在疼痛的产生方面起着重要的作用。

360. (A)　脊髓敏化的药理学需要 NMDA 受体起主导作用的系统的兴奋性增高,而中枢敏化的许多方面可以因 NMDA 受体拮抗剂而削弱。在截肢者,因重复刺激而诱发的疼痛可由 NMDA 受体的拮抗剂氯胺酮所减轻。

B. 终止刺激并不是减轻疼痛的唯一方法。

C. 当一支神经受损时,脊髓神经元的总的兴奋性升高,其中,C 纤维和 A－δ 传入支可直接进入次级痛觉信号神经元。

D. 背角神经元的敏化是由谷氨酸和神经激肽的释放所介导的。这种敏化可表现在以下几个方面:阈值降低、受到刺激后神经元持续放电增加伴随疼痛时间延长,以及外周可接受刺激的区域的扩大。中枢敏化也有可能是不同解剖结构重组的结果。P 物质通常表达于小的传入纤维,但是神经损伤后,它可能表达于大的 A－β 纤维。这种大的 A－β 纤维向伤害性感受样神经纤维的表型转换可能是为什么非伤害性刺激被患者认为是痛觉的原因之一。

361. (E)　交感神经系统可能在幻肢痛的生成、尤其是持续中起着重要的作用。

成年猴子截肢及去传入支配后,初级躯体感觉皮质发生重组,这些变化是皮质特有的,但也可能是,至少部分是丘脑水平的变化甚至脑干和脊髓水平变化的结果。脊神经后根切断后,激发皮质和丘脑活动所需的阈值降低,嘴和下巴侵入代表上肢和手指区域的已经失去其正常传入刺激的皮质。相似的重组也已经在人类中被观察到。在截肢者的丘脑,一般对刺激无反应的神经元开始产生应答,并且其促生长的活性亦有所增强。一系列的事件似乎都与幻肢痛的产生有关,它始于外周、脊髓、脑干、丘脑,并终于大脑皮质。

362. (C)

A 和 D 在治疗首次参与试验的患者中,曲马多和阿米替林被证明可有效治疗幻肢痛和残肢痛。

B. 相对于空白对照,加巴喷丁可更好地减轻幻肢痛。

在应用阿片类药物前,不应该认为药物无法缓解疼痛。静脉(Ⅳ)和口服吗啡被证实可减轻幻肢痛。病理报道亦显示美沙酮也对疼痛有效。

其他一些研究并未能证实口服 NMDA 受体拮抗剂美金刚胺可成功缓解疼痛。

治疗截肢后疼痛的一些建议(未经证实)[注意:辨别术后早期疼痛和慢性疼痛(持续时间长于4周)以及幻肢痛和残肢痛这两点非常重要]:

术后早期疼痛

残肢痛

传统镇痛药

- 对乙酰氨基酚
- NSAIDs
- 阿片类药物

+/－与硬膜外镇痛治疗相结合

残肢幻肢痛

如果明确存在神经病理性疼痛(发作性或残肢感觉异常)—尝试 TCAs 或抗惊厥药物。

慢性疼痛

残肢痛

- 局部残肢手术:如果存在明显的残肢病理改变,应该考虑进行翻修;除非存在交感神经相关的疼痛,否则应避免行手术。
- 局部药物治疗:如果患者有残肢痛而不存在明显的残肢病理改变,那么可局部应用利多卡因或辣椒素。

残肢幻肢痛(药物治疗,按个人喜好)

- 加巴喷丁 1200—2400 mg/d,缓慢滴注。最大剂量 3600 mg/d。
- TCAs(丙咪嗪、阿米替林、去甲替林)100—125 mg/d,缓慢滴注。治疗开始前检查心电图

(ECG)。当剂量>100 mg/d时应监测血药浓度。如果需要镇静,应使用阿米替林。

- 如果疼痛为阵发性、刀刺样的或放射性的:
  - 奥卡西平 600—900 mg/d。初始剂量为300 mg,每日增量300 mg。
  - 加巴喷丁450 mg/d。初始剂量为150 mg,每日增量150 mg。10天后达最大剂量时监测血药浓度。
  - 拉莫三嗪 100—200 mg/d。初始剂量为25 mg/d,缓慢滴注增量至25 mg/14 d(避免出现皮疹)。
- 阿片类药物(长效类)或曲马多
- 如果以上治疗均无效,那么患者应拜访疼痛门诊
- 在疼痛诊疗中心:可尝试静脉应用利多卡因或者氯胺酮。如果利多卡因试验阳性—再次考虑抗惊厥药物。如果氯胺酮试验阳性:考虑美金刚胺或者金刚烷胺。

包括按摩、手法治疗和在运动范围内的被动拉伸运动的理疗可避免残肢的营养性改变和血管充血。经皮神经电刺激、针刺、超声和催眠疗法对残肢幻肢痛均有益处。

363. (B) 在过去,对残肢性神经瘤的手术和更广泛的手术切除残肢均被用于治疗残肢幻肢痛。如今,仅在存在明显的残肢病理改变时才会施行残肢翻修术,而且因为疼痛而对几近痊愈的残肢行近端扩展性切除这是没有任何指征的。除非存在交感神经相关的疼痛,否则应避免行手术。手术可短期内缓解疼痛,但是疼痛通常可再出现。其他有创性的操作例如背根进入区病变的交感神经切除术和脊髓前侧柱切断术已经被证实没有任何治疗作用,而且它们中的绝大部分应被淘汰。

364. (B) 幻肢痛患者的分类:

(1) 轻度间断性感觉异常,不影响日常活动、工作或者睡眠。

(2) 感觉异常令人感到不适和烦恼,但是并不影响活动和睡眠。

(3) 疼痛具有一定的强度、频度或持续时间,令人感到痛苦;但是,该组的一些患者的疼痛时可以忍受的,有时可影响他们的生活,并且疼痛对一些传统治疗有效。

(4) 几乎为严重的持续性疼痛,干扰了患者的日常活动和睡眠。

365. (D)

A 和 B 疼痛的门控理论是由 Ronald Melzack 和 Patrick David Wall 在1962年提出的,然后在1965年,他们又提出,感受到物理性疼痛这并不是伤害性感受器被激活的直接结果,而是受到包括疼痛传递神经元和非疼痛传递神经元在内的不同的神经元之间的相互作用的调节。该理论断言,不传递疼痛信号的神经被激活后,可与疼痛纤维的信号相互作用,从而抑制个体对疼痛的感知。这个理论一直被用于解释幻肢痛。截肢使感觉轴突遭到了严重的破坏,广动力范围神经元被抑制性控制所释放,其后可能在脊髓神经元发生自持性神经元活动。

C. 如果脊髓神经元的自主性活动大量增加,那么将产生幻肢痛。

这种抑制性控制的脱失将导致CNS任何水平的自主放电,这就可以解释为什么在背角完全切除后,截瘫患者的幻肢缺乏疼痛的感觉。阻断传导后痛感加剧,这一点与理论相一致,因为持续性外周感觉输入缺失可导致进一步的脱抑制。硫喷妥钠可持续抑制CNS,并被报道可在椎管内麻醉时抑制幻肢痛。Melzack R, Wall PD. Mechanisms: a new theory. A gate control system modulates sensory input from the skin before it evokes pain perception and response. Science. 1965; 150 (3699).

366. (D) 原发性痛经的定义为不存在盆腔病理改变的痛经。子宫内膜异位症和子宫腺肌病是继发性痛经最常见的病因。

367. (C) 子宫内膜异位症的疼痛可发生于月经期或者性交活动或者经常存在。它可能与很多盆腔病变相类似。答案 A,B,D 和 E 都是正确的。

368. (E)

369. (B)　即使是用于治疗急性疼痛,阿片类药物也有潜在的成瘾性。但是,正是这种对阿片类药物成瘾性的过于夸张的共同的恐惧干扰了我们对患者的疼痛进行适当的治疗。其他的答案都是正确的。

370. (E)　现已证实,伤害性输入后,外周和中枢神经系统可发生长期的改变。这种神经可塑性可改变机体对正常外周感觉输入的反应。在病理性疼痛的情况下,刺激 A-β 纤维可引起疼痛,而在正常情况下,这种刺激仅会引发碰触反应。

371. (C)　尽管对于围术期应用 NSAIDs 的风险目前还存在着争议,包括术中和术后出血,但是它们的益处良多。联合应用 NSAIDs 和阿片类药物具有协同镇痛的作用,因为它们作用于疼痛通路的不同位点。更多新的证据显示 NSAIDs 也通过中枢机制发挥镇痛作用。

372. (B)　研究显示,应用 NMDA 受体拮抗剂可减少对吗啡的耐受性的形成。其他的答案都是错误的。

373. (A)　以下是躯体痛的常见特征:定位准确、锐痛且明确,通常为持续性(有时为周期性);除了与骨组织相关联的深部躯体痛外很少伴随恶心;它可能与体神经的分布相一致。相反,内脏痛:定位模糊、较弥散、钝痛,且模糊;通常周期性发生且慢慢达峰值(有时为持续性);它通常伴有恶心和呕吐。

374. (B)　已经证实,术后早期疼痛强烈预示着其后长期疼痛。其他的答案都是错误的。

375. (C)　多模式镇痛可大量减少术中和术后阿片类药物的用量。因此,阿片类药物相关的并发症被最小化,包括不可避免的阿片类药物导致的 GI 停滞从而延误的术后正常肠内营养的恢复。

376. (B)　PHN 影响女性多于男性,其比例接近 3∶2,其他答案都是正确的。

377. (B)　PHN 的定义为由带状疱疹病毒引起的长于 1 个月的疼痛。

378. (A)　有将近 40% 的 PHN 患者对治疗无反应或者治疗效果不完全。鉴于此,将来的重点在于通过疫苗预防感染,并且早期应用抗病毒药物和镇痛药物以大力抗击病毒侵袭,并减轻与 PHN 相平行的神经损伤和神经敏化作用。

379. (B)　已经证实,血清素的抗抑郁药如氯丙咪嗪、氟西汀、奈法唑酮、曲唑酮和苯吡烯胺,对 PHN 的疗效并不理想。支持应用去甲肾上腺素制剂的证据则更令人信服。其他答案都是正确的。

380. (B)　有证据显示,阿片类并不能够像缓解非神经病理性疼痛那样缓解神经病理性疼痛。但是,也有证据表明,阿片类药物可成功地应用于治疗 PHN。

381. (B)　在美国以及其他发达国家,DM 是引起自主神经病理改变以及外周神经病理改变最常见的原因。而在全球,麻风病是引起外周神经病理改变最常见的原因。

382. (C)　糖尿病性肌肉萎缩的初发症状是疼痛,并最先累及下肢。它的预后良好,且一般在 12—24 个月后可自愈。它与高血糖并不直接相关。

383. (E)　远端感觉运动性单神经病是一种对称性的、与长度有关的病理过程,其表现为最长的神经纤维破坏或功能失调——无论其有无髓鞘。所有其他的答案都是正确的。

384. (B)　人们普遍认为,在 DM 确诊时,神经病理改变的发生率约为 10%,至确诊 5 年后可上升达 50% 甚至更多。

385. (B)

386. (C)　目前公认的三叉神经痛最常见的原因是在

后颅窝内动脉交叉压迫三叉神经，这是由 Jannetta 在 1982 年提出的。在电子显微镜下观察从患有三叉神经痛的患者的三叉神经活检标本可以观察到邻近动脉压迫区域轴突肿胀和脱髓鞘现象。尽管三叉神经痛多见于多发性硬化的患者，但三叉神经痛的患者中仅有一小部分患有多发性硬化，而这并不能解释所有的病例。

387. (C) 卡马西平似乎对多达 70% 的患者均有效。药物副反应在老年患者中更高发，尤其当药物增量过快时更是如此。多达 10% 的患者可出现过敏性皮疹，并且药物浓度过高可能导致液体潴留而引发心脏事件。卡马西平是一种潜在的肝酶诱导剂，可导致不良的药物与药物之间的相互作用。尽管显微外科下后颅窝探查术的成功率相当高，但是它是一个有着 0.5% 的死亡率和高复发率的大手术。匹莫齐特对三叉神经痛的疗效优于卡马西平，但是其副反应的发生率较高，从而限制了其在临床的应用。

388. (C) 三叉神经节接受来自口腔黏膜、头皮、鼻区域、面部和牙齿感觉支。本体感受信息通过咀嚼肌和眼外肌传入神经节。神经节的外周支包括眼支、上颌支和下颌支，它们在解剖上彼此整合，其中眼支在背侧，下颌支在中间，而上颌支在腹侧。半月神经节位于颅骨内，在颅中窝的中部，它的后院包含 Meckel 腔的硬脑膜。行三叉神经节阻滞的解剖标志是卵圆孔而不是圆孔。

389. (C) 三叉神经痛的诊断非常依靠临床，而进一步的测试只是为了排除其他的相关情况。当存在这些情况时，强烈推荐行 MRI 和诱发电位测试以排除继发性因素。临床上，三叉神经痛一般起病于 50 岁左右，更多见于女性患者，几乎均为单侧性，且为阵发性。

390. (D) 尽管全世界范围内均有发病，但巨细胞性动脉炎几乎只影响白种人。与其他形式的动脉炎不同的是，它很少侵犯皮肤、肾脏或肺。女性的发病率约 3 倍于男性。目前认为所有患者中有 6%—10% 的患者可并发视力丧失。

391. (D) 在停用过度使用的药物后，镇痛药物反跳性头痛可在 2 个月内自行缓解或者回复至其之前的疼痛模式。

392. (B) 第一句话对三叉神经痛的形容最为准确。丛集性头痛更多地影响男性，男女的发病比率约为 5∶1，可发生于任何年龄。发作时疼痛非常剧烈，如刀割样、拧绞样的单侧性疼痛，有时发作前可有先兆症状，其发作突然，症状迅速加剧。急性发作的治疗措施包括吸氧、曲坦类药物、双氢麦角胺、酮咯酸、氯丙嗪，或经鼻给予利多卡因、可卡因或辣椒素。褪黑激素可作为缓解期的预防性用药，并适度改善慢性丛集性头痛的症状。

393. (D) 无菌性神经炎通常见于三叉神经受到刺激后，后者通过无髓鞘的 C 纤维支配大的颅内血管、软脑膜血管、大的血窦以及硬脑膜。在偏头痛发作的急性期，P 物质、CGRP 和氧化亚氮介导神经炎的形成。

394. (E) TTH 是头痛最常见的类型。偏头痛的患者中，仅有 20% 在发作前有先兆。尽管针对 TTH 的慢性日常头痛诊断标准将没有恶心和呕吐或者不存在畏光或畏声作为诊断标准之一，但是 TTH 的患者中有 4.2% 存在恶心，并且有 10.6% 的患者存在畏声的症状。

395. (D) 以 7—12 L/min 的流量吸入 100% 氧气 15—20 min 可有效缓解大多数丛集性头痛患者的症状。一般来说，吸氧对任何其他形式的神经血管性头痛是无效的。

396. (C)

397. (C) PDPH 和 SIH 是具有相似表现的两种截然不同的临床过程。头痛通常为双侧性，位于枕部和/或额部区域。虽然经常可以观察到低 CSF 压的现象，但是这不是确诊所必需的。

398. (C) 新的每日持续性头痛是一种慢性的持续性的头痛，其起病急，每日发作。头痛应至少持续 3 个月。一些重要的特征包括疼痛为中等程度，双侧性,且不存在恶心、呕吐(N/V)、畏光和畏声(P/P)。另一方面,偏头痛持续状态是一种严重的、可使人虚弱的偏头痛,一般N/V、P/P,持续时间长于72 h,但通常不超过2周。其他的诊断与症状不相符合。

399. (A)　现已被熟知的经典的偏头痛(有先兆的偏头痛)在开始发作前20—40 min通常有视觉方面的先兆,其特征为播散性闪烁,反映了来自同一枕叶的神经元和神经胶质细胞的激发的慢速传播。

400. (D)　已出版的文献大都认为,无论接受了什么类型的治疗,80%—90%腰背痛的患者可在6周左右自愈,仅有5%—10%的患者可发展为持续性腰背痛。与该假设相反,对研究数据的真实分析显示,约有25%—60%的成人和/或老年患者的慢性腰背痛或者颈部疼痛可持续1年甚至更长的时间。

401. (C)　基于利用了对照性诊断性阻滞的数据的分析显示,慢性腰背痛的患者中,分别有15%和45%的患者累及关节突和关节突关节。

402. (E)　转移性硬膜外脊髓压迫的症状为疼痛、无力、感觉丧失和自主神经功能紊乱。95%的转移性硬膜外脊髓压迫的初发症状表现为严重的腰背痛。疼痛进展数周后,患者可能开始感到无力、感觉丧失、自主神经功能紊乱,以及反射异常。患者很少表现出膀胱或者肠道功能的异常,但是这些症状可在出现于感觉症状后。如果脊髓圆锥亦受到压迫,那么将出现与以上症状不同的情况,患者可表现为急性尿潴留和便秘,而没有前驱的运动或者感觉症状。

403. (B)　如果已经通过其他诊断方式确诊了病因,那么有严重的、持续性症状(椎间盘源性)的患者可无需接受进一步的椎间盘造影术。椎间盘造影术的具体用途包括、但也不仅限于:对明显异常的椎间盘进行进一步评价,以帮助确定异常的严重程度或者异常的程度与临床表现是否相平行(手术后出现复发性疼痛的情况下和外侧型椎间盘突出症的情况);患者的疼痛为持续性,症状较严重,而其他的诊断性检查无法断定疼痛的来源为椎间盘;当手术治疗无效时,用于评估是否存在假关节或在后方融合的节段内是否存在引起症状的椎间盘,或者评估是否发生了复发性椎间盘突出;融合术之前确定即将融合的阶段内的椎间盘是否为症状性椎间盘,并确定是否临近融合阶段的椎间盘是正常的;评价准备接受微创操作的患者,以确认其存在椎间盘突出或者在椎间盘内操作前研究造影剂的分布方式。

404. (A)　步态障碍是脊髓型颈椎病而不是神经根型颈椎病的一个特征。神经根型颈椎病的其他症状和体征包括上肢感觉异常和肌无力。

405. (D)　实验性研究已经证实,在吸烟者,椎间盘的血流和营养逐渐减少,椎间盘的pH值偏低,椎间盘的矿物质含量减少,纤溶活性发生改变,且腰段脊髓可发生更多的退化性改变。

406. (B)　卧床休息不能有效地治疗急性腰背痛,随机对照研究对此提出了强有力的证据。

407. (A)　一直以来,椎间盘狭窄被认为是腰段脊髓病理性老化的征象之一,但最近的数据提示这一见解是不正确的。大规模回顾性研究显示,腰段椎间盘的高度和直径随着年龄的增长而逐渐增加。在女性,椎间盘的前后径增加约10%,男性为2%,在所有的腰段椎间盘,其高度增加近10%。

408. (C)　神经根型颈椎病是指脊神经的轴突或其神经根内的传导发生了阻滞。感觉和运动神经元的传导发生阻滞后可分别导致麻木感和无力感。传导阻滞可由压迫或者缺血引起。应注意鉴别的是神经根型颈椎病并不引起疼痛。但是,它可能与疼痛相关。

409. (D)　理论上,应用糖皮质激素的副反应包括肾上腺－垂体轴的抑制、肾上腺皮质功能亢进、Cushing综合征、骨质疏松、骨缺血性坏死、类固醇肌病、硬膜外脂肪过多症、体重增加、液体潴留和高血糖。

410. (A) 硬膜外组使用激素的绝对禁忌证包括败血症、注射区域感染、抗凝治疗和患者拒绝。相对禁忌证包括预先存在的神经系统症状、应用预防性的低剂量肝素、血小板减少症和不合作的患者。

411. (B) L4－L5 椎间盘突出导致 L5 神经根受累的症状包括:由骶髂关节、髋关节、大腿外侧至小腿范围的疼痛,由小腿外侧延及内侧三个脚趾的麻木感,大拇趾和足背屈无力,无法用足跟行走,可能存在足下垂,以及内侧腱发射减弱或消失。内侧大腿和膝关节麻木以及股四头肌无力感提示 L3－L4 椎间盘突出。足尖行走困难以及外侧足跟部疼痛则是 L5－S1 椎间盘突出累及 S1 神经根的常见征象。

412. (B) 有 15% 慢性腰背痛的患者同时患有骶髂关节痛。

413. (B)

414. (D)

415. (E)

416. (A)

417. (C) 峡部裂是由脊椎峡部(上下关节突之间的椎板的部分)疲劳性骨折所导致的一种获得性缺陷。脊柱滑脱是指一个椎体或者脊柱相对于其下方椎体的错位。脊柱吻合(也被称为 Baastrup 病)影响腰椎棘突。腰椎过度前凸或伸展对腰段脊髓造成的伤害使临近的棘突互相碰撞并压迫其间的棘间韧带。这导致棘突骨膜炎或者受影响的韧带发生炎症。神经根型颈椎病是一种神经病理学改变,脊神经的轴突或者其神经根的传导阻滞导致麻木和无力感。神经根性疼痛是指脊神经或其神经根激惹所导致的疼痛。

418. (E) 关于椎板间入路腰段硬膜外注射类固醇治疗腰段神经根性疼痛,其对疼痛的短期缓解的作用的证据很充分,但是其长期作用的证据十分有限。关于颈椎椎板间入路硬膜外注射类固醇治疗神经根型颈椎病,其证据水平为中等级别。关于经椎间孔入路硬膜外注射激素以治疗腰段神经根性疼痛,其对疼痛的短期缓解作用的证据很充分,而长期作用的证据水平为中等级别。关于经椎间孔入路硬膜外注射激素以治疗颈段神经根性疼痛,其证据水平为中等级别。治疗腰椎板切除术后腰段神经根性疼痛的证据水平为中等级别。关于骶尾部硬膜外注射类固醇治疗慢性腰段神经根性疼痛和腰椎板切除术后综合征,其对疼痛的短期缓解作用的证据很充分,而长期作用的证据水平为中等级别。

419. (A) 腰椎间盘神经末梢的来源于伴随前、后纵韧带的广泛的显微神经丛。支配椎间盘的神经丛来源于腰部交感干。背侧支支配背部肌肉和关节突关节。神经纤维仅存在于正常椎间盘的外侧 1/3 纤维环。椎间盘造影时感觉疼痛的椎间盘组织在手术切除后,神经可长入纤维环内并深入髓核。椎间盘分裂是其产生新的神经支配和新生血管的触发因素。

420. (A) 硬膜外脓肿是硬膜外注射类固醇的一个非常罕见的并发症,需要及时发现及时处理以避免发生不可逆的损伤。硬膜外脓肿的症状为严重的背部疼痛,3 天后可出现神经根性疼痛。初始的疼痛在注射后的前几天可能并不那么明显。

421. (C) X 线平片被推荐用于以下疾病的诊断:骨折、关节病、腰椎滑脱、肿瘤、感染、狭窄性病变和先天性畸形。CT 成像被推荐用于骨/关节疾病、外侧椎间盘突出症、狭窄性病变(例如,椎管、神经孔、侧隐窝)以及不能行 MRI 检查的情况。MRI 被推荐用于椎间盘突出、椎管狭窄、骨髓炎、肿瘤(例如,脊髓、神经根、神经鞘、椎旁软组织)和骶尾部硬膜外综合征的诊断。

422. (D) L2 神经根与髋关节屈曲有关,L3 与小腿伸展有关,L4 与足跟行走有关,L5 与第一足趾背屈(和足跟行走)有关,S1 与足趾行走有关。

423. (C) 在统计学上,椎板切除和椎间盘切除术的感染发生率非常低。最常见的并发症是硬膜撕裂。硬膜撕裂可导致神经损伤,并可能引起长期疼痛和神经功能缺陷。复发性突出约发生于5%的病例,感染和神经损伤的发生率低于0.5%。

424. (C)　患有FBSS的患者的首选治疗通常是保守治疗,它包括对病因的药物治疗(例如,抑郁症、肥胖、吸烟)、康复,以及行为纠正(例如,酒精和药物依赖)。

425. (D)　预示再次接受腰骶部手术的患者预后良好的指标有很多。对于每一位患者,它们或许重要或许不重要,因此,针对特定的患者,应结合其自身的情况综合考虑。女性患者的预后通常好于男性患者。之前手术结局良好的患者本次手术的预后相对也较好。之前手术史较少、手术/脊髓造影发现的椎间盘突出,以及手术前即刻仍在工作这也都是预后良好的指征。预后不良的指征包括因硬膜外瘢痕而在融合术前需行黏连和假关节松解术的情况。

426. (E)　Waddell征被用于帮助诊断非器质性腰背痛。存在五项中任何一项则为阳性。三个阳性选项则高度怀疑其疼痛为非器质性来源:

(1) 压痛:它不遵循体表原则或者放射痛模式,也很难定位。

(2) 刺激试验:刺激远处区域不会引起不适感。

(3) 干扰试验:当患者的注意力受到干扰,则对相同区域的重复测试结果可能不一致。

(4) 局部功能障碍:运动和感觉测试可引出与解剖学无关的发现。

(5) 过度反应:不恰当的口头语或面部表情、触摸后退缩,或触摸后表现出不合乎逻辑的姿势。

427. (B)　强直性脊柱炎的特征是疼痛和强直,年轻男性(通常在17—35岁)较女性多发。症状在清晨较重,轻微活动后可有改善。疼痛为弥散性,可持续至少3个月,主要影响腰背部和脊柱。风湿性关节炎是一种炎症性的多关节炎,中年女性较男性多发。它主要表现为晨起僵硬,随着白天时间过去,僵硬可有所改善,脊柱一般不受影响,直至疾病晚期。银屑病性关节炎的特征是皮肤和关节的炎症,通常发生于40—60岁患者。Klippel-Feil综合征是一种先天性疾病,表现为两段或更多阶段颈椎的异常融合。Reiter综合征是一种反应性关节炎,表现为非淋菌性尿道炎、结膜炎和关节炎的三联征。

428. (C)　颈源性头痛的三项主要标准是:①颈部的症状和体征(通过以下方式促发头痛:颈部运动和/或头部持续性处于别扭的位置、通过对上颈部或者产生症状的枕部区域加压;颈部活动范围受限;相当模糊的非神经根性的同侧颈、肩和上肢痛,或者有时为神经根性上肢痛);②通过诊断性麻醉阻滞获得确凿的证据;③单侧头痛,对侧不痛。头痛的特征包括中等-重度、非搏动性且为非撕裂性头痛,通常始于颈部,发作的持续时间不定,或者为波动性、持续性头痛。其他具有一定意义的特征:吲哚美辛治疗只有边际效应或者无效应、麦角胺和舒马曲坦治疗只有边际效应或者无效应、女性、头痛不经常发生或非直接颈部创伤病史,通常只比中等程度严重一点。

429. (D)　神经源性跛行的疼痛是由于神经根受压所致,而血管源性跛行的疼痛则是由缺乏血供所致。直立或者走下坡路可加重疼痛,仰卧比侧卧、坐位、蹲位和腰椎屈曲更能够减轻疼痛。与血管源性跛行不同,神经源性跛行的疼痛并不会由骑行、走上坡路和腰椎屈曲所加重。站立也不会使之减轻。

430. (A)　颈部疼痛的病因是多因素的。不能改变的危险因素包括年龄、性别和基因。没有证据显示正常的颈椎退行性改变时颈部疼痛的危险因素。可改变的危险因素包括吸烟和暴露于环境的烟草中。参加体育活动似乎具有保护性作用。大工作量、工作场所内缺乏社会支持、从事体位改变较少的工作、重复性工作和精细操作的工作可增加颈部疼痛的风险。没有证据显示工作场所的干预措施可减少员工罹患颈部疼痛的风险。

431. (D)　对于颈部疼痛的患者,体检在排除结构性病变或神经压迫方面具有更高的预测作用,而对诊断特定的病因的预测作用较弱。其他的评估工具(例如,电生理学、成像技术、注射、椎间盘造影、功能性测试和血液检查)则缺乏有效性和实用性。

432. (B) 大多数颈部疼痛的患者的症状很少能够获得完全缓解。50%—85%在某些初发点患有颈部疼痛的患者在1—5年后可再次主诉颈部疼痛。这一数字在普通人群、工人和机动车事故后的患者中大致相同。颈部疼痛的预后也是多因素的。年轻人的预后通常较好,而健康状况较差以及之前有过颈部疼痛发作的患者的预后通常较差。心理健康状况不佳、易焦虑,以及对疼痛发怒或者感到泄气的患者其预后也较差。乐观的心态、自信合作的态度,以及社交需求较少——这些都与较好的预后有关。特定的工作场所或者体力工作要求与颈部疼痛的康复没有关系。经常参加大众运动和体育活动的患者更容易从颈部疼痛中康复。伤后心理抑郁和被动的处事风格预示着WAD预后不良。证据显示,补偿和法律因素也是WAD预后不良的因素。

433. (C) 据报道,透视引导的椎板间入路颈段硬膜外注射的并发症为颈部疼痛加剧(6.7%)、非体位性头痛(4.6%)、注射当晚失眠(1.7%)、血管迷走神经反应的反应(1.7%)、面部潮红(1.5%)、操作当晚发热(0.3%)和穿破硬脊膜(0.3%)。单次注射所有并发症的发生率为16.8%。

434. (E) 脊髓前动脉综合征常见于老年人,表现为突然发生的运动不能、括约肌功能障碍,以及感觉检查时保留浅触觉而痛温觉消失的不一致性。它也可发生在操作主动脉时。在经椎间孔入路硬膜外注射类固醇期间或之后发生脊髓前动脉综合征时,患者可能主诉注射后突发背痛或腹痛。MRI检查显示与脊髓缺血/梗死一致的T2信号改变。脊髓前动脉缺血可由动脉硬化、肿瘤、血栓、低血压、空气或脂肪栓塞、毒物,或其他原因引起。颗粒物质(类固醇)、动脉损伤,或血管痉挛是其他潜在的病因,而且它们与经椎间孔入路硬膜外注射类固醇术后发生缺血事件的可能性有着明显的关联。

435. (E) 必须及时发现并迅速诊治脊髓硬膜外脓肿,否则可导致极端的发病率。它可独立存在,或者与椎体脊髓炎有关。糖尿病、嗜酒、使用静脉注射药物的患者,以及免疫抑制的患者都是高危人群。金黄色葡萄球菌是最常见的致病菌。患者通常表现为颈部疼痛,且迅速进展为神经根性症状。如果患者未接受适当的治疗,可导致四肢瘫痪。治疗包括手术切除脓肿以及应用抗生素。

436. (B) HIV相关的神经病理学改变的病理生理机制目前仍不清楚。目前认为,这并不是病毒本身的直接效应。HIV仅存在于神经内膜巨噬细胞内,而经节神经元的Schwann细胞内并未找到HIV。在巨噬细胞内,HIV通过分泌细胞因子而引发了组织特异性的自身免疫反应,并反过来促进活化的T细胞和巨噬细胞在神经内膜薄壁组织内的转运。

437. (E) 总计达30%的感染HIV的患者和AIDS患者合并有AIDS主要的感觉神经病理性改变,这是HIV携带者和AIDS患者中最常见的痛性神经病理学改变。

438. (E) 引起血管闭塞最主要的进程是镰状细胞血红蛋白在脱氧时发生聚合,这反过来可导致红细胞(RBCs)形状扭曲、细胞脱水、变性能力下降,以及RBCs的黏性增加,这可促进其黏附与血管壁并使后者活化。

439. (D) SCD与其他的疼痛综合征不同,在后者,医生可单独根据疼痛情况和相关的行为学改变制定诊疗方案。例如,初级保健医生在照顾一位中年的、患有职业相关的腰背痛的患者时,若发现其存在觅药行为时,可停止对其提供医疗服务。如果对SCD患者这么做则可能适得其反。曾有SCD患者在被从某项诊疗计划剔除后24 h内被发现死于家中,或者因其他严重并发症而被收治入另一家医院。在一些患者,镰状细胞性疼痛可能是SCD严重的致命性并发症的前驱症状。

440. (C) 由原位镰状细胞引起的血管闭塞所导致的组织缺血可引起梗死性组织损伤,并可反过来启动一种继发性炎症应答。继发性的应答可通过与神经内分泌通路的相互作用而增强交感活性,从而触发去甲肾上腺素的释放。在组织损伤的情况下,去甲肾上腺素的释放可加重组织缺血,从而形成一个恶性循环。SCD 疼痛在紧急性和严重性方面的特殊性就在于它是一种缺血性组织损伤与继发性炎症应答相结合的病理生理学改变。

441. (C) 疼痛危象的客观表现,如发热、白细胞增多、关节内渗出和肌紧张大约发生于 50% 的初发患者。

442. (E) 疼痛是 SCD 的标志,急性镰状细胞疼痛发作(疼痛危象)是成人 SCD 患者收治入院最常见的原因,他们中,有超过 90% 的患者因此而需要住院治疗。

443. (B) NSAIDs 具有潜在的严重的全身性的副反应,它们包括胃病、肾病和凝血缺陷。专家建议不应在 SCD 患者连续应用 NSAIDs 超过 5 天。

444. (D) 曲马多是一种合成的、作用于中枢的镇痛药物,它在化学结构方面与阿片类药物没有相似性。它与 μ 受体有优先的亲和力从而成为其弱的激动剂而发挥作用。此外,它抑制神经元对 5 羟色胺和去甲肾上腺素的再摄取,并刺激 5 羟色胺的释放。由此,它具有阿片类药物和抗抑郁药物的双重功能性质。该药在问世时受到了医护人员的欢迎,因为他们认为在临床上它不会抑制呼吸,且没有潜在的成瘾性。然而,这种热情在之后迅速减弱,因为人们发现它可引起癫痫发作,并且滥用药物的情况也持续增多。

445. (D) 慢性疼痛是 SCI 的主要并发症。流行病学研究显示,在所有 SCI 患者中,约有近 2/3 的患者患有慢性疼痛,这其中,有 1/3 的患者的疼痛十分严重。疼痛可干扰疾病的康复、患者的日常生活、生活质量,并可能严重影响患者的心境从而导致抑郁甚至自杀。

446. (C) 肌肉骨骼疼痛在 SCI 的急性期和慢性期均很常见。继发于过度使用的慢性疼痛常见于肩和上肢,并且由于骨折和内固定术、机械性不稳定以及骨质疏松患者可有脊柱疼痛。

447. (D) SCI 患者的内脏反射输出道以上水平(T6 水平)常存在病变而出现自主神经反射异常,这使他们的病情变得更为复杂。

448. (E) 内脏痛通常表现为钝痛,或者痉挛样的腹部不适感和疼痛感,可能伴有恶心和自主神经反应。内脏痛的发生很可能不伴有任何腹腔脏器的功能紊乱,而且在某些患者可能表现为神经病理性的疼痛。SCI 患者可能并没有典型的腹部的体征,当在原有的疼痛的基础上出现了新的疼痛时,检查者应当仔细地进行体检。痉挛的程度加重、任何部位的疼痛,或者自主反应可能是腹腔脏器功能紊乱的唯一征象。

449. (E) 损伤水平以上的神经病理性疼痛包括压迫性单神经病变(尤其是腕管综合征)和 CRPS。而损伤水平以下的疼痛则被认为是由脊髓损伤引起的中枢性疼痛,损伤水平的疼痛则可能同时包含外周性(神经根)和中枢性(脊髓)的因素,很难将两者的作用分开讨论。

450. (D) 答案 A,B,C,D 分别为异常性疼痛、残感觉、痛觉过敏和牵涉痛的定义。

451. (A)

452. (B) 中央脊髓综合征是不完整的 SCI 综合征的一种。这是一种最常见的损伤的模式,代表着中央灰质的毁损,而仅保留有外周性脊髓结构、骶脊髓丘脑和皮质脊髓束的功能。患者通常表现为四肢瘫痪和肛周感觉障碍,而其胃肠和排便功能恢复较快。运动功能的恢复通常始于骶段神经(足趾屈曲,然后是伸展),其后是足踝、膝关节和髋部的腰段功能的恢复。上肢的功能很少恢复,通常跟中央灰质毁损的程度有关。

453. (D) CRPS 的感觉症状和体征包括自发性疼

痛、痛觉过敏、异常性疼痛和痛觉超敏。答案 A 描述的是异常性疼痛，答案 B 描述的是原发性痛觉过敏，答案 C 则为继发性痛觉过敏。答案 E 描述的是感觉迟钝。感觉迟钝可为自发性的。

454. (C) CRPS Ⅰ是一种创伤后的疼痛情况，由于缺乏明显的病变组织，它甚至可能并不是一种神经病理性疼痛。患者可表现为非对称性远端肢体疼痛，且疼痛的程度与初始的伤害性事件的严重程度不相一致。感觉异常出现于疾病的早期，且常为远端疼痛。初始创伤与之后的疼痛区域的分布之间没有确切的关系。几乎所有 CRPS Ⅰ的患者均有出汗异常，表现为少汗或多汗。

455. (D) 营养性改变，尤其是头发的异常生长、纤维化、体表血流减少、皮肤薄而光滑，以及骨质疏松在长期的病程中非常常见，而其他的选项则见于疾病的急性期。

456. (D) CRPS Ⅰ和 CRPS Ⅱ的诊断基于 IASP 的临床标准。骨扫描对于排除其他情况非常有价值。CRPS Ⅰ比 CRPS Ⅱ更常见，其发病的男女比例为 2∶1—4∶1。

457. (D) CRPS Ⅱ和 CRPS Ⅰ的症状十分相似，不同点在于在前者必须存在外周神经组织的病理改变，且因此而存在一系列的局灶性神经功能缺陷，这些对于诊断是必需的。

458. (A) 大多数 CRPS 患者都存在心理改变，最常见的是焦虑和抑郁。现有的证据并不支持 CRPS 是一种心理源性的疾病的理论。CRPS 疼痛是其心理问题的原因，但反之不然。相较于腰背痛的患者，CRPS 的患者的躯体化的频率更高，而其他的心理学参数则大体相同。

459. (A) 皮肤 C 纤维的激活和敏化可引起一系列的反应，这些反应包括风团（局部水肿）、刺激部位的皮肤发红，以及播散性潮红，这是由 Lewis 在 1927 年所描述的反应（Lewis T. The blood vessels of the human skin and their responses. London: Shaw. 1927）。

460. (A) 与体表疼痛不同，肌肉疼痛一般为钝痛，定位不明，且位置较深。肌筋膜疼痛综合征的诊断是通过触诊触及肌筋膜触发点而确立的。肌筋膜触发点是指肌肉或其筋膜内的引起患者疼痛的一个高应激性的区域。

B. 肌筋膜疼痛通常被认为是一种区域性疼痛综合征，这一点与纤维肌痛正好相反，后者是一种影响较广泛的综合征。然而，多达 45% 的慢性肌筋膜疼痛综合征的患者可有 3—4 个象限的全身性的疼痛。因此，区域性疼痛综合征的患者应怀疑存在肌筋膜疼痛综合征，但是存在广泛的肌肉骨骼疼痛的患者也可以患有肌筋膜疼痛综合征。

C. 美国疼痛协会对此达成共识，即肌筋膜疼痛与纤维肌痛是完全不同的两种疾病。

D. 全身性触诊可鉴别肌筋膜紧绷带和全身性肌肉痉挛。

461. (A) 将肌筋膜触发点与其他任何肌肉内压痛点相区分的最低标准为紧绷带以及紧绷带内的压痛点。局部颤搐反应、牵涉痛，或者可再现的患者的症状性疼痛则可提高诊断的准确性和特异性。

462. (C)

D. 这句话是正确的。端板样噪声是肌筋膜触发点区域的特征，但其意义并不局限于此。因此，一种客观的触发点的 EMG 特征已经用于诊断和科研。

463. (B)

A. 没有理由相信这种疗法或者其他的舒缓喷雾疗法的安慰剂效应非同寻常的高。

B. 拉伸和冷喷技术将冷蒸汽和被动拉伸肌肉这两者相结合。冷蒸汽喷疗可激活温觉和触觉的 A－β 皮肤受体，从而抑制 C 纤维和 A－δ 纤维的传出性伤害通路，并通过拉伸抑制肌肉痉挛、灭活肌筋膜触发点、减轻疼痛。

C. 患者处于舒适位，治疗者将冷蒸汽喷洒在牵涉的肌肉上，然后再被动拉伸肌肉。当肌肉处于拉伸位时，再在全部受累的肌肉表面的皮肤上行冷喷治疗，从出发点区域开始，朝向并包含牵涉痛区域。然后,用一块湿热的毛巾在该区域覆盖5—10 min。鼓励患者在全运动范围活动肢体。该技术可作为单独的治疗手段应用于理疗的过程中,或者在肌筋膜触发点注射后进行。

D. 为了减少患者的不适感,一旦施行冷喷治疗,治疗师应当自行发挥。

464. (C) 肌筋膜松解技术和持续施加的压力可使处于收缩状态的僵硬的肌肉得到舒缓和放松。该技术的原则是施加最小的、而不是高强度的力量于受累的肌肉。有效的肌筋膜松解技术包括弹拨技术。弹拨技术是指术者的手指在触发点结节的水平从肌肉的一侧向另一侧穿过紧绷带。术者的手指沿着跟肌肉垂直的方向推拉肌肉,而不是与肌纤维平行的方向。当术者触及触发点结节时,应适当施加一定的压力,直到术者感觉组织得到了松解。其他技术包括垂直和震荡松动术、组织滚压术、结缔组织按摩术和由按摩(抚摸技术)和揉捏(揉捏按摩技术)组成的深肌肉按摩术。

按摩治疗技术可通过浅表的肌肉和临近肌肉而直接应用于紧绷带和触发点。锻炼和按摩可帮助减少触发点的数量和密度,但是附加应用治疗性超声技术并不能改善预后。

465. (C) 治疗肌筋膜疼痛时,理疗师必须评估、如果有指征的话、并且同时治疗软组织和关节的功能异常。关节囊功能限制可能暗示覆于关节表面的肌肉的功能,而肌肉的异常可能导致关节囊功能限制。关节突关节的牵涉痛模式可能与肌筋膜触发点的疼痛模式相似。躯体功能障碍可影响肌肉和关节的功能,从而导致活动范围受限和肌无力,这些可通过手法治疗轻松逆转。

466. (D) 答案A、B和C分别是肌筋膜触发点针刺疗法的治疗作用、诊断作用和辅助治疗作用,而答案D则是该技术最为常见的适应证。干针疗法很少用于永久性排除某个触发点,除非是在肌筋膜疼痛综合征的急性期。

肌筋膜触发点的灭活似乎是针在触发点内的机械运动的作用,因为在没有药物治疗的情况下触发点也可被灭活。但是,应用局麻药可使患者更为舒适,且其对疼痛的缓解作用更为持久。

在用手指定位并手动稳定紧绷带内的触发点后,迅速将针穿过皮肤进入触发区域。局部颤搐反应或者患者诉牵涉痛则预示着针进入了触发区域。可以注入0.1—0.2 ml局麻药。将针退回至皮下,改变进针角度,从而使之再一次刺入肌肉到达另一个触发区域。通过这个方法,可以评估一块漏斗状的肌肉而不必将针从皮下退出。用这个方法对触发区域进行探索,直至不能引出更多的局部颤搐反应。至此,紧绷带通常已经消失,而由触发点引起的自发性疼痛通常也已消退。有经验的患者甚至可以知道在何时触发点已经被灭活。

467. (E)

A,B和C对肌筋膜触发点的直接针刺治疗看上去是一项有效的治疗措施,但是关于针刺治疗相对于空白对照组的效力目前仍缺乏有力的证据。这些研究者同时发现,没有证据证明注射一种物质的疗效优于注射另一种物质。他们发现,向局麻药内添加类固醇、酮洛酸或者维生素B_{12}都没有任何的治疗优势。事实上,类固醇因有局部的细胞毒性且重复应用可产生所有与类固醇相关不需要的副反应而有着明显的缺陷。对于对局麻药过敏的患者,则可使用生理盐水或者干针疗法。

D. 目前还没有研究证实或者反驳盐酸苯海拉明可提高肌筋膜触发点注射疗法的效力。

468. (E) 触发点注射的并发症:

- 局部出血渗入肌肉
- 局部肿胀
- 肌筋膜触发点灭活不充分所致的紧绷带收缩痛(错过了肌筋膜触发点)
- 感染
- 半流体器官穿孔,最常见肺穿孔
- 针的直接创伤所致的神经损伤
- 一过性神经阻滞
- 晕厥
- 对局麻药的过敏反应

斜颈是颈部肌肉、主要是那些由脊髓附属神

经所支配的肌肉的收缩，通常为痉挛所致，患者的头部偏向一侧且通常呈旋转位，以至于下巴指向另一侧。尽管针刺期间错过触发点可引起痛性的紧绷带收缩，但其中并未提及斜颈。

469. (B) 答案 A,C,D 和 E 都是触发点注射失败的原因。

D. 肌筋膜黏连很可能使临近的肌肉内出现继发性触发点或者“卫星灶”触发点。如果触发点位于作为某个功能单位一部分的多块肌肉内，那么这些肌肉必须被一起治疗。一起作为主动肌或反过来相互作为拮抗肌的肌肉组成一个功能性肌肉单位。例如，斜方肌和肩胛提肌作为提升肩部的主动肌而共同发挥作用，但是在使肩胛旋转的运动中是拮抗肌，斜方肌使关节窝向上旋转，而肩胛提肌则使其向下旋转。

470. (A) 形成机械性因素导致肌筋膜疼痛发作的最常见的解剖变异是：下肢不等长和小骨盆、短臂综合征和长第二跖骨综合征。

下肢不等长综合征可使骨盆倾斜，从而导致级联性的慢性肌肉收缩和连锁的肌肉的激活，以试图使头颅位于直立位且双眼的视线在同一水平。腰方肌和椎旁肌收缩以纠正因骨盆倾斜而向侧方偏离的脊髓。多余的负荷使肌筋膜触发点永存，并可能导致腰背部、头部、颈部和肩部疼痛。这些永久性缩短的且持续性收缩着的肌肉内的触发点不易被灭活，除非肌肉的负荷被解除。在少年期，腰方肌内很少产生触发点，在典型的病例中，由于同侧纤维环早期变小，通常在较短的肢体侧出线单侧的腰背痛。在成年人，由于后期脊髓炎改变和腰方肌萎缩，疼痛则发生在较长的肢体侧。真性的下肢不等长可以通过抬高较短侧腿的足跟来纠正。由小骨盆所导致的不对称则可通过在坐骨结节下方放置坐骨抬高装置或者“屁股”抬高装置来纠正。

短臂综合征导致肩部前移、胸大肌缩短，以及由于患者在坐位时欲寻求一个舒适的体位而造成的颈部和躯干的负荷异常加重。

长第二跖骨综合征使足部稳定的三角支撑变得模糊，该三角由足前部的第一和第二跖骨以及足后部的足跟组成。相反地，在此种病理情况下，重量从第二跖骨头转移至足跟并由第一跖骨和足跟形成的刀刃样结构所支撑，从而使连接于第一跖骨的腓骨长肌过负荷。负重区域可形成具有诊断意义的骨痂：在第二跖骨头下方和足内侧大足趾和第一跖骨头。在第一跖骨头下方安置支撑物可使以上情况得到纠正。

471. (E)

A. 在长期体寒并患有肌筋膜疼痛的妇女中，人们发现其铁蛋白的水平低于65%，主要是因为其铁摄入不能弥补月经中的铁丢失。由抗炎药和寄生虫病导致的消化道出血也可导致铁蛋白水平低下。铁蛋白代表着体内与组织结合的非必须铁储备的水平，而这些铁储备则与氧转运和铁依赖的酶相关的必不可少的铁元素息息相关。当其浓度为15—20 ng/ml时提示水平偏低，当其低于或等于10 ng/ml时，患者常常发生贫血。铁缺乏和慢性肌筋膜疼痛之间的关系提示这些患者体内的需铁酶促反应受到了限制，从而当肌肉过负荷时其内产生能量危机，最后产生了代谢性应激。在此种情况下，肌筋膜触发点不易被灭活。患有慢性肌筋膜疼痛综合征合并血清铁蛋白水平低于30 mg/ml的患者在补充铁元素后，其症状可得到改善或者消失。

B 和 C. 叶酸和维生素 B_{12} 不仅在红细胞生成时，也在外周和中枢神经的形成中发挥作用。初步研究显示，16%的肌筋膜疼痛的患者缺乏维生素 B_{12} 或者维生素 B_{12} 水平严重不足，并且10%的患者血清叶酸水平偏低。

D. 当患有慢性肌筋膜疼痛综合征的患者合并有体寒、皮肤/头发干燥、便秘和易疲劳时，应当怀疑其缺乏甲状腺激素。一项研究发现，在此种情况下(慢性)，甲状腺素低下的患者的比例为10%。在甲状腺素水平低下的患者，肌筋膜触发点的范围更大。激素替代疗法可缓解许多患者的肌筋膜疼痛，这些患者通过理疗和触发点的灭活可长期处于一个更好的健康状态。

以下也常见于慢性肌肉骨骼疼痛：维生素 D

水平低下、复发性假丝酵母菌感染、尿酸水平升高、寄生虫感染(尤其是阿米巴感染)、莱姆病、骨关节炎、风湿性关节炎、干燥综合征、腕管综合征和继发于DM的外周神经病理改变。

椎板切除术后综合征经常是由肌筋膜触发点所引起。

472. (D) 在大多数纤维肌痛的患者中可以观察到的生物学异常包括:

- 经多导睡眠图证实的睡眠失调
- 中枢敏化的生理学或生化学证据
- 时间上的叠加效应以及继发性的疼痛
- 脑成像发现的对压力引起的疼痛的痛阈降低
- 生物胺水平低下驱动对伤害性刺激的下行性抑制
- 脑脊液P物质水平升高
- 仅在原发性纤维肌痛,可有脑脊液NGF水平升高

473. (D) 美国风湿病学会发布了一项旨在提出纤维肌痛诊断标准的研究:大范围疼痛超过至少3个月,在18个解剖学上定义的压痛点中有11个或者超过11个对4 kg压力感到疼痛。相较于正常对照组和其他痛性疾病的对照组患者,此项标准在纤维肌痛的患者中的敏感性和特异性分别为88.4%和81.1%。

474. (C) 除了题干中提到的4个区域外,还存在其他5个区域:

(1) 斜方肌,位于其上部肌肉边缘的中部
(2) 冈上肌,靠近起源处,在肩胛肌脊的上方
(3) 第二肋,其上表面、第二肋软骨交接处的外侧
(4) 臀中肌,臀外上象限前襞
(5) 大转子,在转子后方

475. (B)

A和B. 纤维肌痛已不再被认为是一种心因性的疾病,但是,纤维肌痛的一个亚型的患者可同时合并抑郁或者焦虑。

C. 目前认为,相较于未接受治疗的纤维肌痛的患者,那些接受了不恰当治疗的患者更易于有抑郁的表现。

D. 童年时期遭受性虐待已不再是纤维肌痛起源的合理解释。

476. (E) 女性尿道综合征或者膀胱易激惹综合征的症状包括尿频、排尿困难、耻骨上区不适感和不伴有菌尿的尿道疼痛。

477. (E)

A,B和C. 大多数纤维肌痛的患者(90%)可有睡眠困难。一些表现为入睡困难(初期失眠症),而大多数则为入睡仅几小时后惊醒并存在警觉感(中期失眠症),并且无法再次深度睡眠直至清晨来临前(终期失眠症)。患者在清晨醒来时常常感觉身体异常僵硬(持续45 min—4 h)、精神无精打采,且并未通过睡眠而恢复体力。因此,如果他们白天也不打盹的话,这反倒令人惊讶了。

Moldofsky(2002)观察到,60%纤维肌痛的患者的脑电图(EEG)表现出一种睡眠结构,称为α波侵入深δ波、即非快动眼睡眠,后者与个体疲劳和心理痛苦相关,但这对纤维肌痛并没有特异性。这种波形在健康人群或者失眠症或心境抑郁患者中的发病率仅为25%[Moldofsky H. Management of sleep disorders in fibromyalgia. *Rheum Dis Clin North Am*. 2002 May; 28(2): 353-65]。

478. (E) 约有80%的纤维肌痛的患者存在疲劳的症状,但是其中仅有很少一部分患者的表现真正符合慢性疲劳综合征(CFS)的标准。1000个成年人中,约有4个受到CFS的影响。CFS多发于女性和40—60岁的成年人,具体原因不详。据预测,该疾病并不好发于儿童和青少年,但是随着疾病的程度不同,研究结果的差异较大。CFS大多表现为在之前健康且活跃的个体出现全身性肌肉痛和关节痛、认知功能障碍、慢性精神和躯体疲惫且通常很严重,以及其他特征性症状。目前仍缺乏广为接受的检验学或者病理学证据作为CFS的诊断标准。尽管现有一些测试可协助诊断,它的诊断仍是基于患者的病史和症状性标准而做出的排他性诊断。CFS的疲劳是指患者感到虚弱,而慢性肌痛的疲劳则是患者感到劳

累。疲劳可能是镇静药物的作用结果(也就是说用于治疗纤维肌痛相关的失眠的三环类抗抑郁药)。其他的鉴别诊断范围极广,以下几项必须列入考虑:

- 睡眠障碍
- 慢性感染
- 自身免疫性疾病
- 精神性并发症
- 肿瘤

479. (B) 其他的答案显然都是错误的。在临床上,继发性纤维肌痛很难与原发性纤维肌痛相区别。继发性纤维肌痛的几个例子:

- 类风湿性关节炎的患者约有 30% 的时间存在纤维肌痛
- 系统性红斑狼疮 40%
- 干燥综合征 50%
- 莱姆病 20%;纤维肌痛的症状可在感染后 1—4 个月表现出来,通常与莱姆性关节炎有关。随着抗生素的使用,莱姆病的症状一般可缓解,但是纤维肌痛的症状则会一直持续。
- 慢性肝炎
- 炎症性肠病
- 结核感染
- 慢性梅毒
- 细菌性心内膜炎
- AIDS
- 甲状腺功能减退症
- 垂体功能减退症
- 血色素沉着症

伴有纤维即通过的风湿性疾病的患者,其关节痛的发生率远远超出其发生滑膜炎的比例。治疗者应该分别处理每一种症状,因为在缺乏活动性炎症的情况下,增加抗风湿药物的剂量对由纤维肌痛增强的疼痛的效果甚小。

480. (A)

A. 有几个疼痛的神经化学递质似乎是纤维肌痛的发病因素:
   - P 物质
   - NGF(原发性纤维肌痛的患者可升高,继发性者不升高)
   - 强啡肽 A(在纤维肌痛的患者中可正常或升高)
   - 谷氨酸
   - 一氧化氮
   - 5 羟色胺(在纤维肌痛的患者中降低)
   - 去甲肾上腺素(在纤维肌痛的患者中其非活性代谢产物的量显著降低)

P 物质、NGF、强啡肽 A、谷氨酸和一氧化氮被认为是促进疼痛的物质,因为它们传递或者增加传入信号,从而使大脑感到疼痛增强。另一方面,5 羟色胺、去甲肾上腺素、P 物质的氨基端肽片段和内源性阿片类物质被认为具有镇痛作用,因为它们妨碍了促疼痛信号的传递。

B. 所有关于纤维肌痛患者体内 P 物质的研究均发现,其在 CSF 内的平均浓度显著高于(2—3 倍)健康对照患者的浓度。然而,纤维肌痛患者的其他体液诸如唾液、血清和尿液内 P 物质的水平都正常。

C. P 物质的增加并不是患者 CSF 内 P 物质消除的减少,因为研究发现标记的 P 物质的清除率是正常的。在原发性纤维肌痛,NGF 被认为通过对中枢敏化和神经可塑性的影响而与 CSF 内 P 物质的水平升高有关。

D. CSF 内 P 物质升高并不是纤维肌痛所特有的,因为这也常见于伴或不伴有纤维肌痛的痛性风湿性疾病的患者。在接受全髋关节置换术的患者,术前升高的 P 物质在术后疼痛消失后其水平也恢复正常。某些慢性疾病如腰背痛和糖尿病性神经病理性疼痛的患者其 CSF 内 P 物质的水平则较正常偏低。

481. (E) 目前纤维肌痛没有合适的治疗方法,因此它的处理主要是:

- 非特异性
- 多模式
- 自然期待疗法
- 对症治疗

治疗目的是:

- 减轻疼痛

- 改善睡眠
- 恢复物理功能
- 恢复情绪平衡
- 减少对卫生保健资源的过度使用

达到以上目标的最佳方式是通过多学科途径:
- 教育
- 锻炼
- 理疗
- 药物
- 社会支持

482. (B) 共享决策的概念强调了对诊断和治疗达成一致意见之前,医患之间进行实时意见交换的重要性。它同时提高了医生和患者的满意度,是患者所首选,并且为更好的结果奠定了基础。

A. 共享决策的概念涉及医生和患者。

C. 医生提出治疗选择及其相关的风险和利益,而患者则公开其文化、恐惧、期望、信仰和信念相关的信息。

483. (E)

A. 所有的这些技术均被推荐用于治疗纤维肌痛。渐进性肌肉松弛技术是由 Jacobson 发明的,他认为因为肌紧张通常伴随焦虑,那么患者可以通过学习放松肌肉来缓解焦虑。Jacobson 训练他的患者通过主动松弛某些肌肉以减轻焦虑症状。他同时发现这些松弛技术也对溃疡、失眠和高血压有治疗作用。自我催眠是一种大脑自然发生的状态,可定义为注意力高度集中(恍惚),并且愿意跟从指令(被暗示性)。生物反馈是替代医学的一种形式,它包括测量个体的一些量化的身体功能,例如血压、心率、皮肤温度、汗腺活动和肌肉张力,并将信息实时传递给患者。这提高了患者对无意识的生理活动的警觉性和意识控制。通过向患者提供他/她所不了解的生理信息,生物反馈允许患者自我控制生理过程,而这在之前被认为是由自主神经系统的自动反射。

B. 认知行为疗法可在几个月内改善纤维肌痛患者的疼痛评分、患者的疼痛应对、疼痛行为、抑郁以及物理功能。研究认为随访和强化训练可延长其治疗效应。虽然有人认为支持治疗可增强患者的可控性,但是一种面向资源的自我支持疗法可帮助纤维肌痛的患者面对疾病并提供宝贵的患者教育机会。

C. 有氧运动是最先被提出用于治疗纤维肌痛的非药物性治疗策略中的一个。能产生足够强度心血管刺激作用的低强度有氧运动可减轻疼痛、改善睡眠、改善心境、增加体能、促进认知,从而改善患者的整体外观。参加运动锻炼的纤维肌痛患者能更好地应对疾病。但是,如果运动锻炼过于艰苦,或者在不适宜的时机进行锻炼,那么患者的疼痛可加剧。这些患者应该从低强度的运动锻炼开始(也就是水疗)。随着患者的疼痛逐渐改善,使其依照运动方案继续锻炼也就简单得多。

D. 热疗可改善纤维肌痛患者的压痛、身体僵硬和头痛。同时也可以使肌肉放松、缓和运动,并使患者有幸福感。冷疗也同样有效。

E. 一些患者的症状确实可通过轻按摩得到改善,从而变得更为镇静。

484. (E)

A 和 D. 多巴胺是一种神经递质,由其在精神分裂症、帕金森病和成瘾性中的病理作用而被熟知。现在也已有有力的证据证实多巴胺在不安腿综合征中的作用,后者是纤维肌痛患者的常见合并症。此外,多巴胺在疼痛的感知和自然镇痛中也有重要的作用。因此,帕金森病患者常常抱怨肌肉骨骼痛,其特征是产生多巴胺的神经元的神经退行性病变导致的多巴胺的水平急剧降低。而在精神分裂症的患者,至少其中的一部分是源于产生多巴胺神经元的过度活动,他们通常对疼痛相对不敏感。有趣的是,不安腿综合征的患者通常对静态的机械性刺激表现为痛觉过敏。纤维肌痛通常被认为是一种“与压力相关的疾病”,因其患者的压力性事件的发生率较高,且事件发生后经常恶化。因此,研究者经常假设纤维肌痛可能代表一种以中枢低多巴胺水平为特征的疾病,其原因可能是遗传因素和暴露于环境压力因素共同作用的结果,后者包括心理社会压力、物理创伤、全身性病毒感染或者炎症性疾病(例如,类风湿关节炎、系统性红斑狼疮)。这一结论的得出是基于三个关节的发现:①纤维肌痛与压力相关;②慢性暴露于压力可导致多巴胺先关的神经递质紊乱;③多巴胺在调节疼痛感知和诸如基底神经节区域的中枢镇痛方面起着重要的作用,这些区域包括伏隔核、岛叶皮质、前扣带皮质、丘脑、中脑导水管周围灰质和脊髓。有研究报道,通过应用正电子发射体层摄影术(PET),研究者发现纤维肌痛患者的几个脑部区域的多巴胺的合成明显减少,这些区域内多巴胺在抑制疼痛识别方面起着重要的作用,这些区域包括中脑、丘脑、岛叶皮质和前扣带皮质,这一发现也支持"纤维肌痛的多巴胺理论"。其后的一项 PET 研究显示,当紧张性的实验性疼痛刺激(也就是说将高渗盐水注射入肌内)作用于健康个体时,其体内即释放多巴胺进入尾状核和壳核,而纤维肌痛的患者受到疼痛刺激后体内并不释放多巴胺,事实上在一些患者,疼痛刺激期间其体内多巴胺的水平反而有所降低。此外,相较于对照组,有相当多纤维肌痛亚型的患者对普拉克索的反应良好,后者是一种多巴胺受体的激动剂,可选择性激动多巴胺 D2/D3 受体,且被用于治疗帕金森病和不安腿综合征。

B. 纤维肌痛患者血清和 CSF 内色氨酸水平较低。这些患者血清 5 羟色胺的水平亦较低。5 羟基色氨酸是色氨酸和 5 羟色胺的中间产物,而 5 羟吲哚乙酸是 5 羟色胺的代谢副产物,它们在纤维肌痛患者的血清内的水平均偏低。纤维肌痛患者尿液内的 5 羟吲哚乙酸的分泌量也较正常人为低,女性健康者较男性健康低,且女性纤维肌痛患者较女性健康者低。

C. 纤维肌痛患者压痛点的数量与其血清 5 羟色胺的浓度直接相关。

485. (C) 纤维肌痛是一种常见的以全身性疼痛为特征的慢性疼痛疾病,它被认为主要源于中枢神经传递异常。在一例研究中,17 位纤维肌痛患者与 17 位与其年龄和性别匹配良好的健康患者通过使用 μ 阿片类受体 PET 检查进行对照。PET 扫描可检测脑内的血流。研究显示,纤维肌痛患者颅内在疼痛调节方面发挥重要的一些区域如伏状核、杏仁核和背扣带区域其 μ 阿片类受体的结合潜能有所下降。

受体结合潜能的下降可能源于受体数量的减少、机体自然产生的阿片类物质的释放增加,或者两种原因均有。这些发现表明纤维肌痛患者体内内源性阿片性镇痛活动的改变,并且解释了为什么外源性阿片类药物对这一人群的药效有所降低。阿片类受体结合潜能的下降与纤维肌痛患者通常伴有严重的疼痛有关。

答案 A,B,D 和 E 没有任何价值。

486. (C)

A 和 B. 具有镇静作用的三环生物胺再摄取药物诸如阿米替林和环苯扎林是最常用于治疗纤维肌痛相关性失眠的药物。通常以低剂量的这些药物来改善患者的睡眠,并增强镇痛药物的作用(晚上服用阿米替林 10—25 mg 以及晚上服用环苯扎林 5—10 mg)。患者可对这些药物产生快速耐受性,但是停药 1 个月后再服用可有助于恢复药效。

C. SSRIs 具有非常大的刺激性以至于它们可干扰睡眠,因此它们不应在睡前服用。

D. 苯二氮草类药物可减轻焦虑并减少睡眠问题(阿普唑仑,氯硝西泮)。尤其是氯硝西泮,它可控制纤维肌痛相关的夜间肌阵挛。

E. 普瑞巴林除了具有镇痛作用外,还有镇静作用。

487. (E)

488. (B) 溶骨性骨转移,最常见的位置是脊椎、肋骨、骨盆、股骨和头骨。上肢和下肢的骨骼,除了股骨以外,转移发生率低。

489. (A) 17%—30% 的患者会出现椎管内转移性肿瘤多处脊髓压迫。前列腺癌和乳腺癌多见,肺癌罕见。

490. (E) 双磷酸盐直接干扰骨吸收,间接通过刺激破骨细胞干扰成骨细胞再生及其功能。在骨转移的患者,他们补液后使用高钙疗法,尤其在乳腺癌和多发性骨髓瘤患者中效果最好。双磷酸盐也有缓解急性疼痛的作用,可能是因为它减少了多种产生疼痛物质的衍生物。

491. (E) 加巴喷丁、抗癫痫药物、阿米替林、TCA 都广泛用于治疗神经性疼痛,这往往是癌症疼痛综合征的一个重要组成部分。^{153}钐属于放射性发光介质的高能量粒子辐射组。^{153}钐、^{186}铼和^{32}磷都已在临床使用。

492. (E)

493. (E) 加巴喷丁和阿米替林广泛用于治疗神经性疼痛,这往往是癌症疼痛综合征的一个重要组成部分。^{153}钐属于放射性发光介质的高能量粒子辐射组。在这组中最常用于骨转移患者进行止痛的是^{89}锶、^{153}钐、^{186}铼和^{32}磷都已在临床使用。

494. (E)

495. (E)

496. (A)

497. (B) 在临床应用中,大多数周围神经病变如神经纤维损害导致减少疼痛的感知。在大多数神经病变,周围神经系统的所有部分都有影响,表现为变量的感觉缺失和自主神经功能障碍。

498. (B) 最常用处理急性疼痛的区域的是 S-Ⅰ,S-Ⅱ,前扣带皮质、岛叶皮质、前额叶皮质、丘脑、小脑。

499. (B) 许多研究表明,在外周神经系统,痛觉纤维轴索损伤是神经性疼痛的主要原因。少数情况,小神经纤维也支持这个说法。Charco-Mari-Tooth 疾病也被称为遗传性运动和感觉神经病变,大有髓神经纤维脱髓鞘是有限的,疼痛不明显。另一方面,营销到小神经纤维的情况,就像 Fabry 病的糖尿病神经病变,一种罕见的脂质障碍,一般也有疼痛的症状。

500. (A) 慢性肾功能衰竭是大神经损伤,疼痛症状很少。常见症状表现为不宁腿综合征、麻木、感觉异常、远端无力。

501. (E) 细胞因子,一组异性肽激活免疫系统介导的炎症,它们形成了一个复杂的双向系统之间交流的免疫系统和神经系统 IL-1 是研究最广泛的细胞因子。足底以及腹腔注射 IL-1 可能减少机械和热伤害阈值,这可能是由环氧合酶抑制剂阻断前列腺素的作用。外周细胞因子和大脑之间的连接途径可能涉及迷走神经传入纤维,终止于孤束核和脑室周围,缺乏血脑屏障。

502. (A) 霍纳综合征可以证明头部的交感神经阻滞,其特征是瞳孔缩小、眼睑下垂、眼球内陷,相关结果包括结膜充血、鼻塞、面部无汗。霍纳综合征是同侧交感传入阻滞,而不是并发症。

503. (E) 行为学研究表明激活 NMDA 受体被认为是影响和保持疼痛相关的行为。钙离子通道是参与递质释放的关键离子通道。不同亚型钙通道(L-,N-,P-/Q-型)取决于疼痛的性质可能有不同的作用。N 型电压依赖性钙通道是参与感觉伤害性传入突触前和突触后处理的主要亚型。动物实验和临床研究都表明,综合使用来自芋螺毒素(SNX-111)N 型钙通道阻滞剂可以部分缓解疼痛。这种物质来自蜗牛天然芋螺毒素的通用名称为齐考诺肽。

504. (A) 阿片受体激动剂在治疗神经病理性疼痛的效果在过去 20 年的已经引起重大争议。最近的研究使我们更理解这个话题。在脊髓损伤和卒中患者,静脉注射吗啡表明降低自发性疼痛效果较差,但显著降低抚摸疼痛。其他研究使用阿芬太尼治疗神经病理性疼痛独立的病因和在抚摸着痛,自发性疼痛,增加的温度时热痛检测和降低温度时冷痛的检测来进行动态观察是否减少疼痛。

505. (A) 脊髓背角神经元的动作电位的谷氨酸能兴奋性突触后电位介导的活动,这可能是由GABA/甘氨酸引起突触后电位快速抑制产生抑制作用。GABAA 和甘氨酸受体的配体是门控氯离子通道,而 GABAB、腺苷、阿片类药物通常钾通道激活产生突触后超极化发挥作用。

506. (C) 更激烈的或持续的伤害性刺激会诱发初级传入伤害性感受器在更高的频率的放电和从中央痛觉末梢神经调质 CGRP 释放肽,P 物质,谷氨酸。随着越来越多的背角神经元得到去极化,NMDA 受体开放镁离子通道,使细胞内钙浓度增加。这些细胞内的信号转导通路的最终结果是达到饱和状态。

507. (B) 在 PHN 患者的组织病理学研究发现,神经节细胞丧失和纤维化和背角、背根神经节、背根和外周神经萎缩。高达 30% PHN 没有感觉丧失的患者在受影响的皮肤区域显示很少或没有神经功能丧失,有趣的是热的感觉阈值不受影响或甚至下降。抗病毒药物的患者表现出令人失望的慢性痛。热痛觉过敏比冷痛觉过敏更常见的,冷痛觉仅在不到 10% 的患者发生。

508. (B) 幻肢痛同时出现在男性和女性,不受成人年龄的影响,不论截肢的侧别和截肢的原因。幻肢痛在年幼的孩子与先天性截肢患者中较少发生。

509. (A) 疼痛通常是间歇性发作。只有少数患者有持续的疼痛。疼痛是最经常是每天发生,或是隔日或隔周发生。

幻肢痛往往是发生在缺肢远端部分。通常疼痛发生在被截肢上肢的手指、手掌和下肢截肢者的脚趾、手心的感觉和脚踝。这可能是由于手和脚相肢体的近端部分皮质层厚。

幻肢痛的角色通常被描述为放射痛,刺痛,燃烧感,麻木,抽搐,痉挛和压痛。

510. (D) 错觉比幻痛较常见,几乎所有截肢患者都发生过。幻觉发生率范围是 71%—90%,截肢后 8 天到 2 年之间。除了不发病,时间和频率随着时间的推移而降低。错觉对于 6 岁之前行截肢的患者和先天性截肢患者不常见。

无痛的感觉通常出现在第一天截肢后。截肢患者通常在麻醉清醒后感觉断肢仍然存在。截肢后,幻肢感觉通常是类似的形状,长度和体积。随着时间的推移,幻觉消失,只留下幻肢远端部分的感觉。例如,上肢截肢者可能感觉到手和手指,下肢截肢者会感觉到脚和脚趾。

常见的上肢截肢者感觉手指紧握拳头,而下肢截肢者的幻肢常被描述为足趾屈曲。在某些情况下,有出现幻影的感觉。

据报道,约 1/3 的患者有幻觉可以伸缩(幻肢可以收缩)。幻影逐步接近并最终成为连接到残端。残肢幻痛并不阻碍幻肢收缩。

511. (B) 变化发生在一个完整的神经切断后的 DRG 细胞。在背根神经节细胞表现出类似的异常自发活动,增加机械刺激和化学刺激的敏感性。神经瘤切除的局部麻醉引起的传入放电和诱发幻痛加重,但由背根神经节细胞活动参与的自发性疼痛和记录下自发活动不变。背根神经节细胞离子通道的表达变化最大的是钠离子通道,主要表现为表达模式改变。

交感神经系统可能产生起着重要的作用,尤其在维持幻痛。结果表明,去甲肾上腺素应用或节后交感神经纤维活性出现激活和敏感性下降,但不包括正常的神经纤维。皮内注射去甲肾上腺素能修复神经性疼痛,可以缓解被报道为极度疼痛的交感神经阻滞术和神经瘤的注射痛。

儿茶酚胺敏感性也可能与对侧肢体截肢寒冷的皮肤表现相关,它与幻痛强度的残肢皮肤温度呈负相关。

512. (A)

A. 使用硬膜外或硬膜外/神经或神经超前镇痛管理已被实施。只有两个研究被认为使用了适当的随机化和盲法对照。

B. 80% 例截肢后患者被报道存在持续性疼痛。目前机制尚不完全清楚,但在中央脊髓 NMDA 受体改变对于截肢中神经损伤是非常重要的。该研究的目的是评估预先调节感觉输入硬膜外氯胺酮,以研究截肢后疼痛和感觉处理的影响。

C. 超前镇痛的目的是通过阻断中枢敏化,提前阻断发生在周围神经损伤的内神经元的反应级联。真正超前治疗不可能在截肢患者前计划好,大多数患者会出现缺血性疼痛、几乎都会出现预先出现的神经元过度兴奋。结论:硬膜外阻滞已被证明是在术前和术后残端痛缺血性疼痛的有效治疗。

513. (A)　酸性食物,如橙汁、汽水、西红柿和醋会加重间质性膀胱炎的症状。辛辣食物、酒精、咖啡、巧克力、茶、可乐和吸烟也应受到限制或完全戒除。

514. (C)　戊聚糖和木聚糖多硫酸酯钠是口服肝素替代药物。通过合成糖胺聚糖层增加膀胱黏膜表面的抗黏着剂进行增强膀胱壁防御细菌功能。

515. (E)　内源性阿片肽作为其他神经递质,如5羟色胺、去甲肾上腺素和γ氨基丁酸都被认为参与下行抑制。

516. (E)　焦虑、恐惧、无助和睡眠剥夺被认为是增加疼痛的恶性循环。文化背景已被证明在个人的疼痛反应发挥重要作用。

517. (E)

518. (A)　有证据表明,肠道蠕动的疼痛相关损害可能通过硬膜外局部麻醉药可以减轻。

519. (B)　在感觉丧失的部位疼痛,也被称为传入神经痛,或痛性感觉缺失,是神经性疼痛的突出的标志。阿片类药物治疗对于神经性疼痛的反应不如躯体疼痛治疗效果。神经性疼痛的显著标志是无痛的刺激时出现 allodynia - a 疼痛反应。轻触神经瘤产生受损神经分布的辐射触电感觉叫做 Tinel 征,这是神经性疼痛的另一个特点。

520. (E)

521. (E)　烧伤后疼痛有两个组成部分:一个恒定的背景疼痛和间歇发作疼痛。阿片类药物持续输注用于背景疼痛控制。疼痛的伤口护理,衣服变化和其他原因可能需要短暂但有效果镇痛。这可以通过补充静脉注射阿片类药物或另外的辅助药物,如静脉注射氯胺酮、苯二氮䓬类药物,吸入氧化亚氮氧混合,甚至全身麻醉以实现。

522. (E)　所有的答案都是正确的。脑损伤可能出现颅内压增高,这被认为是用于置入硬膜外导管的禁忌证。

523. (B)　两种类型的疼痛,可能会发现在 PHN:稳定燃烧或刺痛,另一种是阵发性、刀刺般的疼痛。这两种疼痛都是自发的,通常由与相关皮肤区域接触而加重。

524. (E)　所列的药物都对于 PHN 的治疗有一定的疗效。多模式联合方法似乎是更有效的协同作用。

525. (E)

526. (E)

527. (A)　口服类固醇激素在带状疱疹急性期缓解疼痛,以及缩短病程。然而,对照试验表明没有对于 PHN 治疗无效。随着抗病毒药物的发展,因为较多不良反应,目前不推荐使用口服类固醇。

528. (B)　糖尿病性肌萎缩发生在糖尿病患者,更常见的Ⅱ型糖尿病患者,开始在大腿和臀部疼痛。近盆底肌肉组,髂腰肌,闭孔神经萎缩,内收肌群随后出现疼痛。它通常不涉及坐骨神经,或下肢远端肌肉。糖尿病性肌萎缩的治疗主要是支持治疗。

529. (A)　神经性关节病关节最常见出现在负重关节。主要的原因是糖尿病,但也与神经性关节病和麻风病,雅司病,先天性无痛,脊柱裂,脊膜膨出,脊髓空洞,肢端营养障碍性神经病,淀粉样病变,周围神经病变,淀粉样病变,周围神经病变继发于酗酒和维生素缺乏症,脊髓损伤,周围神经损伤的肾移植术后关节腔内注射,脑心舒,梅毒相关。Charcot 关节的病因被认为是传入的本体感觉纤维和后续识别的创伤、关节破坏相关。

530. (D) 以社区为基础的调查的 255 个 DPNP 患者招募的内分泌学家,神经学家,麻醉医生和初级护理医生的办公室发现 NSAIDs 是最常用的药物,占到 46.7%。尽管这是事实,没有证据支持 DPNP 使用 NSAIDs 疗效,而 NSAIDs 药物对于有糖尿病神经病变患者有较高风险造成肾功能损害。

531. (E)

532. (A) 由于血糖控制不完善,口服药物确实可以减轻游离高血糖代谢的影响,从而防止活性氧的产生,被认为有助于糖尿病神经病变。不幸的是,通过醛糖还原酶抑制剂试验,来降低异常的代谢通量的结果一直是令人失望的。

533. (B) 三叉神经痛、面肌痉挛两者合并被称为面肌抽搐。据悉,女性比男性更严重。偶见它包含所有的单侧面部肌肉几乎连续发生的强烈痉挛。面部无力很少见。抽搐可能表明存在肿瘤,血管畸形,对基底动脉的扩张,压迫三叉神经或面神经。

534. (A) 三叉神经痛的诊断标准:持续数秒钟的放射痛、放电感、尖锐痛、严重的疼痛,有时有无痛的间歇期。疼痛是间断性的,有数周或数月不痛。疼痛通常是单侧的,轻按、吃饭、说话,或者洗漱引发。

535. (D) 三叉神经痛很少是多发性硬化症的典型症状。还有,多发性硬化症晚期患者出现三叉神经痛表现。

536. (C) 甘油是一种非选择性神经剂。虽然比射频热凝不常见,但影响感觉缺失发生率高。复发率最高的是消融技术。

537. (E) 三叉神经痛是最常见的脑神经痛,其最常见的形式是特发性的。三叉神经痛的发病率是每 1 000 名女性中 5.7 人患病和每 1 000 男性中 2.5 人患病。多发性硬化症患者中三叉神经痛的发病率风险更高。有家族史的患者中有一定潜在风险。

538. (A) 三叉神经痛是一个轴突退行性疾病。假说结合现有的在神经病理性疼痛中关于离子通道知识。局灶性脱髓鞘邻近动脉压迫的区域已在后颅窝手术患者通过电子显微镜被证实。在高达 30% 的动脉交叉压迫患者,在根部区域出现沟或褪色侧面。

539. (C) SiH 与 PDPH 具有相似的表现,病理生理学,治疗。最重要的区别是诱发因素,在 PDPH 中较明显。SIH 患者的脑部增强 MRI 显示脑膜增强和增厚,并可能向枕骨大孔偏移。自发性硬脊膜损伤最常见的部位是胸部的颈胸椎和胸腰椎交界地区。

540. (B) 它已被证明,与 30 min 相比,保持仰卧位 2 h后 EBP 成功率更高。虽然最初的缓解效果很好(几乎是 100%),PDPH 的总体长期补救效果成功率在 61%—75%。当硬膜撕裂是由一个大针造成的,EBP 可以有效缓解。

541. (C) 在两个重要的因素是预防 PDPH:使用细椎管针和钝锥管针。其他可能防止 PDPH 发展的方法包括旁正中方法和鞘内导管使用。卧床休息作为一项预防措施是无效的。

542. (E) 颈源性头痛是来自颈部以上区域产生的头痛,它由颈根部或其神经分支刺激产生。通过 IHS 和 IASP 将头痛为单侧和双侧。所有的选项都是正确的。

543. (E) 根据国际头痛协会和疼痛,颈源性头痛是一种起源于颈部疼痛,多为单侧,也可能是双边的,颈部运动可加剧,并通过枕大局部神经阻滞可缓解。CGH 的患病率在普通人口中为 0.4%—2.5%,在慢性头痛患者中可能占 15%—20%,男女比例为 1:4,女性多见,42.9 岁患者多见。

544. (A) 在有先兆的经典偏头痛区域可见枕叶皮质脑血流减少。在脑血流量的变化引起先兆和激活三叉神经末梢。皮质传播性抑制可能刺激三叉神经核尾侧的外周神经末梢是有可能的。

545. (B) 在典型的偏头痛先兆时有脑血流量减少。

在典型的偏头痛患者中,脑血流量的增加发生在头痛开始,这种变化在头痛发作时持续。在无先兆的偏头痛中,脑血流没有变化。

546. (E) 情感变化是偏头痛的危险因素。偏头痛患者抑郁发生率是没有偏头痛的患者的 4.5 倍,躁狂发生率是其 6 倍,焦虑障碍是其 3 倍,惊恐障碍是其 6 倍。

547. (A) 虽然偏头痛从 30 岁开始,发病率最高是在 50 岁左右。有家族史患者多发,怀孕女性患者经常怀孕前 3 个月症状较严重,3 个月后改善。许多女性患者症状会自然而然减轻,但不是行绝经手术后。

548. (C) 肌肉无力是紧张性头痛常见的表现,但不是继发于颅周肌肉收缩或情绪或压力引起的缺血性疼痛。增加肌电活动是不依赖于疼痛和压痛。慢性紧张性头痛患者可以观察到痛阈降低,可能是由于中枢神经系统 5 羟色胺水平降低。虽然紧张性头痛可开始于任何年龄,最常见的发病在青春期和年轻人。随着年龄的增加,紧张性头痛患病率降低。

549. (E) 腰腿痛必须具备以下特点:神经系统引起,可能在健康志愿者中出现腰腿痛,可能由疾病或损伤引起的疼痛感,可以使用可靠、有效的诊断技术诊断的一种疼痛。

550. (A) 随机对照试验表明,腰托和背部锻炼对于预防背部疼痛无效。随机对照试验表明锻炼可以预防背部疼痛。到目前为止,没有随机对照试验表明介入治疗对于预防背部疼痛是有效的。

551. (E) 腰段神经根最显著的变异是与方向改变和神经根吻合处改变。1 型变异是方向改变,分为两种:1A 是两组神经根起自一个椎间孔,1B 是椎间孔起自位置较低的硬膜囊。2 型异常包括椎间孔神经根数目异常。2A 是椎间孔内无神经根,2B 是椎间孔内包含额外的神经根。3 型是椎间孔内的神经丛中额外的神经根合并附近的一个神经根。3 型是可能和 2 型共同发生的。

552. (E) IASP 公布的标准化术语来定义腰骶痛是疼痛感觉产生于腰椎疼痛和/或骶髓。腰骶痛定义疼痛知觉产生于上方通过 T12 棘突的连线,下方通过 S1 棘突的连线,两侧是竖脊肌外侧缘。骶髓疼痛被定义为起自后上和后下骶骨的假想连线,上方是 S1 棘突的连线,下方是后骶尾关节连线。

553. (E) 经注射近期有一些令人担心的并发症。这些包括小脑梗死和脑梗死,SCI,梗死,大面积脑水肿,截瘫,闭塞后糖皮质激素颗粒沉积后出现视觉缺陷,脊髓前动脉综合征,神经功能缺损,持久神经损伤,一过性四肢瘫痪,马尾神经综合征,硬膜下血肿,全麻后尝试硬膜外麻醉后意外注射造成截瘫。

554. (C) 尽管以前有争议,椎间盘造影是明确椎间盘是否疼痛的唯一方法。这个实验室证明对于椎间盘疼痛患者,如果刺激相邻的椎间盘是不会增加他们的痛苦。只有当椎间盘压力 <50 psi,尤其是 <15 psi 时会出现症状。当椎间盘压力 >80 psi,即使在正常患者中也会出现椎间盘疼痛。刺激椎间盘也可使用另一种方法,电极热刺激椎间盘。加热椎间盘引起的疼痛起自于背部。这种疼痛会放射至四肢远端,可能引起大腿和小腿疼痛。

555. (B) 髓核溶解术是用于椎间盘突出引起的坐骨

神经疼痛中保守治疗无效后的一种治疗方法。注射禁忌证是椎间盘突出症伴压迫、狭窄和马尾综合征患者。相对禁忌证包括既往木瓜凝乳蛋白酶注射,既往椎间盘突出手术史,椎管狭窄,严重退行性椎间盘病变和小关节骨性关节炎、腰椎滑脱。

556. (E) FBSS 最常见原因是手术不当或过早手术。第二个最常见的原因是不可逆的神经损伤继发持久性疼痛,一个少见的原因是手术不彻底。最近,FBSS 由于先前进行的手术产生了新的病理类型。

557. (A) 美国神经外科医师协会和美国骨科医师学会发表了对进行择期手术患者的选择标准。它们适用于新患者以及 FBSS 患者,包括:

(1) 保守治疗失败。

(2) 1 个病理影像学诊断研究显示神经根或马尾神经受压和节段不稳患者,同时有相符的症状。

神经根疼痛包括以下 1 个或多个特点:

1) 相应的皮肤感觉丧失。

2) 相应的阶段性运动丧失。

3) 相应部位深部肌腱反射异常。

558. (A) 有类风湿关节炎患者颈椎受累三种主要类型:寰枢椎半脱位、头颅下降、轴下半脱位。颈椎滑膜炎性改变影响关节囊和囊液结构。颈椎受累的患者被认为患有较严重的类风湿关节炎,预后通常较差。枕髁突骨折是由于完全钝性创伤与轴向压缩、侧弯、翼状韧带的旋转损伤。

559. (E) QTF 是一个加拿大的工作团队。1995 年 QTF 提出了具体的建议的预防,诊断和治疗。这些建议已成为对 WAD 管理指南,涉及 WAD 分类指南。完整的报告发表在 1995 年 4 月 15 日的期刊上。更新版发布在 2001 年 1 月的期刊上。

由 QTF 发布的 WAD 四个等级:

一级:抱怨颈部疼痛或压痛,无明确体征

二级:医生检查发现颈部的活动受限和颈部压痛范围

三级:活动受限运动和神经系统体征,如减少深部肌腱反射、无力、失眠和感觉障碍

四级:颈部不舒适和脊髓骨折、脱位或损伤

560. (A) 牵引试验是在检查者站在坐着的患者后方,从下巴和枕骨部举起患者头部,将头部重量从颈部移除。如果颈部发生疼痛,可能说明通过椎间孔的神经根是疼痛的来源。

561. (A) 旋转手法可用来识别神经根压迫或刺激。头向患侧和手部在头顶施力。若感觉疼痛,则说明是神经根性疼痛。Valsalva 试验在头低下时患者感觉疼痛或感觉改变。此测试增加鞘内注射压力和加剧肿瘤引起的宫颈管收缩、感染、椎间盘突出症或骨赘变化。牵引试验是在检查者站在坐着的患者后方,从下巴和枕骨部举起患者头部,将头部重量从颈部移除。如果颈部发生疼痛,可能说明通过椎间孔的神经根是疼痛的来源。Adson 试验可用来评估血管,由于胸廓出口综合征对锁骨下动脉造成影响。

562. (D) 外周神经性疼痛综合征的 HIV 感染患者中列出的答案 1—3。

563. (A) 艾滋病感觉神经病变患者主诉大多为感觉神经病变。但 NCV 和 EMG 研究表明,感觉和运动系统都参与其中。

564. (E) 兴奋剂如安非他明、哌醋甲酯,对于存在认知障碍的 HIV 感染者或艾滋病患者可能是有效果的。兴奋剂提高阿片类药物的镇痛作用。他们也减少阿片类药物的镇静作用。此外,兴奋剂提高食欲、促进幸福感、改善恶性肿瘤患者的肌无力和疲劳的感觉。

565. (B) 组织损伤产生的几个主要疼痛介质包括 IL-1、缓激肽、K+、H+、组胺、物质 P 和 CGRP 等。疼痛刺激的途径包括活化剂、敏化剂、激动剂和抑制剂。血清素、脑啡肽、B 内啡肽是内源性中枢性疼痛抑制剂。

566. (E) SCD 包括四个组成部分:

(1) 疼痛综合征。

(2) 贫血及其后遗症。

(3) 包括感染和器官功能衰竭。

(4) 同时并存。然而,疼痛是SCD的特点和决定贯穿患者生命的临床症状。疼痛可能单独存在或和其他三个组成部分并存。

567. (C) 股骨头缺血坏死是SCD成人患者中最常见的并发症。它往往非常严重,使髋部丧失活动能力,也是一个广义的骨疾病,股骨和肱骨头、椎体可能同样受影响。股骨头缺血性坏死的治疗是对症的,包括在疾病的早期阶段给予非阿片类或阿片类药物,更严重情况需要行全髋置换术。髓芯减压在股骨头缺血性坏死早期阶段是有效的。

568. (B) 小腿溃疡是痛苦的,发生5%—10%的成年SCD患者可能发生镰状细胞性贫血的并发症。若进行正确局部治疗,几个月内大部分溃疡可以愈合小腿溃疡。持续超过6个月的小腿溃疡,可能需要皮肤移植,虽然这种治疗方法的结果是令人失望的。最近研究发现,包括使用血小板衍生生长因素制备自体或重组技术可能是有效的。

569. (E)

570. (A) 镰状细胞贫血影响全世界数百万人。特别是祖先来自非洲撒哈拉沙漠以南地区,讲西班牙语的地区(南美洲、古巴和中美洲)、沙特阿拉伯、印度和地中海国家(如土耳其、希腊、意大利)。

571. (E) 妊娠期对于血栓危象处理始于积极补液以增加血管内的容积和降低血液黏度。在这些低氧血症患者中,氧气供给必不可少。部分交换输血是用来减少聚合血红蛋白S。预防性输血可能会降低孕期严重镰状细胞并发症。

572. (E) 一些SCD患者家里阿片类药物管理最重要。因此,家里阿片类药物应该考虑更快和更有效的控制镰状危机疼痛。然而,阿片类药物滴定可能需要一些额外的护理,因为低氧血症和高碳酸血症的进一步加剧镰状红细胞。

573. (D) 自主神经反射异常是一个潜在的威胁生命的疾病,它是由感觉输入损伤引发,表现为血压增高、头痛和有脑出血、癫痫发作的风险。

574. (C) 前脊髓综合征是一种常见的不完全脊髓损伤综合征。一个前脊髓综合征患者可能表现出完整的运动和不完整的感觉丧失,保留的躯干和下肢深压觉及本体感觉异常。该综合征功能恢复预后最差,只有10%的变化已被报道的运动功能恢复。

575. (B) 脊髓后索综合征是一种罕见的不完全脊髓综合征,深感觉丧失、疼痛感和本体感觉丧失,脊髓功能保留。患者走动类似拍打步态。

576. (E) 半切综合征是一种罕见的脊髓不全综合征。解剖上的单侧脊髓损伤,如火器伤,临床特点是同侧脊髓损伤合并对侧痛觉和温度觉减退。几乎所有这些患者可恢复,大部分患者恢复肠道和膀胱功能及行走能力恢复。

577. (A) 抗惊厥药有多种药理作用,如钠和钙通道的调节,增加GABA的抑制作用,且抑制异常的神经元的过度兴奋,这提示它对于神经病理性疼痛的作用。

578. (E) 自主神经反射异常患者通常表现为心率下降,血压的急剧变化,损伤平面以上出现脸红和出汗,外周血流急剧减少,保留迷走神经的反射通路。

579. (C) HO是在非骨骼组织有成熟的板层骨形成,通常发生在关节周围软组织。HO骨形成不同于其他的钙沉积病,HO在肌肉之间形成封闭的骨,而不是在关节内或连接到骨膜成骨。

神经源性HO是继发于脑外伤或脊髓损伤最多见,髋关节是最常见受影响的关节。

尽管HO最常见的症状是疼痛,SCI患者可能没有疼痛。

帕米膦酸二钠,磷酸盐,是破骨细胞抑制剂。

它的结构类似于无机焦磷酸盐，用于 TBI 和 SCI 患者可以延迟磷灰石晶体聚集到钙化簇。SCI 患者推荐预防 HO 治疗是 20 mg/(kg·d)2 周，然后 10 mg/(kg·d)10 周。对确诊的 HO 目前推荐的治疗是用 300 毫克 IV 连续 3 天，脊髓患者随后再用 20 mg/(kg·d)6 个月。

580. (E) 局部神经源性炎症可以解释 CRPS 早期出现的急性水肿，血管扩张和出汗。受影响关节的关节液可观察到蛋白质浓度增加及滑膜血管过度形成。研究结果支持 CRPS 中有神经源性炎症，包括全身 CGRP 水平升高和局部组织液中 IL-6 和肿瘤坏死因子-α 增加。

581. (C) 高达 50% 的 CRPS 患者显示只有 10% 的慢性患者被观察到患肢活动范围减少，生理性震颤幅度增加，活动力量降低，肌张力障碍。这些运动变化与外周系统关系不大，可能与运动神经元处理异常结果。

582. (C) 据估计，骨折后 CRPS 的风险是 1%—2%，脑外伤后是 12%。在大样本的回顾性研究显示，分布在上肢和下肢比例是 1∶1—2∶1。SCI 后出现 CRPS 是罕见的。脑外伤后受影响的肢体更可能受累。

583. (E) 三个阶段的三相骨扫描包括灌注相 30 s 后，血池是 2 min 后，矿化阶段是评估 3 h 后。鉴别诊断 CRPS 和排除骨质疏松症，在灌注和血池相均匀单侧灌注是一致，不活动时 CRPS 患者矿化阶段显示单侧关节周围吸收升高。

584. (E)

585. (A) 主要 CRPS 患者病理包括：

(1) 一些肌肉细胞斑块状萎缩，继发性肌废用和神经损伤
(2) 毛细管微血管病变，与血管内皮细胞和周围细胞加速周转
(3) 几种类型的神经轴突变性
(4) 受损坏的神经支配的局灶性骨质疏松，滑膜细胞解体和水肿

586. (B)

587. (A)

相反，CRPS Ⅱ型具有相似的男孩和女孩发病率比例，CRPS Ⅰ型女孩更常见，比例大约是 4∶1的。下肢更容易受累(比例大概是 5∶1)。CRPS Ⅰ型白种人中更常见。也有证据表明，患者多有遗传倾向，HLA A3，B7，DR2 增加患者的发病率。

588. (B) 男孩和女孩在儿童时期 CRPS Ⅱ的性别基本相同。虽然在分娩过程中臂丛神经损伤是常见的，可以导致运动无力，他们很少发展疼痛。有趣的是这些患者没有治疗做得更好。

589. (B) CRPS 的诊断仍然是在既往史和体格检查基础上发现。没有实验室检查可以确认或排除诊断 CRPS。虽然有争议，大多数作者认为 CRPS 骨扫描进行诊断是非特异性。CRPS 患者可能骨扫描显示固定不足或固定过度或可能是正常的。骨扫描可以鉴别诊断 CRPS 和一些其他疾病，排除一些潜在的骨科异常可能触发神经血管病变。

590. (C) 运动障碍是 CRPS 患者的一个基本特征。运动功能障碍不是一个简单的主动防御反应保护肢体的疼痛刺激，而可能是外周和中枢机制的相互作用。深腱反射往往是活跃的。随着疾病的持续时间增加，运动障碍的患病率的增加。这些运动障碍的一个特征是出现无法开始一个动作。

591. (A) CRPS 患者肌张力障碍引起的扭曲是受影响的身体部位的动作或姿势异常，最突出的特征是屈手指的姿势和脚腕异常。有伸展的姿势异常但很少见。

592. (E) 脊髓机制中发挥重要作用的感官知觉与 CRPS 患者异常，节段性肌张力障碍的特点是受影响的肢体和其相应的突触连接到相邻的皮质区的皮质表示的传播。另一方面，全身性肌张力障碍增加了对感官刺激皮质兴奋性和运动皮质

的抑制已在 CRPS Ⅰ确认。PET 扫描和 SPET 表明在 CRPS 和晚期缺血早期患者对侧丘脑活性增加。

593. (C)　肌筋膜触发点特征：

(1) 在肌肉拉紧带焦严重压痛
(2) 疼痛是一个遥远的触发点激活
(3) 绷紧韧带上的触发点机械活化收缩
(4) 利用触发点疼痛的机械活化再生
(5) 运动范围的限制
(6) 无肌肉萎缩无力
(7) 自主现象如竖毛或响应于触发点激活局部环流的变化

在触发点的特征差异代表不同的肌肉，医生不应该期望通过体格检查发现在每一个肌肉的触发点和每个特征。

594. (A)　触发点失活是达到缓解疼痛，提高生物力学功能，提高患者更好地执行任何任务能力的一种手段。疼痛缓解或增加运动范围，两者都可以是触发点失活的结果，不是治疗目标。

595. (E)　慢性肌筋膜疼痛综合征是最好采取多学科团队治疗方式，包括患者、医生、心理学家、临床社会工作者、职业治疗师、物理治疗师、生物工程学家、按摩治疗师和其他积极参与病人护理的人。急性肌筋膜疼痛综合征患者可能只需要治疗的医生和物理治疗师。慢性肌筋膜疼痛的患者是等张训练太快、太频繁开始，引起有效的触发点疼痛和功能障碍进一步加重和增加。急性治疗方案可分为疼痛控制阶段和培训或训练阶段，疼痛控制阶段的触发点，失活是最重要的组成部分，患者必须改变自己的行为，避免过分强调自己的肌肉没有变得无效。疼痛控制阶段必须有一个明确的终点。如果患者没有超越疼痛控制阶段，训练阶段，患者可以限制其功能的能力，在受伤的风险更大，培训或空调期和它涉及治疗运动，运动再教育和整体调节。

596. (C)　A 型肉毒毒素可成功使肌筋膜触发点失活；然而它可引起持续数天到 1 周的流感样肌痛和偶发的法射点外肌无力。它是一种长效治疗方法，对触发点注射可使疼痛缓解长达 3 个月，而局麻或无麻的传统触发点注射只能维持数日到 1 周。

597. (A)　1. 有一项研究表明，日本针灸或浅刺法可减少慢性颈部肌筋膜疼痛。

2 和 3，是正确的。

4. 虽然这项研究是不存在的，但一个叫肌肉刺激的干针疗法确实存在，它包括针插入紧带而不必考虑实际触发点，它可能是一种通过于针进行电刺激的疗法。

598. (E)

599. (D)　纤维肌痛被发现在全世界发病率是 2%—12%。在成人，女性发病率是男性的 7 倍。纤维肌痛随着年龄增长，在 70 岁时达到高峰。在幼儿，男女发病率一致。与成人相反，幼儿的症状会随着年龄增长而缓解。

600. (A)　目前研究发现如果患者有发热性疾病、外伤史或有纤维肌痛综合征家族史，纤维肌痛症状会加重。大约 1/3 的纤维肌痛患者有家庭成员以前被诊断为纤维肌痛。

601. (E)　>90% 纤维肌痛患者患有慢性失眠。一些患者有入睡困难。一些可能入睡数小时后惊醒，这可能影响他的整个睡眠过程。经过一夜睡眠后，纤维肌痛患者可能感觉僵硬、皮套、认知障碍。这些患者可能在白天很难小睡。纤维肌痛患者干扰睡眠中 α 波，δ 波。

602. (E)　纤维肌痛患者，CT 显示异常低脑血流量在丘脑核，尾状核的左、右头和皮质与脑脊液 P 物质水平饱和是在脊髓神经元的兴奋性，依赖于频率的增加，由电气刺激传入 C 纤维诱发，谷氨酸和速激肽受体需要产生饱和，因此这两种受体类型之间的一个积极的调制已建议。无论参与其发生的机制，饱和已被解释为在伤害性信息到达连接的 C 纤维外周伤害性感受器脊髓放大系统，这可能反映了生理系统的激活在脊髓的传入伤害性动力强烈或持续弹幕后。另一方面,饱和,中枢敏化及痛觉过敏是不相同的现象,尽管他们可能有共同的特性。纤维肌痛综合征脊髓饱和异常,身体上的创伤或发热可能暂时与纤维肌痛发病在60%。

603. (B) 纤维肌痛患者的血清 IL-8 水平明显较高,与 IL-6 在纤维肌痛患者外周血单个核细胞培养统计高于对照组,IL-8 增加抑郁症患者是最引人注目的,但也有一个与纤维肌痛的持续时间和疼痛强度的相关性,在体外的 IL-8 的产生是由 P 物质刺激。

604. (D) 普瑞巴林已知可纤维去极化电位提高疼痛阈值,这是电压依赖性钙通道受体 $\alpha_2\delta$ 亚单位的配体,它具有镇痛,抗焦虑和抗惊厥活性,它减少了大量的神经肽释放,包括去甲肾上腺素、谷氨酸、P 物质,它已被批准用于治疗癫痫部分性发作,糖尿病神经损伤相关的疼痛,带状疱疹,引起的疼痛。两个双盲,对照临床试验,涉及约 1 800 名患者,用 300 mg/d 或 450 mg/d 的剂量治疗纤维肌痛已获批准,它可有效减少身体疼痛的严重程度,提高睡眠质量,减少纤维肌痛患者的疲劳,普瑞巴林是由 FDA 于 2007 年 6 月 21 日批准用于纤维肌痛患者。

根据临床试验报告,普瑞巴林的最常见不良反应包括轻度到中度的眩晕和嗜睡、视力模糊、体重增加、口干、手脚水肿。所出现的不良反应与剂量相关。普瑞巴林能损害运动功能和影响注意力,FDA 建议患者向他们的医生或其他保健专业人员咨询是否使用普瑞巴林,因为这可能损害他们驾驶车辆的能力。

(1) 环苯扎林,在过去被成功运用于治疗纤维肌痛患者,但没有得到 FDA 的批准。

(2) 度洛西汀是 FDA 批准的主要用于治疗抑郁症,神经性疼痛的糖尿病周围神经病变和广泛性焦虑症的一种药,该药是一种 5 羟色胺和去甲肾上腺素再摄取抑制剂,具有几乎相同的 5 羟色胺和去甲肾上腺素再摄取的抑制,慢性疼痛与抑郁症患者的试验表明,度洛西汀的纤维肌痛患者的疗效观察,对 80% 的疼痛有直接的镇痛作用,而不是间接的抗抑郁作用,常见的不良反应为恶心,头痛,口干,失眠,便秘,头晕,疲劳,嗜睡,腹泻,多汗,两个安慰剂对照治疗纤维肌痛的疼痛度洛西汀相关研究已随即发表,这两项研究表明,度洛西汀治疗纤维肌痛相关疼痛的妇女,然而,药物还没有被批准用于治疗纤维肌痛的。另一种类型的血清素和去甲肾上腺素再摄取抑制剂为代表的米那普仑,去甲肾上腺素再摄取抑制较 5 羟色胺更甚,一些报告指出,米那普仑还可以有效治疗纤维肌痛的身体疼痛。

(3) 曲马多最近已被证明可改善纤维肌痛患者的疼痛。它结合了 μ-agonist 与 NMDA 受体拮抗剂和去甲肾上腺素和 5 羟色胺再摄取抑制作用,在随之而来的对乙酰氨基酚相结合制备,一个相当大的协同效应已经注意到,恶心和头晕可以限制在第一次在大约 20% 的患者,但一开始就 1 片,在睡前 1—2 周可以降低患病率和允许以后增加而是 1 片,每 4 天治疗的水平,一种典型方案 300 纤维肌痛曲马多 400 mg/d 三分或四分剂量,随之而来的对乙酰氨基酚在 2—3 μg/d 剂量分割,给予 5 羟色氨酸可以增加血清素的合成。100 mg,口服,每日 3 次,已被证明是治疗纤维肌痛的有效剂量。

605. (B) 中枢敏化可以通过阻断 NMDA 受体起到抑制作用。两个 NMDA 受体拮抗剂氯胺酮和右美沙芬(口服),已被发现在纤维肌痛患者中具有良好的治疗效果。氯胺酮可使 50% 的患者受益。中枢敏化可以通过阻断 NMDA 受体起到抑制作用。两个 NMDA 受体挂抗剂:氯胺酮和(口服)右美沙芬,已被发现可以明显改善纤维肌痛患者的疼痛与触发痛。这两个药对纤维肌痛的 2 个分型:有反应型与无反应型的疗效也一致,因为所有患者在其它方面均可比。

氯胺酮的效果有限是因为它经常出现精神上的不良反应,如不真实感、身体外形知觉变化、攻击性、焦虑、恶心、头晕、听力和视力变化。氯胺酮的效果有限是因为它经常出现精神不良反应,如虚幻的感情、改变身体形象的感知、侵略、焦虑、恶心、头晕、听力和视力的变化。右美沙芬在不良反应上比氯胺酮略好。它与曲马多一同注射可以增加镇痛效果,可维持较少的不良反应发生率,并能减少阿片类药物的耐受性。尝试这一疗法的纤维肌痛患者58%反应良好。因此,对静脉注射氯胺酮有不良反应的患者可以考虑用这一疗法。

(周姝婧 刘珏莹 译 吴 玮 林雨轩 陆秉玮 田 婕 校)

第7章 疼痛评估

说明(问题606—614):每个问题后面都有几个答案,请选择一个最正确的答案。

606. 关于明尼苏达多相人格调查表(MMPI),下列叙述正确的是 ( )

(A) 包含547个问题

(B) 转换V常见于慢性疼痛患者

(C) 对患者进行治疗的人可以对其加以解释说明

(D) 基本不用于患者脊髓电刺激(SCS)试验的评估

(E) 可以确切地指出疼痛行为的心理部分

607. 视觉模拟量表(VAS) ( )

(A) 与语言和数值评定量表测量的疼痛高度相关

(B) 侵入性最小

(C) 认为疼痛是一种一维体验

(D) 测量疼痛的强度

(E) 以上都正确

608. 以下哪项测试用来检测残疾更为客观 ( )

(A) 研究最彻底的是疾病情况

(B) 体格检查是一种客观和连续的评估伤残的方法

(C) McGill疼痛问卷

(D) 患者的疼痛主诉

(E) MMPI

609. 关于症状自评量表(SL-90)及其修订版(SLR-90-R),以下正确的是 ( )

(A) 用于筛查心理症状和痛苦整体程度

(B) 患者对自身健康状态认知的自测

(C) 包含136项

(D) 用于评估情绪状态

(E) 是应用最广泛的人格测试

610. 下列可用来评估日常生活中活动受限(ADL)的测试是 ( )

(A) Spielberger状态-特质焦虑量表

(B) Oswestr腰背痛残疾问卷

(C) Beck抑郁量表

(D) SL-90

(E) MMPI

611. Beck抑郁量表 ( )

(A) 用于观察患者的基本应对方式

(B) 包含21项自述式内容,已经使用了30年

(C) 在疼痛文献中不常使用

(D) 可用于检测诈病

(E) 以上都对

612. 在疼痛评估中 ( )

(A) 患者的主诉是评估疼痛的最有效方法

(B) 行为测定是评估疼痛的最有效方法

(C) 医护人员的观察是评估疼痛的最有效方法

(D) 以上都不是

(E) 以上都是

613. 患者为了某些易于识别的目的或由此带来的好处,而有意识地夸大身体或心理症状,称为 ( )

(A) 症状夸大

(B) 装病

(C) 癔病
(D) 疑病症
(E) 抑郁

614. McGill 疼痛问卷 ( )
(A) 包含三个主要的方法
(B) 是由 McGill 建立的
(C) 并没有广泛使用
(D) 是一维的疼痛评分
(E) 没有问及疼痛的部位

说明:问题 615—625 有一个或多个选项是正确的,选择答案如下。
(A) 只有 1、2 和 3 是正确的
(B) 只有 1 和 3 是正确的
(C) 只有 2 和 4 是正确的
(D) 只有 4 是正确的
(E) 所有选项都是正确的

615. McGill 疼痛问卷评估了 ( )
(1) 疼痛的部位
(2) 疼痛模式随时间的变化
(3) 疼痛的有效成分:感觉
(4) 疼痛的强度

616. MMPI-2 的优点包括 ( )
(1) 它提供了 10 个临床量表和 3 个效度量表
(2) 被认为是金标准
(3) 已被很好地规范和广泛研究
(4) 其结果易于解释

617. 在使用 MMPI 对脊髓电刺激患者进行评估时,Richard North 的研究团队注意到 ( )
(1) 用量表 1 评分高的患者(疑病症)倾向于从脊髓电刺激试验转为电极植入
(2) 用量表 3 评分更高的患者(癔病)不进行脊髓电刺激试验
(3) 用量表 3 评分更高的患者(癔病)短期预后良好,但长期预后不好
(4) 用量表 1 评分高的患者(疑病症)倾向于不从脊髓电刺激试验转为电极植入

618. 关于应用 MMPI 来预测治疗的效果,以下说法正确的是 ( )
(1) 在慢性疼痛患者中已经被标准化
(2) 它是基于 20 世纪 30 年代常见的诊断
(3) 在对疼痛患者进行评估时可以单独使用
(4) 10 个临床量表中的项目很大程度上有重叠

619. 多维疼痛评估调查表包括 ( )
(1) 疼痛残疾指数
(2) 疾病行为问卷
(3) 疾病影响程度量表,West Haven-Yale 多维疼痛调查量表
(4) Dallas 疼痛问卷

620. 关于数字评定量表上的疼痛评分,以下说法正确的是 ( )
(1) 疼痛分数降低,提示疼痛治疗预后良好
(2) 它只能偶尔使用
(3) 它与通过语言评定量表和 VAS 评定的疼痛高度相关
(4) 与焦虑和抑郁密切相关

621. 有关 SF-36,以下说法正确的是 ( )
(1) 用 10 个健康量表得出的评分与生理、社会和情感因素有关
(2) 容易执行
(3) 没有性别或年龄的标准
(4) 被用来比较患者和外科医生对腰椎间盘手术预后的评估

622. 与疼痛有关的生理因素(如心率和血压) ( )
(1) 对疼痛没有特异性
(2) 随着时间推移尽管疼痛仍然存在,许多患者逐渐适应了
(3) 出现在一般的觉醒和应激状态下
(4) 是评估疼痛强度的好方法

623. Melack 和 Casey(1968)认为,疼痛的三个主要心理因素是 ( )
(1) 感觉辨别
(2) 认知评价
(3) 情感动机

（4）过去的经验

624. 在临床上最常使用的测量疼痛的自评工具是（　　）

（1）VAS

（2）行为观察表

（3）McGill 疼痛问卷

（4）生理性反应

625. 认知障碍的老年患者（　　）

（1）对疼痛评估问卷没有反应

（2）用 VAS 或数值评定量表（NRS）确实能恰当地反映疼痛

（3）老年患者装病可能是想要转移注意力，避免转入寄居机构

（4）有对老年痴呆患者适用的指南

答案与解析

606. (B) MMPI 包含 566 个问题,是耗时长的测试。它没有确切地区分心理和生理疼痛。需要用专业知识对测试结果进行分析,并且转换 V(疑病症、抑郁和癔病)见于慢性疼痛并且对治疗有反应的患者。MMPI 常用于评估行 SCS 试验的患者。

607. (E) 如同言语和数字评定量表一样,视觉模拟量表(VAS)是假设疼痛为一维的体验并且对其强度进行测定。尽管疼痛强度是其主要的方面,但是很明显疼痛涉及多方面的内容。

608. (A) 研究最多的是疾病的情况。很多研究中都用它来说明各种治疗方法在疼痛患者中的疗效。

研究显示,不同的医生对腰背痛患者评估的可重复性差,尤其是对非神经系统性疾患如肌肉痉挛和肌肉僵硬的患者。目前还没有可靠的测试来测量患者对疼痛的主观感受。

609. (A) SL-90 或 SL-90-R 可筛查心理症状和痛苦程度。它是一种人格测试,包含 90 项描述生理或心理症状的内容。没有归类为情绪测试。应用最广泛的人格测试是 MMPI。

610. (B) Spielberger 状态-特质焦虑量表是一个测量焦虑水平的调查问卷,包括 40 个自述式问题。

Oswestry 腰背痛残疾问卷评估日常生活中活动受限情况。10 个具有多选项的项目涵盖日常生活功能的 9 个方面,包括个人护理、负重、行走、坐、站立、性活动和旅行。患者根据疼痛对特定活动的影响程度,在六个选项中进行选择,由此得出的百分数将患者的日常活动受限程度分为轻度受限到显著受限。

Beck 抑郁量表是用自述式方法测定抑郁。

SL-90 或 Sl-90-R 筛查心理症状和痛苦程度。

MMPI 是最常应用的人格测试,以获知患者整体的心理状态。

611. (B) Beck 抑郁量表是疼痛文献中最常使用的工具之一。包含 21 项自述式内容,用于测试抑郁,已经应用了 30 年。患者的应答需要一系列四个声明中的一个作为担保,按照意愿的严重程度排序。每个项目的得分列入表中,得出一个总的抑郁分数。该量表不能用于观察应对方式或检测诈病行为。

612. (A) 研究指出评估疼痛有多种方法,因为疼痛是一种主观现象,所以患者的自述是评估疼痛的最有效方法。

613. (B) 装病是为了某些易于识别的目的或由此带来的好处而有意识地夸大身体或心理症状。它应与症状夸张或放大相区分,后者可能与人格特点如癔病或条件因素有关。

614. (A) McGill 疼痛问卷是由 Ronald Melzack 在 1975 年完成于加拿大 McGill 大学。它包括三个主要的测量方法:疼痛分级指数、被选单词的总数和目前疼痛强度。该问卷测定疼痛的多个方面,试图评估由闸门控制理论假定的疼痛三要素:感觉方面、情感方面和评价方面。

615. (E) 评估疼痛有两种类型的工具，一维单项目量表或多维量表。前者包括 VAS 或 VNS、词语描述量表(VDS)和疼痛温度计。每个单项目量表都只测量疼痛感受的强度。典型的多维量表是 McGill 疼痛问卷，它评估疼痛的部位、疼痛模式随时间的变化、疼痛的要素如感觉/情感/评价等，以及疼痛的强度。

616. (A) MMPI－2 测量心理特点和总的心理状态，被认为是金标准，由电脑进行评分。MMPI－2 有 10 个临床量表、3 个效度量表和很多其他的分量表。它已被很好地规范和广泛研究，提供患者测试所用方法的数据；然而，在疼痛患者的应用并不规范，量表 1—3 经常用于评估疼痛患者(这可能会很不公平地给患者贴上神经症的标签)。MMPI－2 需要技术精湛的评估人员对测量结果进行解释说明。

617. (B) MMPI 已经广泛应用于进行 SCS 的患者。North 的研究团队指出评分高的疑病症患者倾向于从脊髓电刺激试验转为电极植入；但是，量表 3(癔病)的患者短期效果良好但长期预后不好。

618. (C) Keller 和 Butcher 强调用 MMPI 来预测治疗效果缺乏文献支持。MMPI 的共同缺点是用于慢性疼痛患者或内科患者并没有被标准化；它是基于 20 世纪 30 年代常见的诊断；没有评估相关心理治疗的表面效度；10 个临床量表中的项目很大程度上有重叠；过于冗长。

619. (E)

620. (B) 数字评定量表与 VAS 或语言评定量表的得分相一致。每次评估都应该使用该量表。对于评估影响疼痛强度的药物治疗过程很灵敏。

621. (C) 健康状况调查问卷(MOS)36 项简明健康调查表(SF－36)是一个包含 36 个项目的一般性问卷，用 8 个健康量表得出的评分与生理、社会和情感因素有关。该调查表易于执行，基于美国的庞大人口建立了性别和年龄的标准，已经应用到超过 269 项内科和外科的研究中。被用于比较患者和外科医生对腰椎间盘手术预后的评估。

622. (A) 与疼痛相关的生理性改变可通过包括血压、心率、皮肤电活动、肌肉电活动和皮质诱发电位等来测量。尽管疼痛的发作和这些参数的变化最初有关联，随着时间推移尽管疼痛仍然存在，许多患者逐渐适应了。这些反应对疼痛没有特异性，发生于一般的觉醒或应激状态下。许多研究表明尽管疼痛时有很多的生理性反应，大多数表现为对应激的一般反应并且对疼痛没有特异性。

623. (A) 20 世纪对疼痛的研究以一个概念占主导地位，那就是疼痛纯粹是一个感官感受。但是疼痛包含不愉快的情感成分，促使患者去做些什么以摆脱疼痛。高级皮质过程比如对过去的体验进行评估能控制其他两个因素。

624. (B) VAS 和 McGill 疼痛问卷是临床和研究中最常用的测量疼痛的两种自评工具。McGill 疼痛问卷被设计来评估疼痛感受的多个方面并且被认为是有效、可靠、一致的测量工具。由于疼痛的复杂性，用行为观察表和生理性反应来测量疼痛可能并没有很好的一致性。

625. (A) 对认知障碍的老年患者进行疼痛评估具有很大的挑战性，没有适用的指南。认知障碍的患者对疼痛评估问卷不能快速做出回答，但是对于易于阅读和理解的量表如 VAS 或 NSR 有反应。对老年痴呆的患者进行疼痛评估时，需要能够区分病理生理过程引发的疼痛和因为害怕被送入寄居机构，并且失去独立性而试图掩盖智力受损情况因此假装出来的疼痛。

(郑华容 译 赵延华 校)

第8章　疼痛治疗技术

说明(问题626—702):每个问题后面都有几个答案,请选择一个最正确的答案。

626. 鞘内泵伤口最易发生的微生物感染是　(　　)

(A) 铜绿假单胞菌
(B) 大肠杆菌
(C) 金黄色葡萄球菌
(D) 表皮葡萄球菌
(E) 以上均不是

627. 以下支持椎管内导管尖相关脓肿诊断的症状和体征是　(　　)

(A) 镇痛效果不佳
(B) 出现类似神经根卡压的疼痛
(C) 出现类似胆囊炎的疼痛
(D) A和B
(E) A,B和C

628. 椎管内给药的优点在于　(　　)

(A) 能够避免首过效应
(B) 吗啡椎管内给药的镇痛效能是口服给药的300倍
(C) 能够减轻中枢不良反应
(D) B和C
(E) A,B和C

629. 椎管内置泵术前不需要关注的是　(　　)

(A) 患者疼痛病因是否诊断明确
(B) 患者预期寿命是否 >3个月
(C) 癌痛患者无需克服心理障碍
(D) 患者年龄
(E) 患者是否对先前治疗方案存在良好依从性

630. 许多医师会在椎管内置泵前进行术前准备。以下需要重点关注的是　(　　)

(A) 给药部位
(B) 药物类型
(C) 患者是否需要进行置泵
(D) A和B
(E) A,B和C

631. 当发生感染时,出现(　　)情况会考虑取出椎管内装置。

(A) 伴随出血
(B) 出现血肿
(C) 出现水囊瘤
(D) 伤口出现坏死组织
(E) 以上都是

632. 对一位使用硬膜外泵的患者,分别单独使用最大剂量吗啡和氢吗啡酮镇痛无效后,根据鞘内镇痛共识专家组2007年的指南,以下不应推荐作为下一步治疗方案的是　(　　)

(A) 改用吗啡联合布比卡因
(B) 改用齐考诺肽
(C) 改用可乐定
(D) 改用芬太尼
(E) 改用氢吗啡酮联合齐考诺肽

633. FDA于2004年批准可以将齐考诺肽通过椎管内给药系统输注至脑脊液。其可能的作用机制是　(　　)

(A) 阻断钠离子通道
(B) 阻断 $\alpha_2\delta$ 电压门控钙离子通道
(C) 阻断N型钙离子通道

（D） 阻断脊髓 γ 氨基丁酸（GABAβ）受体
（E） 以上均不是

634. 神经外科医师请你会诊一名 65 岁乳腺癌广泛骨转移患者。她已经鞘内置泵 4 个月，最近被诊断发生脑膜炎。以下正确的是 （ ）
（A） 必须取出鞘内泵
（B） 应当立即给予肠内抗生素
（C） 如果感染对万古霉素敏感，同时患者拒绝取出鞘内泵，应当鞘内给予万古霉素
（D） 静脉给予（Ⅳ）万古霉素联合硬膜外使用万古霉素对控制感染无效
（E） 以上均正确

635. 一名前列腺癌晚期转移的 72 岁男性患者，预期寿命为 6 个月。关于对其进行椎管内药物输注，以下正确的是 （ ）
（A） 应根据 2007 年关于慢性重度疼痛治疗的多种镇痛药物共识指南来确定治疗方案
（B） 芬太尼应该作为一线用药
（C） 氟哌利多可以鞘内给药作为止吐的一线用药
（D） 若患者预期寿命 <18 周，应该采用不同的药物剂量换算方式
（E） 以上均不正确

636. 药物经鞘内使用都会引发肉芽肿，除了 （ ）
（A） 可乐定
（B） 舒芬太尼
（C） 巴氯芬
（D） 芬太尼
（E） B 和 D

说明（问题 637—643）：请为以下各题中鞘内给药不良反应选择正确的答案。每个选项可以选择一次、多次或不选，每个问题可以选择多个选项。

637. 尿潴留
638. 椎体外系反应
639. 低血压
640. 听力受损
641. 过度镇静
642. 恶心呕吐
643. 抑郁加重

（A） 阿片类药物
（B） 布比卡因
（C） 巴氯芬
（D） 可乐定
（E） 氟哌利多
（F） 氯胺酮
（G） 咪达唑仑

644. 43 岁女性，腰背痛 8 月余，并向左下肢放射。腰椎 MRI 显示 L3 - L4 至 L5 - S1 椎间盘严重退行性改变，伴轻度椎间盘突出。她最适合 （ ）
（A） 经椎间孔硬膜外注射激素
（B） 小关节内侧支诊断性阻滞
（C） 脊髓刺激试验
（D） 以上均正确
（E） 以上均错误

645. 引起腰背痛的原因包括 （ ）
（A） 骶髂关节病变
（B） 椎间盘内破裂
（C） 腰方肌及腰大肌综合征
（D） 以上均正确
（E） 以上均错误

646. 腰椎小关节内侧支诊断性阻滞的假阳性率为 （ ）
（A） 8%—14%
（B） 15%—22%
（C） 3%—5%
（D） 25%—41%
（E） 41%—50%

647. 介入治疗过程中安慰剂导致疼痛缓解的发生率为 （ ）
（A） 12%
（B） 35%
（C） 20%
（D） 15%
（E） 28%

648. 蝶腭神经节射频消融术的并发症为　　(　　)
(A) 感染
(B) 鼻出血
(C) 心动过缓
(D) 以上均正确
(E) 以上均错误

649. 第三枕神经射频消融术并发症包括　　(　　)
(A) 味觉异常
(B) 共济失调
(C) 吞咽困难
(D) 以上均正确
(E) 以上均错误

650. 腰椎刺激造影术中,髓核内注射造影剂压力(　　)表明椎间盘机械感觉过敏阳性。
(A) <30 psi
(B) <100 psi
(C) <10—15 psi
(D) <50 psi
(E) <70 psi

651. 颈椎椎间盘造影术穿刺点位于　　(　　)
(A) 颈部右前侧
(B) 颈部右后侧
(C) 颈部左前侧
(D) 颈部左后侧
(E) 颈部中后侧

652. 在无透视引导下行椎板间入路颈部硬膜外激素注射时,出现假阳性的落空感的概率为　(　　)
(A) 15%
(B) 25%
(C) 35%
(D) 50%
(E) 40%

653. 进行椎板间入路颈部硬膜外激素注射时,同侧出现造影剂(和药物)扩散的概率预计为　(　　)
(A) 50%
(B) 30%
(C) 25%
(D) 10%
(E) 40%

654. 腰交感神经阻滞的并发症是　　(　　)
(A) 阴部神经痛
(B) 逆行性射精
(C) 血管内注射
(D) 以上均正确
(E) 以上均错误

655. 评估腰交感神经充分阻滞的最佳方法是哪项?
(A) 温度上升2℉(1.1℃)
(B) 温度上升5℉(2.7℃)
(C) 温度上升10℉(5.6℃)
(D) 温度变化
(E) 温度下降2℉(1.1℃)

656. 星状神经节位于　　(　　)
(A) C6 - C7
(B) C7 - T1
(C) C5 - C7
(D) C5 - C6
(E) T1 - T2

657. 锁骨下动脉位于星状神经节的　　(　　)
(A) 前侧
(B) 后侧
(C) 侧面
(D) 中间
(E) 以上均不是

658. 对于交感神经介导的疼痛,行星状神经节阻滞后尽管阻滞效果满意,但是上肢疼痛的缓解效果并不完善。这可能是由于局麻药向(　　)扩散不足所致。
(A) C5 神经根
(B) 下段颈神经节
(C) 第一胸神经节
(D) T2 和 T3 灰交通支
(E) C7 神经根

659. 腰椎间盘造影时,“阀门压力”是指　　(　　)

(A) 髓核内首次出现造影剂时的压力
(B) 造影剂显影撕裂纤维环时的压力
(C) 产生相似疼痛时的压力
(D) 从髓核传递的静息压力
(E) 脑脊液漏的压力

660. 椎间盘内电热疗法(IDET)的疗效受到(　　)的不利影响。
(A) 椎间盘的 T2 加权 MRI 图像
(B) 肥胖
(C) 年龄
(D) 伴随的根性疼痛
(E) 性别

661. 进行腰椎间盘造影术时,一侧疼痛较重时进针部位应该位于 (　　)
(A) 身体同侧
(B) 身体对侧
(C) 哪侧疼痛没有区别
(D) 通过 MRI 图像加以引导
(E) 以上均错误

662. 一名骶髂关节疼痛患者,双侧骶髂关节局麻药 + 激素注射仅能短期镇痛,下一步治疗应该采用的方案是 (　　)
(A) 骶髂关节融合
(B) S1、S2、S3 和 S4 射频神经毁损术
(C) L5、S1、S2 和 S3 射频神经毁损术
(D) L4、L5、S1、S2 和 S3 射频神经毁损术
(E) 以上均错误

663. 经椎间孔颈段硬膜外阻滞可能导致的并发症有 (　　)
(A) 硬膜外脓肿
(B) 神经病理性疼痛
(C) 四肢瘫痪和死亡
(D) 以上均正确
(E) 以上均错误

664. 为了降低颈段经椎间孔硬膜外阻滞术的风险,进针位置应该在椎间孔 (　　)
(A) 前方
(B) 后方
(C) 上方
(D) 下方
(E) 以上均错误

665. 行内侧支诊断性阻滞时,与多针法相比单针法的优点是 (　　)
(A) 能够降低患者不适
(B) 能够降低皮肤及皮下局麻药使用量
(C) 降低操作时间
(D) 以上均正确
(E) 以上均错误

666. 鞘内泵再填充时如果吗啡用量意外过多应该 (　　)
(A) 鞘内及静脉给予纳洛酮
(B) 保持气道通畅
(C) 脑脊液内生理盐水输注
(D) 以上均正确
(E) 以上均错误

667. 在检测发生故障的植入 SCS 设备时,当电阻抗(　　)时表示电极损坏或连接中断。
(A) $<1500\ \Omega$
(B) $>1500\ \Omega$
(C) $<4000\ \Omega$
(D) $>4000\ \Omega$
(E) $<500\ \Omega$

668. 枕神经外周刺激器电极放置的准确位置是 (　　)
(A) C3 棘突后方
(B) C2 和 C3 椎弓根外侧
(C) 齿状突外侧 2 mm 处
(D) C2 棘突后方
(E) 以上均错误

669. 针对足痛,脊髓电刺激器引导针的穿刺水平为 (　　)
(A) L3 – L4 间隙
(B) L1 – L2 间隙
(C) T12 – L1 间隙

（D） T8 – T9 间隙
（E） T10 – T11 间隙

670. 心绞痛引发的难治性胸痛，脊髓电刺激器放置的脊髓节段为　（　　）
（A） T6
（B） C4 – C5
（C） T1 – T2
（D） C6 – C7
（E） C3 – C4

671. 最为有效的腰椎硬膜外激素注射的方法是　（　　）
（A） 骶管阻滞
（B） 经椎板间路径
（C） 正中旁路径
（D） 椎间孔路径
（E） Taylor 式

672. 椎板间硬膜外激素注射时，造影剂应该　（　　）
（A） 在正位时使用
（B） 在侧位时使用
（C） 在斜位时使用
（D） 不使用造影剂
（E） A，B 和 C 均正确

673. 在脊髓电刺激器成功放置后最可能引起的并发症是　（　　）
（A） 感染
（B） 放置部位持续疼痛
（C） 仪器损坏或滑动
（D） 需手术治疗的脑脊液漏
（E） 瘫痪或严重神经受损

674. 以下哪一项最能够准确描述脊髓电刺激器的疗效　（　　）
（A） 背部手术失败患者，脊髓电刺激联合常规药物治疗比单用常规药物治疗能够更好地缓解疼痛并提高生活质量
（B） 脊髓电刺激对心绞痛的治疗无效
（C） 脊髓电刺激对 CRPS 的疗效仅能维持 1 年
（D） 脊髓电刺激对交感神经相关疼痛的治疗无效
（E） 与神经病理性疼痛相比，伤害性疼痛被认为是脊髓电刺激更好的适应证

675. 以下哪一项不是脊髓电刺激的相对禁忌证　（　　）
（A） 未经治疗的主要精神疾病
（B） 非器质因素为主的疾患
（C） 脊髓损伤或病变
（D） 存在与脊髓电刺激的风险收益率相当的其他治疗方案
（E） 职业风险

676. 关于脊髓电刺激的成本 – 效益，以下最准确的是　（　　）
（A） 没有人对脊髓电刺激的成本 – 效益进行过探讨，而且没有相关文献的报道
（B） 文献得出统一且明确的结论，脊髓电刺激的成本与效益不符
（C） 尽管文献报道的结论不一，但是专家一致认为脊髓电刺激的成本与效益不符
（D） 尽管文献报道的结论不一，但是专家一致认为对某些适应证来说，脊髓电刺激的成本与效益相符
（E） 所有文献均认为脊髓电刺激的成本与效益相符

677. 脊髓电刺激系统目前的规格是　（　　）
（A） 电压恒定，脉宽最大 2000 ms
（B） 电流恒定，体积 $< 10\ cm^3$（体积小于一个标准的火柴盒）
（C） 电阻恒定，脉宽最大 1000 ms，无线充电
（D） 电流恒定，脉宽最大 1000 ms，无线充电
（E） 电阻和电流均恒定，脉宽最大 1000 ms，无线充电

678. 以下正确的是　（　　）
（A） 脊髓传导通路在内脏疼痛中不发挥作用，因此脊髓电刺激对内脏疼痛的治疗无效
（B） 盆腔疼痛一直被证实对脊髓电刺激的治疗无效
（C） 脊髓中线传导通路是治疗慢性内脏疼痛的

可能刺激靶点

（D）对盆腔疼痛的刺激治疗最好是通过S2椎间孔逆行性方法

（E）脊髓电刺激对慢性内脏性盆腔疼痛没有治疗作用

679. 关于电极位置，以下正确的是（　）

（A）对于双侧下肢神经病理性疼痛，脊髓电刺激主要是刺激脊髓神经根而不是脊髓背角

（B）电极间距较近会更容易刺激脊髓背角

（C）脊髓背角刺激过多会导致运动功能方面的不良反应

（D）随着连接处与脊髓距离加大，脊髓背角的刺激较神经根的刺激更加特异

（E）横向接触面积（接触长度）较纵向接触面积（接触宽度）更加重要

680. 门控机制是脊髓电刺激疗效的假设原理之一，最为准确的描述是（　）

（A）通过激活直径粗的传入神经从而“关闭闸门”

（B）通过激活直径粗的传入神经从而“打开闸门”

（C）通过激活直径细的传入神经从而“关闭闸门”

（D）通过激活直径细的传入神经从而“打开闸门”

（E）同时激活直径粗的和直径细的传入神经

681. 以下对脊髓电刺激适应证的最准确描述是（　）

（A）与神经病理性疼痛相比，伤害性疼痛通常被认为是更好的适应证

（B）与神经病理性疼痛相比，受体介导的疼痛通常被认为是更好的适应证

（C）脊髓电刺激对于交感神经介导疼痛的治疗效果优于躯体神经系统相关性疼痛

（D）脊髓电刺激对于难治性心绞痛的治疗无效

（E）与CPRS引起的疼痛相比，脊椎手术后持续的神经病理性肢体疼痛是更好的适应证

682. 按导电性从高至低排序，以下正确的是（　）

（A）脑脊液，纵向脊髓白质，灰质，横向脊髓白质，硬脊膜

（B）纵向脊髓白质，灰质，脑脊液，横向脊髓白质，硬脊膜

（C）纵向脊髓白质，横向脊髓白质，硬脊膜，灰质，脑脊液

（D）灰质，纵向脊髓白质，横向脊髓白质，脑脊液，硬脊膜

（E）硬脊膜，横向脊髓白质，灰质，纵向脊髓白质，脑脊液

683. 关于胸段脊髓刺激器的电极通常不会对胸腔内结构如心脏产生刺激的原因，以下最为准确的解释是（　）

（A）胸段脊髓禁忌放置刺激电极，因此不是临床应用技术

（B）脑脊液具有高导电性，因此将刺激传导到另一方向

（C）电刺激对神经组织而不是内脏组织非常具有特异性

（D）硬膜囊的导电性非常低，因此隔离了对内脏的电传导

（E）椎骨的导电性非常低，因此隔离了对内脏的电传导

684. 以下对脊髓电刺激作用的可能机制描述最为准确的是（　）

（A）有证据表明脊髓电刺激能够逆向性激活粗大的有髓神经纤维

（B）脊髓电刺激能够增加内源性阿片

（C）脊髓电刺激通过激活脊髓丘脑束来产生镇痛效应

（D）脊髓电刺激能抑制上行性及下行性抑制通路

（E）脊髓电刺激对异常A－β活动没有影响

685. 以下正确的是（　）

（A）与酒精相比，理论上苯酚形成听神经瘤的危险性更高

（B）射频消融术对于局部的神经松解尤为有效

（C）苯酚是局部病灶特别有效的神经松解介质

（D）酒精是特别有效的神经松解介质，因为注

射时无疼痛
（E）苯酚能引起沃勒变性

686.（　　）在应用时最不会引发疼痛。
（A）苯酚
（B）酒精
（C）射频
（D）冷冻止痛
（E）冷刀神经切除

687. 以下最需要关注其心律失常不良反应的神经松解技术是（　　）
（A）激光神经松解
（B）冷冻止痛
（C）射频
（D）酒精
（E）苯酚

688. 关于射频消融术和冷冻消融术的比较，以下最为准确的描述是（　　）
（A）冷冻止痛所使用的的探针通常比射频消融所使用的探针直径更小
（B）冷冻止痛法的缺点之一是操作者在将探头末端稳定在准确位置的同时必须手扶一个更重的设备
（C）冷冻和射频造成的毁损大小相似
（D）冷冻止痛法和射频消融损伤技术的精确程度相同
（E）冷冻止痛法不如射频消融术之处在于冷冻止痛会引起沃勒变性

689. 关于在射频的电极头端形成的电场，下列描述最为准确的是（　　）
（A）扁平电极头比圆形电板头能形成更大、更强的电场
（B）圆形电极头的电荷密度按照圆形向周围成比例辐射
（C）射频导管周围的电场比暴露柄的周围的更强，向尖端逐渐变弱
（D）电压、电流以及功率是控制射频导管尖端周围形成热量的三个决定性变量
（E）射频导管周围的热损伤形状近似梨形，梨形的基底部为最接近激活尖端的部分，而针尖热量较少

690. 关于轴索神经松解，下列最准确的是（　　）
（A）苯酚相比酒精有很多经过证实的优点
（B）该项技术 100% 有效
（C）平均疼痛缓解时间少于 6 个月
（D）接受该术的患者接近 100% 会发生膀胱麻痹及动力减弱
（E）经过证实硬膜外神经松解相比蛛网膜下腔神经松解拥有更好的风险效益比

691. 以后斜入路实施椎间盘内射频消融术，针尖在透视引导下通过纤维环，感觉到阻力，针尖再稍进入一些时，感到阻力突然消失。下列解释最正确的是（　　）
（A）射频仪器故障
（B）针尖进入脑脊液
（C）针尖进入脊髓
（D）针尖上附有凝固血液
（E）针尖进入髓核

692. 实施射频消融术时的安全措施中下列最合适的是（　　）
（A）使用细致的透视技术时不需要运动刺激
（B）射频探针长度应与导管相同或更短，绝不可长于导管
（C）在实施射频之前疼痛医生总是关闭患者的感应起搏器
（D）射频消融的术中并发症较少见故操作前不必考虑
（E）射频实施前应关闭 SCS

693. 库伦/公斤是指（　　）
（A）用于衡量 x 或 γ 辐射产生的电荷，类似以前的伦琴（单位）
（B）用于表示剂量当量
（C）每公斤体重的日暴露量
（D）辐射强度
（E）用于衡量吸收的辐射量

694. 戈瑞（Gy）用于衡量（　　）

(A) 年背景暴露量
(B) 吸收量
(C) 剂量当量
(D) 日暴露量
(E) 年暴露量

695. 一年的最大总允许剂量当量(以 mSv 为单位)为 ( )
(A) 75 mSv
(B) 100 mSv
(C) 150 mSv
(D) 50 mSv
(E) 25 mSv

696. 临床医生的每小时暴露量应低于 ( )
(A) 少于 0.01 mSv/h
(B) 少于 0.05 mSv/h
(C) 少于 0.15 mSv/h
(D) 在合理范围内越少越好
(E) 少于 0.25 mSv/h

697. 大多数操作者在透视引导阻滞下的射线暴露是在 ( )
(A) 侧位摄片时
(B) X 线管在患者上方时
(C) 患者肥胖
(D) 前后位摄片时
(E) 以上均错误

698. 在射线进入皮肤入口处的散射光束强度比出口处要强 ( )
(A) 3 倍
(B) 10 倍
(C) 30 倍
(D) 985 倍
(E) 1000 倍

699. 疼痛治疗中患者平均射线暴露剂量为 ( )
(A) 血管造影术的 1/10
(B) 与血管造影术相同
(C) 血管造影术的 10 倍
(D) 比 CT 平扫要小
(E) 血管造影术的 20 倍

700. 可减小医务人员与患者的辐射剂量的措施是 ( )
(A) 缩小图像增强器与患者的距离
(B) 增大图像增强器与患者的距离
(C) 使用连续透视
(D) 斜视角
(E) 以上均错误

701. 人员辐射防护的措施有 ( )
(A) 铅围裙
(B) 眼镜
(C) 增加与 X 射线的距离
(D) 以上均正确
(E) 以上均错误

702. 铅围裙应一直挂着的原因是 ( )
(A) 节省空间
(B) 铅折叠可能会将其损坏
(C) 也可以将其安全折叠起来
(D) 取用方便
(E) 以上均错误

说明(问题 703—742):有一个或一个以上的选项是正确的,选择答案如下。
(A) 只有 1、2 和 3 是正确的
(B) 只有 1 和 3 是正确的
(C) 只有 2 和 4 是正确的
(D) 只有 4 是正确的
(E) 所有选项都是正确的

703. 一个有严重痉挛的患者准备使用巴氯芬鞘内注射泵,本人及家属听闻“用泵会感染”你该回答 ( )
(1) 与鞘内注射泵有关的感染是种常见的、可以避免的严重但可逆不良反应
(2) 感染主要发生在腰椎部位
(3) 给药系统相关感染的处理一般包括抗生素应用和设备的取出
(4) 泵导致感染的概率极小,家属只要关注设备的优点即可

704. 当试用鞘内给药并放置鞘内注射泵时,下列正确的是（　　）
(1) 试用过程中应给抗生素,直到永久植入 7—10 天后
(2) 如果进针点高于 L2,患者要配合,且进针角度越浅越好
(3) 患者摆侧卧位时臀部和膝盖弯起
(4) 电灼被认为是控制出血的金标准

705. 下列哪些疾病状态适合使用鞘内给药系统处理（　　）
(1) 脑瘫和脊髓损伤引起的顽固性痉挛
(2) 间质性膀胱炎
(3) 癌症相关症状
(4) 类风湿关节炎

706. 一名 56 岁女性,确诊转移性肾细胞癌后植入鞘内泵,现有 VAS6 级左右的疼痛,哪项滴定方案合适（　　）
(1) 3—4 天内增加 10%—25% 的剂量
(2) 每日增加 25%—50% 的剂量
(3) 每小时速率应每日 2 次调整 35%—50%,直到疼痛达到缓解
(4) 考虑治疗性额外剂量

707. 一名 52 岁女性,患有胰腺癌,其家属想要从持续药物镇痛或者鞘内给药系统中选择一种,如果你认为鞘内泵对其更有益,应该如何向其陈述（　　）
(1) 总体毒性方面鞘内泵更低
(2) 鞘内泵的疼痛缓解效果更好
(3) 鞘内泵相比药物治疗更能改善患者疲劳与意识水平
(4) 使用鞘内泵相比持续药物治疗有明显增加生存率的趋势

708. 第三枕神经（　　）
(1) 支配 C2 - C3 关节
(2) 绕过 C2 椎骨的上关节突
(3) 绕过 C3 椎骨的上关节突
(4) 支配 C3 - C4 关节

709. 对于枕大神经的周围刺激（　　）
(1) 电极在颅骨枕神经区域应平行于枕大神经
(2) 只能使用“桨”型电极
(3) 介入针头的进针点应在 T1 - T2 水平
(4) 电极应在 C1 - C2 水平的皮下放置

710. T2、T3 的交感阻滞（　　）
(1) 用于治疗上肢复杂性区域疼痛综合征(CRPS)
(2) 在去除 Kuntz 神经后有效
(3) 可导致气胸
(4) 应避免对 T2、T3 交感神经节的阻滞

711. 椎体成形术适合于（　　）
(1) 多发性骨髓瘤
(2) 椎体骨折后的慢性压迫
(3) 骨转移性肿瘤
(4) 关节突关节病

712. 椎体成形术的并发症包括（　　）
(1) 肺栓塞
(2) 聚甲基丙烯酸甲酯向椎间盘泄露
(3) 截瘫
(4) 聚甲基丙烯酸甲酯向腰肌泄露以及股神经病变

713. 下列哪些对于梨状肌注射的叙述正确（　　）
(1) 应在肌肉内侧进行
(2) 可使用肉毒杆菌
(3) 神经刺激器能帮助确定肌肉位置
(4) 肌肉的鉴别可使用直肠指检

714. 骶髂关节疼痛（　　）
(1) 通过 S1 - S4 水平的脊神经传导
(2) 可通过骶髂关节融合术处理
(3) 可使用盲探类固醇注射缓解
(4) 通过 L4 内侧支、L5 背侧支以及 S1 - S3 侧支传导

715. 腹腔神经丛阻滞可使用哪些入路（　　）
(1) 前路
(2) 股后路
(3) 股前路
(4) 侧路

716. 尾神经节阻滞（ ）
（1）适用于睾丸疼痛
（2）适用于会阴区域持续性的交感神经疼痛
（3）最好使用肛入路
（4）有可能并发直肠穿孔

717. 颈段硬膜外类固醇注射中（ ）
（1）突破感这一技巧在 >50% 的病例中有可能不准确
（2）在 50% 的病例中单侧用药扩散可达成
（3）检查对比扩散应在侧位视角进行
（4）椎间孔入路比层间入路更安全

718. 下列哪些是鞘内泵的并发症（ ）
（1）肉芽肿形成
（2）脑脊液漏
（3）泵扭转
（4）内分泌失调

719. 下列与使用鞘内阿片类药物给药的患者疼痛持续增加有关的是（ ）
（1）该现象表明疾病加重
（2）应考虑导管扭结
（3）应注意戒断症状
（4）首先应增加阿片类药物

720. 下列用于神经减压成形术的药物是（ ）
（1）透明质酸酶
（2）高渗盐水
（3）类固醇
（4）局麻药

721. SCS 用于治疗（ ）
（1）间质性膀胱炎
（2）椎板切除术后综合征
（3）CRPS
（4）交感神经介导的疼痛

722. 脊髓刺激（ ）
（1）应在带状疱疹后遗神经痛综合征早期应用
（2）被证实对于腰椎手术失败综合征有效
（3）被用于周围血管性疾病和缺血性疾病
（4）已有明确证实的作用机制

723. 横向三极 SCS 设置（ ）
（1）包括一个中央阳极，周围包绕阴极
（2）提供最大脊索刺激以及最小的脊根刺激
（3）被频繁用于改善足部刺激
（4）一般包括一个脊中线八极头与两个相邻的四极头

724. 行 SCS 时心绞痛的指征是（ ）
（1）促进运动能力
（2）可能仅有效 1 年，之后刺激器应该去除
（3）不仅提供抗心绞痛效果，而且还能减少缺血
（4）禁忌使用，因为会造成明显缺血事件

725. 下列与 SCS 相关的风险是（ ）
（1）硬膜外血肿
（2）脊髓损伤
（3）植入起搏器故障
（4）电极或延长缆线的电机械故障

726. 对于内脏痛行 SCS，下列叙述正确的是（ ）
（1）动物模型中 SCS 能抑制结肠扩张的内脏应答
（2）SCS 对于内脏痛是一种一线治疗手段
（3）病例分析研究显示 SCS 可能有助于治疗内脏痛但当下缺少随机对照试验的结果支持
（4）对慢性胰腺炎刺激电极的合理放置位置是 T12 或 L1 周围

727. 对于如下图所示导头间空间位置以及双电极刺激系统产生的电场，下列解释正确的是（ ）

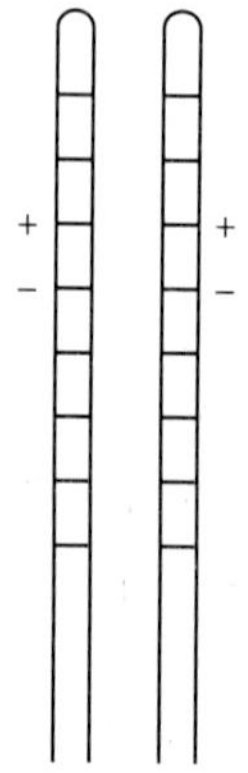

+ +
− −

(1) 阴阳两极之间距离越大,电场将容易形成一个球形
(2) 阴阳两极之间距离越近,电场将被拉向阳极
(3) 导头空间紧凑增加脊索至脊根的刺激强度
(4) 阳极是正电接头,阴极是负电接头

728. 在筛选 SCS 患者时应考虑 (　　)
(1) 疾病病理
(2) 未处理的药物成瘾
(3) 患者的并发症
(4) 医生的月病例数指标

729. 下列被认为是 SCS 适应证的有 (　　)
(1) 幻肢痛
(2) 脊髓损伤痛
(3) 难治性腹部或内脏疼痛
(4) 神经源性胸廓出口综合征

730. 对于疼痛治疗历史中的电刺激方法,下列描述正确的是 (　　)
(1) 电刺激治疗疼痛可追溯到公元 1 世纪,文献记载带电鱼类被用于治疗痛风
(2) 植入式 SCS 治疗疼痛比正式发表的疼痛门控理论早了 10 年
(3) 早期的刺激病例分析是针对外周神经的刺激,随后关注点才转向 SCS
(4) 在 20 世纪 90 年代保健组织将植入前的精神病和/或心理筛查评估这一新概念介绍给医务人员

731. 下列符合骶神经的神经调节的描述有 (　　)
(1) 骶神经调节对于特发性尿频无效
(2) 经皮或手术下的导头放置技术都有过报道
(3) 必须由外科医生操作,因为仅外科技术可行
(4) 尿急、急迫性尿失禁是适应证

732. 下列符合射频术的描述有 (　　)
(1) 脉冲射频松解的目标温度在 42—43℃
(2) 在使用射频之前应在 2 Hz 下行感觉测试
(3) 标准脉冲射频松解术是在 500 000 Hz 下每 0.5 s 进行 20 ms 脉冲,持续 90—240 s
(4) 射频松解术前的运动测试应在 50 Hz 下进行

733. 下列对完成射频回路尤为重要的因素有 (　　)
(1) 射频发生器
(2) 绝缘、带射频探针的针头套管
(3) 分散电极(接地垫)
(4) 患者因素

734. 下列(　　)是射频消融术的可能机制。
(1) 血管损伤导致的神经内水肿
(2) 静电场的形成
(3) 蛋白质沉淀及脂质释放
(4) 产热

735. 对骶髂关节行射频术时,下列最确切的解释有 (　　)
(1) 有证据强力支持射频消融术治疗骶髂关节疼痛的效果显著
(2) 在骶髂关节注射前普遍采取的筛查试验,包括关节压痛、关节刺激活动阳性以及两种单纯局麻药关节注射处理阳性
(3) 没有证据表明射频术可用于治疗骶髂关节痛
(4) 骶骨侧支的射频治疗被认为是治疗骶髂关节痛的有效手段

736. 经皮射频松解术相对于其他神经烧灼技术而言其优点在于 (　　)
(1) 松解的量化以及可预测性
(2) 避免外科手术过多的软组织损伤
(3) 能通过针尖接近确认感觉和运动神经
(4) 覆盖范围广

737. 下列松解术历史的描述中确切的是 (　　)
(1) Norman Shealy 在 1975 年报道了第一例射频松解术治疗面部疼痛病例
(2) 最早的经皮射频松解术治疗疼痛病例报道于 1981 年
(3) Slappendel 在 1997 年报道了第一例临床应用脉冲射频松解术
(4) 尽管现代低温神经消融设备在 20 世纪 60 年代就被开发、改进完成,疼痛的管理治疗从 80 年代才开始流行

738. 下面对于松解术的范围合适的描述是 （　　）

（1）持续射频松解的范围取决于使用的温度

（2）持续射频松解的范围取决于探针宽度

（3）一个 2 mm 冷凝止痛探针能形成约 5.5 mm 厚的冰球

（4）一个 1.4 mm 的冷凝止痛探针能形成约 3.5 mm 厚的冰球

739. 下列（　　）是冷凝止痛设备的一部分。

（1）外套管与小一些的内管

（2）内管加压气体

（3）内管尖端圈较适宜，方便气体迅速扩张进外管尖端

（4）外管尖端圈较适宜，方便气体从管路系统逸出

740. 下列（　　）是可能的射频松解术选择。

（1）射频消融 L2 交通支治疗 L4 - L5 椎间盘源性疼痛

（2）苯酚神经松解术用于腰椎交感丛治疗下肢 CRPS

（3）射频消融腰椎交感丛治疗下肢 CRPS

（4）冷松解治疗上臂中神经压迫痛

741. 脉冲射频相对持续射频消融的潜在优点是 （　　）

（1）脉冲射频实际上在过程中无痛，而持续射频消融过程中患者经常会主诉疼痛

（2）大量证据表明脉冲射频比持续射频消融术效果更好

（3）相比脉冲射频消融，腰内侧支的持续射频消融会有更高的风险，包括肌肉失神经支配导致的脊柱不稳定

（4）脉冲射频相比持续射频消融，探针产生的组织损伤更少

742. 下列对于射频中阻抗测量叙述正确的是 （　　）

（1）实施射频时阻抗值越小，预期预后越好

（2）阻抗测量能探测针尖是否进入不同介质，如血管结构或骨膜

（3）在使用透视引导时阻抗值并非常规或必须

（4）阻抗测量能检测电回路中的断路或者短路

答案与解析

626. (D)

A. 感染伤口培养中铜绿假单胞菌阳性者占 3%。

B. 大肠杆菌可能占未知或未报道的 20%,或者混合其他细菌中(7%)。

C 和 D. 59% 的感染伤口培养中会发现葡萄球菌,大部分培养报告不会区分表皮葡萄球菌或金黄色葡萄球菌。但是一项研究特别强调,存在患者皮肤及手术室通风管中的表皮葡萄球是最可疑的致病菌。在 9% 的感染伤口细菌培养中没有表皮葡萄球菌。未有报道指出有真菌生长。

627. (E)

A. 导管尖相关脓肿的前驱症状与体征包括镇痛效果减弱(或失去先前满意的镇痛效果)和患者原先疼痛的增加。另一种情况是患者不寻常地需要更频繁或更大剂量治疗来获得有效镇痛。在这种情况下,增加剂量和大量额外用药仅仅能短暂镇痛或效果明显低于先前。

B. 腰椎导管头脓肿有时会导致类似椎间盘突出或椎管狭窄的神经根压迫症状出现。

C. 当导管尖位于胸段时候,轴外脓肿的早期的症状和体征类似于肋间神经痛和胆囊炎导致的胸部放射痛。在主观症状出现后数周或数月,神经功能会逐恶化,脊髓病或马尾综合征是最常见的先兆。

脊髓病是指脊髓出现病变。脊髓病通常是颈椎疾病的终末阶段,最初常常表现为因广泛肌力减退和共济失调导致的行走困难。老年人因存在较多原因可致步态及共济失调,因此较为常见。然而发生症状的更令人不安的原因是骨刺或颈椎退行性变正压迫脊髓。脊髓病广泛影响全脊髓,因此与单个神经根受压不同。椎管退行性狭窄导致的椎管狭窄是引起脊髓病的最常见原因。脊椎退行性变的终末阶段,骨刺和关节炎会导致椎管内的空间更加狭小。骨刺会导致脊髓和神经根受压,受压后的神经功能会受损。脊髓病有时候较难发现,因其发病的渐进性,同时发病时间在行动缓慢的老年。许多脊髓病患者起病表现为较难完成需要大量协作的动作如上下楼或系纽扣。如果存在多年颈部疼痛的患者,出现共济障碍,近期肌无力或过去能轻易完成的事变困难,是需要就诊的信号。对神经根或脊髓受压导致肌无力患者,手术是早期的一个选择。因为肌无力是脊髓或神经损伤的明确表现,当务之急是缓解神经受压。但神经减压的收益需要与手术风险权衡。许多因颈椎退行性疾病导致的脊髓病的患者年龄较大并且常常体质较弱。对于老年和存在较多基础疾病的患者,脊柱手术存在较大风险。但是外科医生需要充分告知手术风险和收益,以及手术与非手术治疗的结局。马尾综合征是脊髓终端(圆锥 2 以下的)神经单元(神经根)功能的急性丧失。脊髓圆锥以下椎管内存在许多神经纤维(马尾神经)。马尾神经收集来自脊髓末端 L1 – L5, S1 – S5 的神经。L4 – S4 脊神经根合并为骶丛,并延续为通向尾端(向足部)的坐骨神经。任何对马尾神经的压迫或干扰都会使这些神经失去功能,最常见的原因是中央型椎间盘脱垂。其他原因包括肿瘤或感染导致的椎体滑脱,硬膜外脓肿和血肿。其临床体征包括神经分布区域肌力减退(通常足下肢),括约肌无力导致的尿潴留和假性尿失禁。其他的表现有直肠张力降低,性功能障碍,鞍麻,对称性双下肢疼痛无力,双侧踝反射消失。然而有时疼痛可能缺失,患者仅主诉膀胱功能障碍或鞍麻表现,患者能步行进入诊室。通过 MRI 或 CT 可以确诊。如果马尾综合征持续存在,根据患者的病因和脊推大手术耐受情况,可以早期选择手术。

意识到这两种现象并对可疑表现保持警觉对早期发现脓肿十分重要。

脓肿或肉芽肿常常是由于导管尖感染蔓延导致。早期快速排除导管相关脓肿的临床表现和体征包括患者神经功能状态改变,包括肌力减退如步态困难、感觉障碍如本体感觉减退,下肢反射亢进或减退、和肠道或膀胱括约肌功能障碍。对于注射或程序镇痛患者,如果患者出现感觉麻木,刺痛,烧灼痛,感觉过敏,或者放射疼痛(特别是导管放置水平的放射疼痛)或上述主诉的改变,医生需要提高警惕并尽快完善影像学检查。

如果发现导管相关脓肿的临床表现或体征,医生应该首先详细回顾患者即刻状态、病史和神经系统检查。然后非执行手术的疼痛科医生应该与神经外科医生一起回顾患者影像学检查结果。接着医生应该安排患者行确诊性影像学检查来排除或确诊,以适时的方式给予治疗。这种情况下,实验室检查或肌电图或神经传导功能检查没有明显的益处。

628. (E)

A. 椎管内给药的前提是直接将药物注入脑脊液,因此可以避免首过效应。

B. 针对相同的疼痛,椎管内给予吗啡是口服吗啡效果的 300 倍。蛛网膜下腔和硬膜外给予吗啡的转换比率大约为 1:10。静脉和口服吗啡的转换比率为 1:3,因此 10 × 10 × 3 = 300。

C. 通过药物的直接作用,椎管内给药的不良反应能减少。

629. (D)

在选择硬膜外置管给药患者时,必须询问患者以下几项重要问题,如

A. 患者出现的疼痛综合征是否有合理的病理生理学解释?该诊断是否需要有创镇痛方案?

B. 患者预期寿命是否 >3 个月?(对癌痛和非癌痛患者都必须询问)

C. 患者心理状态是否稳定?在治疗前应该由心理医师对患者精神状态和心理稳定度进行评估。研究显示患者如果合并未治疗的抑郁,焦虑,自杀或杀人倾向,那么治疗会使病情恶化。未治愈的毒品依赖也会对治疗结果产生负面影响。如果患者出现人格障碍如边缘人格、反社会人格或多重人格障碍,则应当受到极度重视,仅能在充分理解的情况下接受植入物。对于肿瘤患者并不需要心理诊断,但是通过心理咨询这类患者能够更好处理疾病,从而获益。

E. 患者对先前治疗是否合理抱怨?更微创的治疗方案是否无效?先前方案是哪些?是否有记载?是否包括物理治疗和口服药物治疗?更多的保守治疗是否能不被接受?是否存在相关禁忌证?疼痛是否影响患者生活功能?患者是否存在其他禁忌证如出血倾向,局部或系统性感染?椎管内试验性冷药是否有效?医师应该对疼痛缓解程度,不良反应和患者总体满意情况进行详细记录。患者是否有合理期望?患者能否接受治疗风险和长期用药?

630. (D)

A 和 B. 重要因素包括对试验药物需要有调整以模拟植入系统效果的

给药部位(椎管内,硬膜外和脊髓平面)

给药是一次给予还是持续输注

给药流量

剂量和浓度

给药时间

试验药物的选择

C. 椎管内给药后患者需要入院观察。对于硬膜外泵给药的疼痛患者(伤害性疼痛,病理性疼痛或混合性疼痛)进行给药方式比较。对于伤害性疼痛患者,在 12 个月后的最终分析发现不同给药方式(单次椎管内给药,连续椎管内给药或连续硬膜外给药)之间不存在显著区别。但是对于病理性疼痛患者,采用连续给药初期疗效更佳。硬膜外和蛛网膜下腔给药途径间无明显区别。神经病理性疼痛和混

合性疼痛给药之间最大的区别在于采用多种药物。

吗啡是FDA批准用于椎管内给药系统的药物,也常常是首选药物。对于存在烧灼痛或刺痛患者,有时会加用局麻药或α受体激动剂以期提高成功率。

如果治疗能够显著缓解疼痛,存在较小不良反应,非癌痛患者能够达到预期的功能改善,那么该治疗就是成功的。

631. (D)

A. 伤口出血常常会浸透衣服。伴随症状包括水肿,变色和发红。常常通过冰块和压迫止血。但是有时候也需要手术探查。活动出血并不是必须移除硬膜外给药系统的指征。

B. 血肿是非感染性液体的集聚。通常采用高压服和保守治疗来促进吸收。如果保守治疗无效可以采用无菌吸引术。症状的出现通常不需要移除硬膜外泵。

C. 水囊瘤是脑脊液的集聚。最常见的原因是导管入口处液体漏出并聚集于一处。通常采用增高腹压,咖啡因和增强补液治疗。

D. 伤口感染可能较小和表浅,但是有时候会严重到需要移除硬膜外泵。感染表现为发热、发红、弗兰克脓肿或脓液排出。必须立刻切开引流,行病原学检查和抗感染治疗。综合根据组织坏死、伤口情况和全身一般情况来考虑是否移除硬膜外泵。

最严重的两个并发症是硬膜外血肿和轴索感染。硬膜外血肿会导致麻痹,如果术后患者出现任何神经功能的改变需要警惕其发生。需要立刻行MRI检查并请神经外科会诊。硬膜外泵不是MRI的禁忌证,同时不应该延后使用硬膜外泵。轴索感染包括脑膜炎和硬膜外脓肿,需要立刻诊断并迅速给予治疗。

632. (C)

鞘内镇痛共识专家组2007年的指南,巴氯芬和咪达唑仑属于特殊药物。咪达唑仑可以用于处于终末期的患者,但只能小剂量使用。巴氯芬用于痉挛相关疼痛,肌张力障碍疾病,或肌肉痉挛。其通过阻断脊髓 $GABA_B$ 受体起作用。硬膜外使用巴氯芬指针包括:患者不能耐受口服药物,口服药物镇痛不足,只能通过椎管内给药才能实现精确控制的患者。个案报道显示100—460 μg/d(FDA最大剂量为900 μg/d)能够有效缓解神经病理性疼痛。如果药物剂量显著增加,需考虑机械性因素。长期使用中耐受性较好。但是巴氯芬并不是没有并发症。导管损坏,电池故障和人为错误会导致导管取出。肉芽肿非常少见,过量常常由于人为因素导致,并可以通过毒扁豆碱和氟马西尼解救。

633. (C)

A. 许多药物通过阻断钠离子通道起作用,齐考诺肽不属于其中。

B. 普瑞巴林和加巴喷丁通过作用于 $\alpha_2\delta$ 电压门控钙离子通道起效。它们确切的机制仍然不明。但是它们被认为通过N型电压门控钙离子通道治疗神经病理性疼痛。他们被认为结合于中枢神经系统中电压依赖钙离子通道的 $\alpha_2\delta$ 亚基。

C. 齐考诺肽是一种非阿片类,非NSAID,非局麻药用于改善慢性疼痛的药物。它提取自于僧袍芋螺,是锥形蜗牛来源多肽ω-芋螺毒素M-VII-A的合成形式。它是一个神经特异性的钙离子通道阻滞剂,通过阻断N型电压敏感钙离子通道起作用。

自从1960年Baldomero Olicera第一次发现海蜗牛毒素后,科学家对于其中数以千计的化学物质充满好奇。Baldomero Olicera年幼时在菲律宾就了解了其致命作用。Michael McIntosh在1980年与Olicera合作时发现了齐考诺肽,当时他高中即将毕业。Elan Corporation首次进行了人工合成。2004年12月28日,FDA批准其以商品名Prialt在美国进行销售,并在2005年2月22日在欧洲获批。

齐考诺肽在人体内的具体机制仍然不明。动物研究表明其通过阻断脊髓主要感觉神经感受器中的N型钙离子通道起作用。

因为传统给药方式如口服或静脉注射存在较多不良反应并且效果较弱。齐考诺肽必须通过硬膜外给药(直接进入脊髓)。这是目前为最为昂贵的有创给药方式,并且存在其自身的不良反应,因此齐考诺肽治疗目前仅仅适用于能保证鞘内给药疗效的重度慢性疼痛患者和对于其他治疗方案(如全身镇痛药、替代治疗或鞘内吗啡治疗)耐受或无效的患者(FDA 认可其在美国的使用范围)。

其最常见的不良反应为头晕,恶心,意识障碍和头痛。其他不良反应包括乏力,肌张力亢进,嗜睡,共济失调,视力异常,厌食,走路不稳,记忆力障碍。最为严重但是少见的并发症是幻觉,自杀倾向,新发抑郁或抑郁加重,癫痫,脑膜炎。因此其禁忌用于存在精神病史,精神分裂症,临床抑郁和双相精神障碍的患者。

D. 巴氯芬的可能机制是通过阻断脊髓 $GABA_B$ 受体。

634. (C)

A. 对携带硬膜外泵的肿瘤患者,诊断为无菌性或病毒性脑膜炎并不是移除硬膜外泵的指征。对于该患者应该在症状缓解前加强护理同时密切监测神经功能,但是泵及导管无须移除。如果脑膜炎是细菌性的,需要综合评估分析,疼痛缓解和生存期望。可以建议移除泵但是并不是必需的,因为移除后可能会出现严重且无法控制的疼痛。

B. 如果怀疑是细菌性脑膜炎应该立即给予肠道外(静脉)而不是肠道(通过消化道)的抗生素。在脑脊液细菌培养和药敏检查后需要给予针对性的抗生素。

C. 如果感染对于万古霉素敏感,同时患者拒绝移除硬膜外泵,可以每日鞘内给予 10 mg 万古霉素。在该类患者中,鞘内给予万古霉素已经成功持续使用时间为 6 个月。

D. 发现静脉联合硬膜外给予万古霉素(150 mg/d 连续 3 周)能够有效控制感染。

635. (C)

B 和 C 吗啡或氢吗啡醇应该用于伤害性疼痛,布比卡因能够用于神经病理性疼痛。吗啡或氢吗啡醇联合布比卡因能治疗混合性疼痛。对于继发于吗啡不耐受,腹部肿瘤和/或化疗/放疗的恶心呕吐,95% 的患者给予氟哌利多治疗有效,加用剂量为 25—250 μg/d。

吗啡,氢吗啡醇,或芬太尼/舒芬太尼联合布比卡因和可乐定用于治疗伤害性或复合型疼痛。吗啡,氢吗啡醇或芬太尼/舒芬太尼联合布比卡因治疗神经病理性疼痛。

吗啡,氢吗啡醇或芬太尼/舒芬太尼联合两种以上佐药:医师应该使用麻醉药物加局麻药加可乐定和巴氯芬治疗痉挛状态,肌痉挛或神经病理性疼痛。

布比卡因治疗神经病理疼痛。

第二种阿片类药物(亲脂性/亲水性)作为佐剂。

吗啡,氢吗啡醇或芬太尼/舒芬太尼联合 3 种以上佐剂:除了 2 线佐剂之外,医生应该添加。

氯胺酮治疗继发与脊髓压迫的神经病理性疼痛。

咪达唑仑治疗神经病理性疼痛。

氟哌利多治疗神经病理性疼痛。

丁卡因能够治疗无法手术的脊髓压迫引起的化学性瘫痪,快速抗药反应,或紧急的痛觉过敏挽救。

一些个案中报道使用六种药物进行终末期患者疼痛的控制以减少其不良反应。

636. (B)

鞘内镇痛共识专家组 2007 年指南对于这个问题进行了详细的阐述。专家组一致认为导管相关肉芽肿是硬膜外疼痛治疗最为严重的并发症并限制了该技术的使用。多种因素导致肉芽肿形成,包括药物,导管位置(大部分肉芽肿发生在胸段,该处脑脊液容量和流速较小),脑脊液量(特别是量少时)和药物的剂量和浓度(脑脊液越少代表药物浓度越高)。就吗啡而言,大部分案例中使用的浓度至少为 40 mg/ml。在使用氢吗啡酮的案例中,大部分浓度至少为 10 mg/ml。虽然一些专家认为应该将导管放置在脑脊液疗较大的下胸段脊髓,但是即使在那个位置仍然会产生肉芽肿。药物的浓度被认为是导致硬膜外导管相关肉芽肿最主要的因素。

A,B,C 和D. 鞘内注射除了舒芬太尼和绝大部分情况下的芬太尼,几乎所有的药物都会导致炎症性肿块。在撰写本文时,就有至少 3 篇文献报道了巴氯芬相关肉芽肿。虽然文献报道可乐定能够预防肉芽肿形成,但是仍然有报道单纯使用可乐定或联合其他药物导致肉芽肿情况的发生。

637. (A,B)

638. (E)

639. (B,D)

640. (C)

641. (A,D,G)

642. (A)

643. (D)

阿片类药物会导致嗜睡、水肿、便秘、恶心和尿潴留。

布比卡因能够引起尿潴留,无力和低血压。

巴氯芬会引起失去平衡和听力障碍。

可乐定会导致体位性低血压,抑郁加重,水肿和嗜睡。

氟哌利多会引起椎体外系不良反应,如震颤,口齿不清,静坐不能,肌张力障碍,紧张,抑郁和偏执。

氯胺酮会增加焦虑和易怒,产生妄想,面部潮红。

咪达唑仑会过度镇静。

如果药物对患者治疗无效或产生明显不良反应,那么需要及时撤药,同时应当告知可能的撤药反应并安排患者随访。急性的巴氯芬和可乐定撤药反应包括血流动力学异常,癫痫或死亡。为了避免这些撤药反应,在椎管内给药患者撤药时,医生应该给予患者口服药物替代并安排患者随访。

644. (D)

A. 针对椎间盘突出后的机械性或化学性神经根刺激导致的放射痛,硬膜外注射激素和脊髓电刺激治疗有效。

B. 即使缺乏 MRI 改变,如果患者出现腰背部疼痛仍然可能是小关节病导致。对于小关节疼痛,小关节和内侧支诊断性阻滞是敏感性和特异性最高的诊断方法。小关节射频治疗可能是短期缓解小关节疼痛最佳的治疗方案。

C. 对于放射到下肢疼痛的患者,脊髓电刺激会是最佳的治疗方案。

645. (D)

A. 如果疼痛局限于骶髂关节,关节注射局麻药和激素能够诊断和治疗。

B. 诱发性椎间盘造影对椎间盘压迫和盘源性疼痛有诊断作用。

C. 腰方肌和腰大肌肌筋膜炎可以导致腰背部疼痛。诊断性阻滞对这类肌筋膜炎有诊断作用。

646. (D)

研究中表明诊断性内侧支阻滞假阳性率很高。因为射频治疗是基于诊断性内侧支阻滞短期有效后实施的,所以可能会降低射频治疗的有效率。因此大多数专家推荐使用反复小剂量局麻药(0.3—0.5 ml)诊断性阻滞的方法。

647. (B)

在介入治疗中,至多35.2%的情况下是因安慰剂效应缓解疼痛。虽然那么高的安慰剂效应,但是临床中不推荐采用安慰剂治疗。

648. (D)

A. 感染是较少见的并发症,并且治疗困难。

B. 鼻出血较预期更多,如果射频套管压力过高就会发生,如果上颌幼静脉丛穿破则导致血肿。

C. 心动过缓可能是由于眼心反射引起。

649. (B)

A. 味觉异常可能与舌咽神经,舌神经和鼓索支相关。

B. 第三枕神经消融术中,95%的患者会出现共济失调,97%的患者出现感觉麻木,55%的患者出现感觉迟钝,15%患者出现感觉过敏,10%的患者出现皮肤瘙痒。第三枕神经消融术常常会切除半棘肌神经从而干扰颈紧张反射,导致低头时共济失调。通过视觉固定在地平线上能够克服这些感觉。

C. 吞咽困难与第三枕神经消融术无关。

650. (D)

A. 诱发性椎间盘造影中最好能实时监测造影剂压力。在压力高于开启压力 <30 psi 时能复制疼痛说明椎间盘化学过敏。

B. 压力在 50—100 psi 间表明结果不确定。

C. 10—15 psi 的压力更多与开启压力相关。它表明髓核内出现造影剂的压力。

D. 压力高于开启压力 <50 psi 时表明椎间盘机械性过敏。诱发性椎间盘造影中除了记录压力,疼痛程度应该 >6/10,疼痛部位和性质应该与慢性腰背痛相同。

651. (A)

颈椎间盘造影术患者取仰卧位,斜位进针同星状神经节阻滞。食管通常位于左侧颈部。为防止损伤食管,最佳进针方向为右前进针。

652. (D)

黄韧带在颈段不连续,因此很从容易出现假阳性的落空感,所以要求使用摄片与给造影剂。摄片能够改善该技术的安全性,提高在病变部位给药,改善疗效。在腰段硬膜外注射时出现落空感假阳性最多为 30%。

653. (A)

A. 虽然颈段硬膜外没有脂肪隔膜,但是单侧扩散仍然非常常见。因此注射部位应该在病侧。

B. 不在影像学引导下穿刺落空感假阳性腰段为 30%,颈段位 50%。

C. 颈段水平液体向腹部扩散的概率接近 25%。

D. 太低。

E. 所有颈段硬膜外注射案例中接近 50% 的情况下会出现造影剂单侧扩散。

654. (D)

A. 腰交感神经阻滞中出现阴部神经痛比较少见,但因阴部神经起源于 L1 - L2 神经根,故可能出现。

B. 逆行性射精时膀胱括约肌不收缩,精液停留在膀胱而不是阴茎,会导致不育。

C. 血管内注射大量局麻药物会导致癫痫。

655. (D) 较治疗前任何体温的变化都能用来准确判断阻滞成功。

656. (B) 星状神经阻滞是由液体扩散到位于 C7 前结节处的下段颈交感和第一肋的第一胸交感导致的。

657. (A) 锁骨下动脉位于星状神经节前方。因此在注射时应该注意不要刺入锁骨下动脉。

658. (D)

A. C5 神经根阻滞通过阻断感觉神经进行镇痛。

B. 下段颈神经结是星状神经结的一部分。

C. 第一胸神经结是星状神经结的一部分。

D. T2 和 T3 灰支不加入星状神经结但是加入臂丛并分布于上肢。

659. (A)

A. 阀门压力通常从复制出疼痛的压力中减去(如,椎间盘造影阳性:复制疼痛的压力—阀门压力 <50 Psi)(1 Psi = 6.895 kPa)。

B. 撕裂的纤维环中第一次出现造影剂往往与复制出相同的疼痛一致。

C. 在检测水平上复制出相同的疼痛意味着椎间盘造影阳性。

D. 在诱发性椎间盘造影中不用持续性压力测量进行描述。

660. (B)

A. 椎间盘在 T2 加权像中通常是出现低信号的(脱水),并且只能提示椎间盘源性疼痛。

B. 病态性肥胖能够降低 IDET 成功率并增加风险。

C. 没有研究表明年龄会影响 IDET 的结果,但是随着年龄增长可能会降低 IDET 治疗的成功率。

D. 放射痛并不会提示 IDET 的预后。椎间盘源性疼痛(放射型)有时候存在类似放射痛。

661. (C)　穿刺针进针点并不会影响椎间盘造影的结果。

662. (D)　过去对于骶髂关节疼痛治疗无效的患者，往往会采用骶髂关节融合术。L4,L5,S1,S2,S3射频治疗对于骶髂关节疼痛的患者能够长期缓解疼痛。

663. (D)

A. 在颈段硬膜外激素注射后，如果患者出现剧烈疼痛和新发神经症状应该警惕硬膜外肿块。

B. 硬膜外激素注射后可能会出现神经病理性疼痛。

C. 如果激素溶液被注射入血管，那么可能会出现包括脊髓栓塞在内的严重并发症。DSA和钝针使用能减少其发生。

664. (B)　后方穿刺可以使血管内注射的发生最小化。

665. (D)

A. 单针技术的使用能够降低内侧支阻滞时的不适。

B. 减少皮肤和皮下局麻药物的使用能够使肌筋膜炎治疗的假阳性率降至最低。

C. 单针较传统多针花费时间更少。

666. (D)

A. 如果静脉给予纳洛酮不足，那么需要考虑鞘内给药。

B. 因为呼吸抑制所以需要保护气道。

C. 脑脊液内输注生理盐水可能有效。

667. (D)　电阻抗持续增高意味着存在电极损坏或液体渗漏导致的短路。多个电流中存在相同电阻意味着电极存在交通或短路。

668. (D)　电极应该在C2棘突后方皮下垂直于颈髓放置。

669. (A)　为了能够覆盖到足部，脊髓电刺激器应该放置在T11 - T12水平。如此靠近尾端是为了在硬膜外留下足够长的电极并且防止其移位。

670. (C)　因为胸段脊髓各段之间距离较短，因此如果要在T1 - T2水平固定导线穿刺部位应该在下胸段。

671. (D)　虽然没有足够的证据，但是有一项研究报道硬膜外阻滞经椎间孔入路较经椎板间入路效果更佳。骶管阻滞会稀释溶液并且有些情况下无法达到病变部位。

672. (A)　造影剂应该采取前后位给药以防止误入血管。

673. (C)

A. 刺激器放置后出现感染的概率为3%—5%。

B. 5%的患者在放置部位会出现持续疼痛。

C. 11%—45%的会出现电极损坏或移位。

D. 需要外科手术干预的脑脊液漏也有报道。

E. 如同任何脊髓手术，瘫痪或严重神经损伤是可能发生的，但是并不常见。

674. (A)

A. 验证这一说法的报道见于2007年《PAIN》杂志上的一项为期1年的随机、交叉意向性分析研究。100名患者随机分为SCS联合保守药物治疗或单纯使用保守药物治疗组。SCS组中更多的患者得到50%或更多的下肢疼痛缓解。SCS组中其他测量指标同样更好[Kumar K, Taylor RS, Jacque L, et al. Spinal cord stimulation versue conventional medical management for neuropathic pain: a multicenter randomized controlled trail in patients with failed back surgery syndrome. Pain. 2007;132(1 - 2):179 - 188].

B. 在一篇2009年的综述中提到脊髓电刺激能够减少短效硝酸甘油使用，提高生活治疗，增强运动能力[Deer TR. Spinal cord stimulation for the treatment of angnia and peripheral vascular disease. Curr Pain Headache Rep. 2009;13(1):18 - 23].

C. 许多研究证实在短期随访中，如 6 个月后，治疗有效。最近一项 5 年的复杂区域性疼痛中使用 SCS 的随机对照研究表明 95% 的患者愿意为这一结果再次行同样手术治疗。研究对 21 个 CRPS 患者中进行回顾性电话随访，平均随访时间 2.7 年。长期随访疼痛有所缓解并能提高生活治疗[Kemler MA, de Vet HC, Barrendse GA, et al. Effect of spinal cord stimulaion for chronic complex regional pain syndrome typeI: five-year final follow-up of patients in a randomized controlled trial. J Neurosurg 2008; 108(2): 292-298].

D. 脊髓电刺激对于治疗交感神经相关疼痛有效。

E. 这个说法是错误的。神经病理性疼痛是传统的脊髓电刺激的适应证。伤害性疼痛一般不推荐采用脊髓电刺激治疗。

675. (C)

2007 年一篇基于循证的综述回答了脊髓电刺激使用的 60 个相关的问题。脊髓损伤是神经病理性疼痛的病因并且是脊髓电刺激的适应证。一些职业如电工是脊髓电刺激的相对禁忌证。

676. (D)

一些文献已经报道脊髓电刺激成本效应比较好。另外一些文献报道则相反。参数和纳入患者不同导致了这个变异。最新的报道显示脊髓电刺激在治疗背部手术失败综合征，复杂区域性疼痛以及一些神经病理性疼痛的患者中存在较好成本效应比。另外，如果能够改良参数提高电池寿命，减少并发症，改善设备的话，其成本效应比会更好[Mekhail Na, Aeschback A, Satanton Hick M. Cost benefit of neurostimulation for chronic pain, Clin J Pain 2004; 20(6): 462-468].

[Klomp HM, Steyerberg EW, van Urk H, et al. Spinal cord stimulation is not cost-effective for non-surgical management of critical limb ischemia. Eur J Vasc Endovasc Surg. 2006; 31(5): 500-508].

[North R, Shipley J, Prager J, et al. Practice parameters for the use of spinal cord stimulation in the treatment of chronic neuropathic pain. Pain Med 2007; 8(suppl 4): S200-S275].

677. (D)

A. 三个最常见的制造商之一目前使用的是等压技术。三个制造商都没有允许脉冲 >1 000 ms 的系统。

B. 三个最常见的制造商中有两个使用的是等流技术。虽然有 2 家公司的电池为 22 cm^3，但是目前没有一家公司的临床使用的电池能够小于那个程度，也许将来能够改观。

C. 没有一个 SCS 系统能够维持电阻不变。医生无法控制电阻并且其受多种因素影响如瘢痕组织形成。目前多个公司的产品能够进行无线充电。

D. 这个特定的设定目前可行。等容系统目前也能达到最大 1 000 ms 的脉冲宽度。

E. 根据欧姆定律 $V = IR$。因为电阻为不可控因素，因此无法同时维持等电压和等电流。

目前最新的电池已经上市，它为等容模式，脉冲宽度为 1 000 ms，电池大小约为 22 cm^3。

678. (C)

A. 脊髓背角通路在传送内脏疼痛中起到重要作用。

B. 已经有个案报道脊髓电刺激治疗盆底疼痛有效。其中一个个案包括 6 名多种原因导致的盆底疼痛患者，采用脊髓电刺激治疗均有效。他们的病因包括阴部前庭炎，子宫内膜异位，盆腔黏连，子宫脱垂和会阴痛。

C. 脊髓中线切开术能够缓解内脏疼痛。这个是一个深部的传导通路因此能够刺激深部的紧密放置电极可能对治疗内脏疼痛有益。

D. 据报道盆底痛的刺激靶点在 T12 附近。

E. 个案报告推荐在内脏性盆底疼痛中采用脊髓电刺激，但是需要更进一步设计良好的试验。

679. (B)

A. 脊髓背角的初级皮肤感受器是最常见的靶点。刺激神经根会导致阶段性感觉异常同时不太可能覆盖全部双侧下肢的疼痛区域。

B. 这个说法是正确的，并且通过机械模型说证实。

C. 相反的,运动的不良反应通常表明刺激了神经根而不是背角。

D. 该说法不正确,因为随着到脊髓的距离增加,刺激变得更加不准确同时刺激背角神经根的机会就更大。

E. 该说法不正确,因为纵向接触面积对神经纤维类型的选择性较横向接触面积更敏感。

680. (A)

1965 年 Ronald Melzack 和 Patrick Wall 发表了著名的门控理论。根据 1965 年提出的这个理论,大小神经纤维投射到胶状质。胶状质对传入纤维产生抑制作用。大纤维增加抑制作用,“关门”同时降低传入的疼痛信号。小纤维削弱抑制作用,“开门”增强传入的疼痛信号。门控系统通常被用来解释脊髓电刺激的机制,但是 2002 年的一篇综述阐述了其他机制在脊髓电刺激中的作用[Oakley JC, Prager JP. Spinal cord stimulation: mechanisms of acton. spine. 2002. 27(22): 2574-2583].

[Melzack R, Wall PD. Pain Mechanisms: a new theory. A gate control system modulates sensory input from the skin before it evokes pain perception and response. Science 1965; 150(3699)].

681. (C)

A. 与该说法恰恰相反(神经病理性疼痛较伤害性疼痛是更好的适应证)。

B. 这是 A 的复述。“受体介导”是伤害性的同义词。“神经源性”是神经病理性的同义词。

C. 多位作者都说明脊髓电刺激对交感神经介导的疼痛治疗有效[Stanton-Hicks M. Complex regional pain syndrome, manifestations and the role of neurostimulation in its management. J Pain Symptom Manage. 2006; 31(suppl 4): S20-S24].

[Kumar K, Nath RK, Toth C. Spinal cord stimulation is effective in the management of reflex sympathetic dystrophy. Neurosurgery. 1997; 40(3)503-508].

[Harke H, Gretenkort P, Ladlef HU, et al. Spinal cord stimulation in sympathetically maintained complex regional pain syndrome type I with severdisability. A prospective clinical study. Eur J Pain. 2005; 9(4): 363-373].

D. 该说法也是不正确的。采用脊髓电刺激治疗难治性心绞痛有效率高达 90%。

E. 脊髓手术后持续下肢神经病理性疼痛和复杂区域性疼痛都是脊髓电刺激的适应证。但是脊髓手术后持续的下肢神经病理性疼痛并不是一个很好的适应证。事实上,一些人认为脊髓电刺激治疗复杂区域性疼痛效果更好。

682. (A)

鞘内物质的电导性在临床上非常有意义。一些组织电导性非常好,能够让电流达到感觉神经并产生去极化,但是一些组织能产生隔离作用来保护内脏组织。我们并不需要知道确切的传导能力就能回答这个问题。

683. (E)

A. 胸段放置脊髓电刺激电极十分常见,如治疗下肢疼痛时装置通常放在 T8 水平。

B. 虽然脑脊液电传导性能强,但是不会向胸段结构传导刺激。

C. 虽然不同的纤维有不同的刺激阈值,但无论何种组织负极都会使神经元含有更多电子和去极化。

D. 虽然硬脑膜和椎体一样电传导能力较弱,但是硬脑膜较薄因此不会出现非常强的电阻抗。这是错误的。因为硬脑膜对电流的绝缘作用,因此不可能刺激脊髓神经元。

E. 这是个正确的。椎体较鞘内其他结构电传导性更弱。

684. (A)

A. 脊髓电刺激过程中能够通过腓肠肌测量逆行性反应。2002 年 SCS 机制的文献和 2008 年 16 名患者测量中均有报道[Oakley JC, Prager JP. Spinal cord stimulation: mechanisms of action. spine. 2002; 27(22): 2574-2583].

[Buonocore M, Bonezzi C, Barolet G. Neurophysiological evidence of antidromic activation of large myelinated fibers in low limbs during spinal cord stimulation. spine. 2008; 33(4): E90-93].

B. 脊髓电刺激作用不能用纳洛酮拮抗,脊髓电刺激与内源性阿片无关。

C. 存在机械性镇痛作用,事实上,脊髓丘脑束的抑制是脊髓电刺激的机制之一。

D. 这是疼痛的一个机制。事实上,脊髓电刺激的一个可能的机制就是增强或削弱抑制性通路。一篇关于脊髓电刺激的综述中提到,一个可能的机制就是活化脊髓脑干或丘脑系统来增强或减弱抑制作用。

[Oakley JC, Prager JP. Spinal cord stimulation: mechanisms of action. spine. 2002; 27(22):2574-2583].

E. 根据2002年的综述,脊髓电刺激的主要作用于疼痛感觉的A-β活动。

[Oakley JC, Prager JP. Spinal cord stimulation: mechanisms of action. spine. 2002; 27(22):2574-2583].

685. (A)

因为苯酚破坏了基底神经膜,沃勒变性不会出现,且有更高风险形成神经瘤。相比射频消融术,使用液体松解注射液其松解范围难以更加精确地控制,原因是射频的松解范围声称在针尖周围的已知距离中。而同时,需要区域松解时液体松解则为更加实用的方法。

686. (A)

苯酚注射时无痛而其他列出的技术都会有疼痛。

687. (E)

苯酚与心律失常、癫痫发作、涤纶补片破坏、血管痉挛以及血管内蛋白有关。酒精相比苯酚与血管痉挛关系更密切。当考虑实行射频神经松解术时注意点包括对电子植入物的干扰。冷凝止痛法则要注意邻近组织的冻伤。

688. (B)

A. 冷凝止痛探针通常比射频探针直径更大。目前冷凝止痛的探针大小为1.4—2 mm,1.4 mm的探针用14号或16号导管,2 mm的探针应插12号导管。射频通常使用22号导管,其外直径0.7—0.72 mm。

B. 冷凝止痛设备要同时维持支撑设备和针尖位置准确性非常麻烦。而射频时用的探针更小、更轻故而更容易控制。

C. 冷凝探针针尖形成的冰冻球大小比射频的作用范围更大。

D. 由于射频技术可达到更小的松解范围,可以进行更小规模的目标损毁。

E. 冷凝止痛与射频技术都会引起沃勒变性,所以神经瘤形成的风险比苯酚小。

689. (E)

A. 圆形导体比扁平导体生成更大、更强的电场。

B. 圆形导体电场密度与圆的辐射范围成反比。

C. 射频套管裸露轴的电场更稀薄,而靠近尖端更稠密。

D. 电的三种基础变量为电压、电流以及电阻。这是欧姆定律的三个组成因素。

E. 尽管轴部分电场更加稀薄而导管尖端更稠密,热松解的形状却不同。在激活端的近端热量轻微增加而在针尖端则稍微减弱。

690. (C)

A. 苯酚有可能由于其重比重而有用,但相比酒精没有明显的优点。

B. 在50%—75%的患者中均报道了优良结果。

C. 椎管内阻滞后的平均疼痛缓解时间报道为4个月。

D. 膀胱麻痹与运动麻痹发生于接近5%的治疗后患者中,肠麻痹则为约1%。

E. 无证据表明硬膜外阻滞比蛛网膜下腔阻滞更有效果或风险更低。

691. (E)

从叙述来看,继续进针可能还是在纤维环内或者进入下一层组织——髓核。在所描述的轨迹中不可能出现脑脊液或者脊髓。

692. (E)

A. 运动刺激能检测并防治未预料到的不合适热

松解,举例来说,探针套管绝缘层的裂开有可能使电流进入非预期组织。

B. 射频探针应延伸到套管尖端,太短的射频探针会导致监测温度低于实际组织内温度。尤其在带有自动温度控制的设备上要注意,它在此种情况下会自行增加输出,导致组织内更高温度。

C. 当射频患者有起搏器时最好请心脏科专家会诊。如果起搏器是感应启动型,建议将设置更改为固定频率起搏。

D. 并发症应防患于未然。

E. 在射频开始前 SCS 应该关闭。

693. (A)

C/kg 用于衡量 x 或 γ 辐射产生的电荷,与伦琴同样是衡量电离化的标准量。希沃特(Sv)用于衡量剂量当量。

694. (B)

戈瑞(Gy)用于衡量吸收的剂量(每质量单位吸收的能量),1Gy 相当于 1 J/kg。

695. (D)

单独剂量会有所变化(例如眼为 12.5 mSv)。

696. (D)

尽可能越低越好,即 ALARA(首字母缩写)。

697. (B)

患者上方的 X 射线管造成操作者暴露量最多,原因为散射光束在皮肤进入处相比出处更强。

698. (D)

散射光束的强度在皮肤表面进入处比出处更强,所以操作者辐射暴露量在 X 射线管位于患者上方时显著增加。

699. (C)

血管造影的患者辐射剂量还比消化道透视与 CT 高 10 倍。

700. (A)

斜视图也会增加对操作者与患者的辐射。

701. (D)

铅围裙含有相当于 0.5 mm 的铅,可以减少散布时 90% 的辐射暴露。

702. (B)

围裙内破损的铅提供次优的辐射防护。

703. (B)

诊断植入设备相关性手术部位感染必须同时或仅对临床怀疑手术伤口或植入位置的标本行微生物培养鉴定(大多数为细菌性)。伤口感染标志有发热、红斑、水肿、疼痛、伤口渗出、愈合不良和植入处皮肤糜烂。脑膜刺激征提示脑脊液受累。

(1) SCS 或鞘内给药系统的植入物相关感染是这些设备最常见、可控制的严重不良反应。

(2) 多中心的给药设备相关感染研究中泵袋为感染灶的比例为 57.1%—80%,腰椎体为感染位置比例为 13%—33%,脑膜炎比例为 10%—14.3%。

(3) 典型的给药或 SCS 系统相关感染的管理包括使用抗生素和取出设备。

(4) 应时刻关心潜在的并发症。

植入患者的感染率(基于感染发生例数与受评估的患者数)为 2.5%—9% 变化。最高感染率 9% 发生于 10 ml SybchroMed 泵,用于儿科患者并伴有中枢源性痉挛的患者(n=100),主要为痉挛性脑瘫。最低感染率 2.5% 发生于接受鞘内注射重组甲硫氨酰人脑源性神经营养因子(BDNF)以治疗肌萎缩侧索硬化患者,总数 700 例患者中有 35 个患者发生了 36 例感染(总体感染率 5%)。

704. (A)

(1) 最常用的抗生素为三代头孢菌素或万古霉素。术中很多医生使用抗生素溶液冲洗。抗生素方案应根据社区及医疗中心最常见的致病菌调整。

(2) 大多数情况下针的鞘内进入点低于 L2。尽管罕见,进入点有时可能在脊髓水平。如果进针点高于 L2,患者必须能与医生和护士交流,进针角度应越小越好。如果发现任何感觉异常,应立刻退针重新定位。当导管放置妥当后,应行荷包缝合以确保导管周围组织安全,然后,将导管系紧锚定在筋膜上。最近的导管尖端炎性物质研究说明,导管远端放置于靠近预计疼痛发生区域与否仍存在争议。

(3) 相比放置导管时能采取俯卧位,从侧卧位放置就不需要再次变换体位以形成袋状结构。常规的泵植入位置为腹壁前外侧脐水平处。泵应锚定住以防翻转。

(4) 操作中医生应仔细止血。小静脉与动脉出血可通过抗生素灌洗后缝合时辨认。止血的技术有很多:单纯压迫;海绵浸泡于 3% 过氧化氢后可填入伤口 3—5 min(对小血管可能极为有效);明确出血点的电灼止血(注意:组织过热可引起创伤或血肿形成,这样会导致与和延迟、开裂或伤口感染);血管缝合仍旧是金标准。

伤口应使用大的无菌敷料加压包扎并使用腹部粘合剂减少血栓形成与出血风险。抗生素软膏也经常立刻在切口上使用,它能帮助防止感染扩散。当考虑更换敷料时,选择应更明智—可以每日更换或仅在极度浸润的情况下更换。

705. (E)

在 20 世纪 80 年代早期,鞘内给药开始作为小脑麻痹和脊髓损伤相关的难治性痉挛的治疗方式。该疗法最终变化为用于无法缓解的癌痛。FDA 承认鞘内应用无防腐剂巴氯芬与吗啡分别治疗中到重度的痉挛或疼痛。一项针对肿瘤患者的研究显示使用鞘内给药治疗癌痛相比一般药物管理方式在疲劳、意识水平以及生存率方面均有所促进[Smith TJ, Staats PS, Deer T et al. Randomized clinical trial of an implantable drug delivery system compared with comprehensive medical management for refractory cancer pain: impact on pain, drug-related toxicity, and survival. J Cli. 2002; 20(19): 4040 -4049].

其他鞘内给药系统有效的疾病状态有:椎管狭窄、脊神经根炎、压缩骨折、椎关节僵硬、脊椎前移、椎孔狭窄、蛛网膜炎、耳瘘管、强直性脊柱炎、脊髓损伤、脊髓梗死、截瘫、马尾综合征、周围神经病变、幻肢痛、类风湿关节炎、辐射神经炎、带状疱疹后遗神经痛、开胸术后综合征、间质性膀胱炎、腹部与盆部慢性疼痛。

706. (C)

VAS 疼痛评分 7—10 分的患者必须住院治疗。对于想要生活在家庭环境者,应按顺序增加 50%—100% 的药物剂量。治疗性 bolus 可在管理下应用到疼痛缓解终点,日常用药调整亦为如此。明显、突然的药物加量会引起严重的副反应,在最初调整的 12 h 必须有医生监督以处理潜在并发症。

707. (E)

一项多中心随机前瞻性试验对比了鞘内给药与综合药物治疗。结果显示鞘内泵在以下方面有明显优点:总体毒性、疼痛缓解、疲劳及意识水平、生存率提高。

该研究指出有中到重度癌痛的患者应考虑使用鞘内泵[Smith TJ, Staats PS, Deer T et al. Randomized clinical trial of an implantable drug delivery system compared with comprehensive medical management for refractory cancer pain: impact on pain, drug-related toxicity, and survival. J Cli. 2002; 20(19): 4040 -4049].

708. (B)

第三枕神经(TON)头痛起源于枕神经痛。TON 支配 C2—C3 关节突关节,绕过上关节和 C3 椎体。在挥鞭样损伤患者中,第三枕神经头痛及常见,患病率 27%。

709. (D)

枕神经刺激器是处理枕神经痛的有效工具。尽管桨型电极并非必需但其比其他常规电极有更加良好的覆盖水平。

710. (A)

T2、T3 交感神经阻滞合并星状神经节阻滞处理上肢 CRPS 是非常有用的。阻滞之后环绕在星状神经节周围的 Kuntz 神经也会被阻滞。对这些神经的射频消融去神经术有可能延长疼痛缓解期。

711. (A)

椎体成形术适用于骨水泥可经皮注射入破裂椎骨用以稳定的急性椎骨骨折。椎体后凸成形术则包括在塌陷的椎骨内放置一个球体,伴以骨水泥注射以稳定结构。两种方式之间孰优孰劣尚不明确,都能基本达成即刻疼痛缓解,且都适用于骨质疏松以及转移性肿瘤引起的骨折压迫痛。

712. (E)

椎体成形术的并发症有可能会很严重。血管内注射聚甲基丙烯酸甲酯有可能导致肺栓塞、脊髓损伤,而向鞘内空间泄露也能导致脊髓损伤。腰椎操作有可能导致腰肌和股神经病变。

713. (E)

梨状肌注射应在肌肉内侧进行,因为外侧包含更多韧带。如果局麻药、类固醇的注射仅能提供短期的疼痛缓解,注射 A 型肉毒杆菌毒素可以提供更长时间的效果。使用神经刺激器、透视、造影剂可帮助确定探针的定位。梨状肌压痛、Pace 征和 Freiberg 征阳性、直肠指检有助于检查梨状肌。

714. (D)

(1) 支配骶髂关节的有 L4 内侧支、L5 背侧支、S1、S2 和 S3 侧支。有些学者认为 L3 内侧支也有可能参与。
(2) 骶髂关节融合仅适用于发生严重解剖结构问题(例如骨折)并伴随疼痛时。
(3) 骶髂关节注射应在透视引导下进行以确保探针位置准确。

715. (B)

(1) 前路是阻滞腹腔神经丛的首选径路,其优点在于病人能采取较为舒适的仰卧位。
(2) 后路阻滞部分阻断向腹腔神经丛的神经分支,阻滞了内脏神经丛。
(3) 前足入路在患者俯卧位下操作,使用 1—2 根探针。该入路的经主动脉或经骶骨变种方式亦有发表。
(4) 侧路不用于腹腔神经丛阻滞。

716. (C)

(1) 睾丸疼痛应使用髂腹股沟阻滞或腰交感阻滞。
(2) 奇神经节是最尾端的交感神经节。
(3) 尾神经节位于骶尾部交界处的成对椎旁交感神经链末端。首选入路为肛尾韧带。然而,经骶尾部入路似乎更加安全。
(4) 直肠穿孔尤其有可能发生在肛尾入路。

717. (A)

(1) 作为黄韧带不连续的后果,在颈部水平相比腰部水平(30%),其阻力的突然丧失感变得不准确。
(2) 应该使用透视引导,且药物应在病灶同侧给予。
(3) 应先在侧位透视下检查探针最后的位置及对比扩散。
(4) 椎间孔入路(主要是由于血管内颗粒类固醇的吸收)可能导致严重的并发症如脊髓梗死、四肢瘫痪和死亡。

718. (E)

(1) 肉芽肿形成可发生在鞘内导管尖端,能导致诸如脊髓损伤一类的严重并发症。
(2) 脑脊液漏是放置鞘内泵的常见相关并发症。
(3) 泵扭转会引起导管扭结及持续增加的疼痛、戒断症状。
(4) 鞘内阿片类药物能引起激素水平改变症状,如体重增加。

719. (A)

持续增加的疼痛,尤其是伴随戒断症状者应考虑泵失灵并及时处理。

720. (E)

透明质酸酶和高渗盐水的组合有可能增加作用时间。鞘内注射高渗盐水会导致严重并发症，故应小心操作。

721. (E)

传统的 SCS 指征包括椎板切除术后综合征和 CRPS。目前指征已有所扩大，间质性膀胱炎现在已是一种常见的指征。SCS 目前已用于治疗交感神经介导的疼痛。

722. (A)

根据 2008 年的综述，应在带状疱疹后遗神经痛的病程早期考虑行 SCS，而且 SCS 失败时应考虑周围神经刺激。SCS 对于腰椎手术失败综合征的有效率约为 50%，而对于周边血管疾病和缺血疾病的效果则更好一些。尽管门控理论经常被认为是 SCS 的作用机制，有许多文献显示单单该机制并不足以解释整个作用机制。根据 2002 年的综述，目前文献提出的机制一共有 10 种[Oakley JC, Parker JP. Spinal cord stimulation: mechanisms of action. Spine. 2002; 27(22): 2574-2583].

723. (C)

横向三极 SCS 包括一个中央阴极和周围包绕的阳极，目的是使电流更深入从而刺激支配背部的纤维，所以才能用来治疗背痛而不是足痛。陈述中(4)项亦正确，大多数 SCS 系统目前允许 16 导。

724. (B)

2006 年的一篇综述表明 SCS 能增加运动能力同时减少短效硝酸酯类使用并改善生活质量。该文献同时发现 5 年后 60% 的患者仍有有益的效果。运动负荷测试以及心电图监测证据显示有缺血的减少以及抗心绞痛作用。若痛感持续则患者仍有明显缺血事件[Deer TR, Raso LJ. Spinal cord stimulation for refractory angina pectoris and peripheral vascular disease. Pain Physician 2006; 9(4): 347-352].

725. (E)

所有列出的因素均为 SCS 的风险。其他风险包括神经损伤、硬脊膜穿透、感染以及电迁移。

726. (B)

动物模型中，SCS 显现出抑制内脏反应。已经有多例 SCS 成功应用于内脏疼痛的报道。然而，目前的测试参数不能指导疼痛治疗。由于胰腺受 T5-T11 的脊髓段支配，放置导头的位置相比合理的起始点而言过低。一篇病例分析报道了在 T6 放置导头引出适当的刺激来治疗慢性胰腺炎的疼痛。

727. (E)

阳极是正极接头的正确名标，阴极是负极接头的正确名标。图示双导系统中，如果导头空间太紧凑，电场将会被拖往阳极。当空间逐渐变宽，电场将会更接近球形且围绕着阳极。导头间过于紧凑会增加椎体至椎弓根的刺激率，原因在于更少的球形磁场在神经根产生的横向刺激也较小。

728. (A)

根据一篇 SCS 选择标准的回顾性研究，其选择标准应与患者的疾病状态或其他特征相关。目前的随机对照试验或前瞻性试验支持 SCS 用于以下一些疾病状态：腰椎手术失败综合征、CRPS、轴向腰痛、带状疱疹后遗神经痛、神经病变以及盆腔疼痛。目前的病例报告证据支持 SCS 用于：缺血性肢体痛、内脏痛。心绞痛也有过相关研究。患者的相关特征包括系统性疾病，如糖尿病、免疫功能低下、狭窄程度(尤其对颈部放置电极者)、抗凝治疗中、心理疾病、不现实的预后预测以及未处理的药物依赖[Oakley JC. Spinal cord stimulation: patient selection, technique, and outcomes. Neurosurg Clin N Am. 2003; 14(3): 365-380].

729. (E)

SCS 的适应证正在逐步扩充，所有列出的病因现在均被认为是 SCS 指征。

730. (B)

(1) Scribonius Largus(古罗马医生)记载了使用

活电鳐在足底治疗痛风疼痛——"对于任何痛风疼痛发作时,在足底放一只活电鳐,患者应立于潮湿的岸边任由海水冲刷并保持姿势直到整足往上至膝盖麻木。此法可消除已存在的疼痛并预防未激发的疼痛发作。应用此法已治愈了一位台比留时期的名叫Anteros的市民。"

(2) 疼痛的门控理论发表于1965年,该理论奠定了疼痛电刺激的理论基础。2年后报道了第一例现代电刺激治疗疼痛病例,该报告记录了8例感觉神经或神经根刺激后疼痛缓解的病例[Melzack R, Wall PD. Mechanisms: a new theory. A gate control system modulates sensory input from the skin before it evokes pain perception and response. Science. 1965;150(3699).
Wall PD, Sweet WH. Temporary abolition of pain in man. Science. 1967;155(758);108－109.]

(3) 在周围神经中,运动和感觉神经纤维距离很近,能产生麻醉效果而不引发严重运动刺激的频率窗相比脊髓中要小很多,因为脊髓中运动和感觉纤维之间的更远且互不相通的传导通路。这促进了从周围神经刺激向SCS治疗的模式转变。

(4) 最早的现代疼痛刺激治疗记录是1967年报道的8个病例,这篇病例报告中8名患者里的3名在治疗前接受了精神评估,精神心理评估给了患者提问、缓解紧张、提出身体形象问题以及交流预期的机会[Wall PD, Sweet WH. Temporary abolition of pain in man. Science. 1967;155(758);108－109].

731. (C)

骶神经调节被认为是特发性尿频、尿急、急迫性尿失禁的有效治疗手段。经皮或者外科手术下的骶神经调节器均有报道。经皮操作的技术包括:直接在骶神经根孔处放置导头;或者经皮逆行径路。外科操作的技术则有:行椎板切除并直接在骶神经根连接导头;或者解剖分离至骶骨膜使用塑料件锚定一个穿过椎间孔的导头。限制放置一个导头的技术可能因为效果等原因而有一定局限性。当单一导头对排尿功能障碍有效时,增加电极可产生更广阔的作用范围而使慢性神经痛综合征得到缓解。

732. (B)

(1) 温度高于45℃会引起不可逆的神经组织损伤,如果温度达到了45℃,则应代偿性降低电压。

(2) 感觉测试应在50 Hz下进行。

(3) 脉冲技术使得组织在循环之间得以冷却,45 V的电压一般对应43℃的针尖温度,若针尖温度达到43℃,则应减小电压。

(4) 运动测试应在2 Hz下进行。

733. (E)

所有选项均是必要因素。电流从探针针尖流出,通过患者并达到接地端,从而将电流带回射频发生器。

734. (C)

静电场形成以及热量产生是射频消融术可能机制原理中的两个现象。冷凝止痛法的机制为血管损伤从而引发严重的神经内水肿。酒精松解技术的原理是脂质释放伴蛋白质沉淀。

735. (D)

(1) 尽管许多研究关注射频消融术用于骶髂关节,根据一项近期系统性回顾,其作为治疗手段的价值仍然缺乏足够证据。

(2) 尽管有国际疼痛研究学会(IASP)等组织提出的指南,证据和业界接受度仍然较低。有些研究反驳骶髂部刺激法的预测性,而也有人发现3/5的刺激阳性者有预测价值。诊断性骶髂关节注射中加入类固醇的做法也同样存在着争论。

(3) 在22个有注射指征的骶髂疼痛患者行脉冲射频疗法,16位患者(73.9%)有了持续3个月以上的50%或更多的症状缓解。

(4) 在一项2003年的试验研究中,接受L4第一背支以及S1－S3侧支射频松解术的9位患者里8位有了50%以上的疼痛缓解,持续随访缓解持续了9个月。

736. (A)

其他射频松解术的优点包括:避免黏连或炭化(相比直接电流松解)、无气体生成(相比直接电流松解)、阻抗监测以及行透视或CT引导的便利性。能鉴别针尖接近感觉还是运动神经是射频技术的特点,不过依靠神经刺激仪的冷凝止痛探针也能做到。能够覆盖广阔的区域并非经皮穿刺射频松解的优点。经皮射频技术适合更小、定位更明确的区域,故要覆盖一大片区域需要大量的松解。

737. (E)

这些均为准确的历史事件及文献记录。脉冲射频技术从1997年开始受到广泛关注,当时颈部脊髓背根神经节的脉冲射频治疗验证了有效性和安全性。在1961年,Cooper报道了使用液氮的一端绝缘的空心管装置,达到了-190℃的低温,他在一家医院告示板上发表了这个报道。6年后,一位名为Amoils的眼科医生改进了该装置。1976年Lloyd创造了"冷凝止痛法"一词,该技术在20世纪80年代开始流行,但相关文献发表则逐渐减少[Cooper IS, Lee AS. Cryostatic congelation: a system for producing a limited, controlled region of cooling or freezing of biologic tissues. J Nerv Ment Dis. 1961; 133: 259-263.

Amoils SP. The Joule Thomson cryoprobe. Arch Opthalmol. 1967; 78(2): 201-207.

Lloyd JW, Barnard JD, Glynn CJ. Cryoanalgesia. A new approach to pain relief. Lancet. 1976; 2(7992): 932-934].

738. (E)

持续射频松解的规模由温度、针宽度、暴露套管的长度(非绝缘)决定。1.4 mm冷凝止痛探针形成的冰球约3.5 mm厚,而大号2 mm探针的球体则为5.5 mm厚,所以球体大约为探针的2.5—2.75倍直径大小。

739. (A)

冷凝止痛探针由管内再套一管而组成,内管以气体(如600—800 psi的氧化亚氮)(1 psi = 6.895 kpa)加压。当气体从内管针尖狭窄的圈中逸出时,气体以10—15 psi的较低压力突然扩张至较大的外管,气体膨胀时随之冷却,这就是所谓的Joule-Thompson反应,从而在针尖形成一个冰球。气体不从外套管尖端部的细孔径中逸出(否则气体将进入患者组织),而是通过闭合系统设计回流至更大的外套管。

740. (E)

(1) 目前广泛推测每个腰椎水平的脊髓神经通过椎间盘向该侧椎旁链传输感觉信号,交通支随后将感觉信号传递至L1和L2的背根神经节。

(2)和(3) 射频和苯酚腰椎交感神经松解术均有报道用于治疗下肢CRPS。

(4) 冷凝消融被利用于缓解上臀中神经疼痛[Trescot, Pain Physician, 2003, v. 6, p. 345-360, Cryoanalgesia in interventional pain management].

741. (B)

(1) 脉冲射频实际上是无痛的。持续射频消融应用时有疼痛。

(2) 著作、文献中对于脉冲射频是否与射频消融一样有效仍存在着争论。

(3) 背侧支的内侧分支不仅支配关节突关节,还支配多裂肌、棘间肌和横突间肌内侧肌、棘突间韧带以及有可能支配黄韧带。

(4) 两种案例导管与射频探针均使用同样大小。

742. (C)

(1) 过低的阻抗提示针尖在非目标组织区,例如,血管、脑脊液或髓核。

(2) 正确。

(3) 传统上即使在透视引导下也用阻抗数据辅助针尖定位。

(4) 正确。臀上神经卡压可以用冷消融法治疗。

(吴 玮 贺加贝 译 张 帆 赵延华 校)

第9章　疼痛治疗辅助技术

说明(问题743—755):每个问题后面都有几个答案,请选择一个最正确的答案。

743. 关于目前临床上应用的针灸针,以下正确的是　(　　)

(A) 其销售准则与注射器一样
(B) 其标准控制与医用针头一样
(C) 其质量控制与手术刀片一样
(D) 只能一次性使用
(E) 以上都对

744. 下列说法不正确的是　(　　)

(A) 针灸技术被数以千计的内科医生、牙科医生、针灸师以及其他科的医生广泛应用
(B) 针灸可以用来减轻疼痛,还有其他更多的医疗用途
(C) 美国国立卫生研究院(NIH)已经资助很多与针灸相关的研究
(D) 一项全国的调查发现,替代医学门诊就诊的患者数量几乎是保健医生门诊的2倍
(E) 在美国几乎没有医学院校开设整合医学课程

745. 下列说法正确的是　(　　)

(A) 人体有600—2 000个针灸穴位
(B) 针灸穴位通常按经络分布
(C) 针灸师可以通过耳朵、头皮、手和脚的穴位来治疗疾病
(D) 即使相同的疾病,每次治疗可能会用到不同的针灸穴位
(E) 以上都对

746. 关于针灸理论,以下说法正确的是　(　　)

(A) “气”是流动在身体里的生命力量或能源
(B) “气”会通过生理的、心理的、情感的、精神的方面来影响我们的健康
(C) “气”过多或者不足都会导致健康问题
(D) “气”不通畅会导致疼痛
(E) 以上都对

747. 以下说法不正确的是　(　　)

(A) 通过针灸针实施的电针(EA)可以增强对针灸穴位的刺激
(B) 经皮神经电刺激(PENS)是经针灸疗法改良而来的
(C) “得气”是针灸的一种不良反应
(D) 艾灸时可以插入针灸针也可以不插入
(E) 针灸和拔罐对治疗不同的疾病都有用

748. 关于针灸相关的并发症,以下最常被报道的是　(　　)

(A) 感染
(B) 擦伤或出血
(C) 一过性的血管迷走神经反应
(D) 气胸
(E) 腹内形成脓肿

749. 下列关于针灸疗效的科学依据中,说法错误的是　(　　)

(A) 电针针灸可以激活中枢神经系统(CNS)释放内源性阿片物质进入血液或脑脊液(CSF)
(B) 针灸的镇痛作用出现于治疗后20—30 min
(C) 纳洛酮和其他阿片受体拮抗剂可以抑制针

灸的镇痛作用
(D) 针灸止痛作用不能通过血液或脑脊液的输入,而从一个动物传向另一动物
(E) 能抑制内啡肽酶降解的物质可以增强针灸的止痛效果

750. 下列与针灸的镇痛效用无关的是 ( )
(A) 烟碱
(B) 5 羟色胺
(C) 去甲肾上腺素
(D) 一氧化氮
(E) β 内啡肽

751. 针灸对( )没有治疗作用。
(A) 变态反应
(B) 痛经
(C) 白血病
(D) 胆绞痛
(E) 白细胞减少症

752. 补充医学和替代医学包括以下各项,除了( )
(A) 药草
(B) 心身疗法
(C) 推拿
(D) 阿司匹林
(E) 顺势疗法(以毒攻毒)

753. 心身干预已经应用于以下各种疾病状态,除了 ( )
(A) 头痛
(B) 腰背痛
(C) 关节炎
(D) 化疗引起的恶心呕吐
(E) 以上都不是

754. 以下关于银杏的说法是正确的,除了 ( )
(A) 银杏可以用于治疗多种疾病状态如哮喘、支气管炎、疲劳和耳鸣
(B) 银杏也被用于试图改善阿尔茨海默病和痴呆的症状
(C) 银杏可以作为辅助治疗用于间歇性跛行、多发硬化的患者
(D) 银杏的不良反应有头痛、恶心、腹泻、头晕以及皮肤过敏反应
(E) 银杏不会增加出血风险,因此可以安全与其他抗凝药合用

755. 研究证据支持人参的以下作用,除了 ( )
(A) 人参能全面增强健康并增强免疫系统
(B) 人参不会导致过敏反应
(C) 人参可以增强精神的和生理的功能
(D) 一些研究表明人参会降低血糖水平
(E) 人参最常见的不良反应是头痛、睡眠紊乱和胃肠道(GI)问题

说明(问题 756—762):有一个或多个选项是正确的,选择答案如下。
(A) 只有 1、2 和 3 是正确的
(B) 只有 1 和 3 是正确的
(C) 只有 2 和 4 是正确的
(D) 只有 4 是正确的
(E) 所有选项都是正确的

756. 补充医学和替代医学领域是以生物学为基础的实践,包括 ( )
(1) 维生素
(2) 脂肪酸
(3) 蛋白质
(4) 益生菌

757. 理疗是一个康复体系,其原理包括 ( )
(1) 自然治愈力
(2) 病因的识别和治疗
(3) 整体治疗
(4) 教师般的指导性治疗

758. 关于顺势疗法,下列正确的是 ( )
(1) 刺激机体的自愈能力
(2) 治疗方法是指,将能引起相似症状的物质高度稀释后给予小剂量
(3) 同一物质若给予更大剂量,会引发疾病或出现症状
(4) "相似原理"不是顺势疗法的理论

759. 氨基葡萄糖和软骨素用于治疗膝关节骨性关节炎，下列说法正确的是　(　　)

(1) 在美国，氨基葡萄糖和软骨素被认为是膳食补充剂

(2) 它们有可能导致严重的不良事件如充血性心衰和胸痛

(3) 它们对于中重度疼痛的患者可能具有更确切的治疗作用

(4) 总的来说，氨基葡萄糖和软骨素单用或者联用可以有效减轻膝关节骨性关节炎患者的疼痛

760. 对于心身干预，下列说法正确的是　(　　)

(1) 可能通过大脑和中枢神经系统(CNS)影响免疫、内分泌和自主神经功能从而对健康造成影响

(2) 多元的心身干预可能是对冠心病和某些疼痛相关疾病有效的辅助治疗

(3) 认知-行为疗法结合教育/信息部分，可以作为多种慢性疾病状态的有效辅助治疗

(4) 术前进行一些心身治疗(联想、催眠、放松)，可以缩短康复时间并减轻手术后疼痛

761. 关于紫锥菊，下列说法正确的是　(　　)

(1) 研究表明紫锥菊不能预防感冒或其他感染

(2) 研究没有证实紫锥菊能缩短感冒或流感的病程

(3) 紫锥菊会引发变态反应包括皮疹、哮喘和过敏反应

(4) 胃肠道(GI)不良反应最为常见

762. 关于脊椎推拿疗法，下列说法正确的是　(　　)

(1) 属于替代医疗系统，运用不同于传统医学的方法来诊断、鉴别和治疗疾病

(2) 脊椎推拿的理论认为身体有自愈能力，并且身体结构及其功能密切相关，这种相关性对身体健康有影响

(3) 脊椎推拿治疗的目的是使结构和功能的关系正常化

(4) 脊椎推拿治疗已被报道有严重不良反应，如卒中、马尾综合征

答案与解析

743. (E)　在1996年,美国FDA把针灸针从普通器械改为医疗器械,所以,针灸针与医用针头、注射器、手术刀有着同样严格的质量控制标准和要求。包括从生产、销售以及使用。

744. (E)　针灸疗法被成千上万的内科、牙科、针灸科和其他科的医生用来减轻或者消除患者疼痛,以及用于不同的健康状况。大部分美国的医学院校已经开设中西医结合课程。在1998份调查中发现,就诊替代医学的患者数量几乎是就诊初级护理医生的患者数量的2倍。

745. (E)　在人体,有600—2 000个针灸穴位,分布于12条以器官命名的大经络和8条小经络中。其中,有分布于耳朵、手、脚、头皮而协调全身器官功能的穴位,还有一些穴位不属于传统医学。针灸穴位的选择基于实施者对需要恢复的个别失调部位的判断。即使是相同患者的相同健康状态,针灸的穴位在针灸治疗中可能不同。

746. (E)　就传统中医而言,“气”作为一种生命源泉,存在并流动于所有活的生物当中。“气”影响我们身体的生理、心理、情感、精神。任何“气”的失衡(过多或过少)或者瘀滞,会导致疾病或者疼痛。针灸通过影响“气”的流动来治疗“气”的紊乱,从而恢复器官功能的正常平衡。

747. (C)　电针通过电脉冲流过针来增强对针灸穴位的刺激,不同频率的电刺激会产生不同的效果,其作用机制也不同。经皮神经电刺激是一项被广泛使用的改良的针灸方法。其他技术,包括艾灸(在附近点着药草来加热穴位),针压反射(用针不穿透皮肤来刺激穴位),拔罐(用热量制造一个几乎真空的小罐子,然后吸附在穴位上)。“得气”的感觉是在针刺入的部位,患者有疼痛、麻刺、麻木、温暖、沉重的压力感。通常针灸者的感觉是针被肌肉“捕捉”,“得气”这种思想对于获得针灸疗法的效果是必需的。

748. (B)　对于大多数熟练的针灸医生来说,针灸的并发症十分少见,而且通常很温和。最常见的并发症是擦伤和出血。其次,不常见的并发症是一过性血管迷走神经反射。严重的致命的并发症如气胸、腹内溃疡、与针灸相关的心包积液极其罕见。

749. (D)　在被广泛接受的针灸方法中,针刺肌肉神经纤维传导冲动,可以刺激脊髓、中脑、下丘脑-垂体系统。随后,它们释放β内啡肽到血液和脑脊液中,远距离产生镇痛作用。针灸的效果不是立即产生,而是要经过20—30 min的诱导时间才会产生。镇痛作用会在针灸后持续1—2 h。抑制内啡肽酶降解的药物会增加针灸效果。针灸镇痛效果可以经由脑脊液和血液之间的交叉循环在两个动物之间传递。

750. (A)　电针诱使神经元型NO/NADPH(还原型辅酶Ⅱ)黄递酶在大鼠的薄束核中表达上调,然后针刺信号通过丘脑髓质背侧通路传导。这在交感反射的中枢自我调节中扮演重要角色,有利于针灸在躯体和内脏痛、心血管调节方面起效。其他的证据同样支持这一理论,这些神经递质(如5羟色胺、去甲肾上腺素)和β内啡肽一样作为介质。

751. (C)　在2002年,WHO总结和回顾了1999年的所有临床试验,决定四种明确的疾病可以用针灸治疗,分别是变态反应、痛经、胆绞痛、白细胞减少症,以及其他通过对照试验证明针灸治疗有效的疾病。

752. (D)　补充和替代医学包括:心身疗法、基于生物学治疗、基于身体机构和可操作的治疗、能量医学以及整体医疗系统。整体医疗系统包括血液病治疗、自然疗法、传统中医(草药、针灸、推拿、冥想等)以及印度药草疗法(草药、推拿以及瑜伽)。

753. (E)　心身干预已经被用于不同种类的疼痛治疗。临床试验表明,这些干预对于关节炎的治疗是有效的辅助,通过减轻长达4年的慢性疼痛以及减少就医的次数。在急慢性疼痛、头痛、腰痛中,心身干预显示出一些有用的证据,尽管这些结果和患者人数以及采用的干预方法相关。一项关于癌症患者多中心大样本研究表明,心身干预可以提升情绪、提高生活质量、增强改善病情以及与症状相关治疗的心理应对能力,比如化疗导致的恶心、呕吐、疼痛。

754. (E)　近年来,银杏被用来治疗不同的健康状态,包括哮喘、支气管炎、疲乏以及耳鸣。一些令人鼓舞的研究结果在阿尔茨海默病/痴呆、间歇性跛行、耳鸣患者中显现。但是,一项200例60岁以上的成人研究中,服用银杏6周不会改善记忆。银杏的不良反应包括头痛、恶心、胃肠道反应、腹泻、头晕、皮肤过敏反应。严重的过敏反应偶尔有报道。一些数据表明银杏会增加出血风险,所以当患者服用抗凝药、凝血紊乱或者计划手术或者牙科手术时,需要注意。

755. (B)　人参有许多潜在的益处:全面增强健康,加强免疫,帮助康复,提高良好的心态,增强毅力,提高生理和心理的素质,治疗勃起障碍,丙肝,减轻更年期症状,降低血糖,控制血压。最常见的不良反应是头痛、睡眠紊乱和胃肠道反应。人参可能导致过敏反应。有报道称人参制品会导致乳房胀痛、月经紊乱、高血压。人参可能会降低血糖,这种情况更多建于糖尿病患者。因此,糖尿病患者在使用亚洲人参是需要更加注意,尤其是在低血糖服用或者同时服用其他草药时。

756. (E)　基于生物学的治疗是补充和替代医学的一个分支。包括,但不限于植物、动物源性的提取物,维生素,矿物质,脂肪酸,氨基酸,蛋白质,益生元,所有的饮食,有药用价值的食物。

757. (E)　理疗起源于欧洲。他们认为疾病是一种身体自我修复过程中不断改变的表现,并强调健康的修复和疾病治疗同样重要。在北美从事理疗有六条准则:①自然愈合的力量;②病因的鉴别和治疗;③"首先不伤害"原则;④医生即是老师;⑤整体治疗;⑥预防。

758. (A)　顺势疗法是一种补充医疗的理论和实践是由德国医生Samuel Christian Hahnemann提出的。他指出患者可以选择治疗方法,这种方法基于药物产生的症状和疾病的症状相似,他称为"相似原理"。他反复给予健康志愿者相似的药物并仔细观察记录这些药物产生的症状。结果,他通过使用产生和疾病相似症状的药物,提高了该病患者的治疗效果。

759. (A)　在美国,葡糖胺和硫酸软骨素被当做膳食补充剂,并不执行严格的药瓶生产标准。对一小部分中到重度疼痛的患者来说,疗效明确。毕竟,葡糖胺和硫酸软骨素相比于安慰剂,能减少20%的膝盖疼痛。不良反应通常很温和,但有一些严重的与治疗相关的不良反应:充血性心力衰竭(接受联合用药治疗的患者)以及胸痛(接受葡糖胺的患者)。

760. (E)　最近一项随机对照、病案报道、系统性回顾的研究文章表明,心身疗法可能是依靠大脑和中枢神经系统来影响免疫、内分泌和植物神经功能,这些都是被熟知的会影响健康的因素。心身干预可以有效用来治疗冠心病。一项研究表明,心身干预可以增加心脏恢复水平从而减少冠心病死亡率,而冠脉事件再发的时间长达2年。这种治疗方法还被用于治疗各种疼痛。临床试验表明,心身干预对于骨关节炎的治疗是有效的辅助,可以有效地减轻慢性疼痛长达 4 年,并且减少就医的次数。当应用于急慢性疼痛、头痛、腰痛、心身干预会显示出有用效果,尽管这些效果会因为患者数量和干预方法的不同而有所区别。一项不同癌症患者的多中心研究表明,心身干预可以提升情绪、提高生活质量、改善病情或与治疗相关的一些症状,如癌症相关的疼痛,化疗相关的恶心、呕吐。另外,一些研究表明,行为疗法可以有效地减少经皮血管手术和肾脏手术的不适和不良反应,减少镇痛药的使用量,还可以维持围术期血流动力学的稳定性。

761. (E) 紫锥菊通过刺激免疫系统来抗感染,常被用来治疗和预防感冒、流感以及其他感染,而较少被用于伤口和皮肤感染,如痤疮和疮。最近的研究表明,紫锥菊没有显示出预防感冒和其他感染,缩短感冒和流感的病程的表现。例如,两项研究发现紫锥菊无任何有益结果,不管是用新鲜榨的紫锥菊汁治疗小儿感冒,还是用窄叶紫锥菊的根和紫锥菊的根作为草药来治疗成人。有研究表明,紫锥菊在治疗上呼吸道感染可能有益。当口服紫锥菊时,紫锥菊除了胃肠道反应不会导致其他不良反应。然而,有一些人会出现变态反应,包括皮疹、严重的哮喘、致命性的过敏反应。对紫锥菊过敏的人通常会对雏菊家族过敏,它们有豚草、菊花、金盏花和雏菊。患有哮喘和遗传性过敏的人在使用紫锥菊时更容易发生过敏反应。

762. (E) 脊椎指压疗法关注身体的结构、脊椎的主要构成和功能。脊椎指压疗法的基本概念总结如下:人体拥有强大的自愈能力;人体结构尤其是脊椎,其功能互相联系并能影响健康。脊椎指压疗法的目标是使关联的脊椎的结构和功能正常化,促使身体自愈。用脊椎指压疗法治疗的疾病,常见的有颈部痛、背痛、运动创伤、重复性劳损和头痛。患有例如关节炎的其他慢性疾病患者同样能应用此种治疗方案。在美国,脊椎指压疗法在徒手治疗中超过90%。就当前数据来看,风险极低。严重的并发症更多的是与颈部操作相关。在颈椎的操作有卒中的报道发生,但极其罕见。马尾综合征见于下腰部的调整操作。这些风险的发生率约为百万分之一。

(郑华容 译 殷 文 赵延华 校)

第 10 章　跨学科的疼痛管理

说明(问题 763—832):每个问题后面都有几个答案,请选择一个最正确的答案。

763. 在老年人中,引起疼痛的第二种最常见原因是（　　）
(A) 肌肉骨骼疾病
(B) 癌症
(C) 颞动脉炎
(D) 疱疹后神经疼痛
(E) 糖尿病神经病变

764. 对老年人的疼痛评估通常较年轻人难度大,原因是（　　）
(A) 老年人的身体状况良好,可能会迷惑临床医生
(B) 老年人的记忆力差
(C) 仅见于癌性疼痛患者的抑郁状态
(D) 大部分的主诉是精神性的而非器质性的
(E) 以上都不对

765. 美国老年医学会对疼痛患者的推荐包括（　　）
(A) 疼痛及其对治疗的反应不一定要被评估
(B) 非甾体类抗炎药(NASIDs)禁用于老年患者
(C) 对乙酰氨基酚是缓解轻中度疼痛的推荐药物
(D) 非阿片类镇痛药可能适合于一些神经病理性疼痛患者和其他慢性疼痛患者
(E) 非药物性方法(如对患者和看护者的宣教、认知行为疗法、锻炼)对老年性疼痛的治疗没有作用

766. 对于老年人,功能性疼痛评分已被标准化。评分标准中包括（　　）
(A) 将疼痛分为可耐受和不可耐受
(B) 评分的其中一项指标是能否用语言表达疼痛
(C) 评分标尺为 0—5 分,可以与前一次评分快速做出比较
(D) 只有 A 和 C 是正确的
(E) A,B 和 C 是正确的

767. 抗癫痫药用于治疗老年患者的神经病理性疼痛时,下列最需要关注的是（　　）
(A) 容易干扰维生素 D 的代谢
(B) 相对于年轻人而言,老年患者需要更大剂量
(C) 可能影响平衡
(D) 只有 A 和 C 是正确的
(E) A,B 和 C 都是正确的

768. 关于阿片类药物在老年患者中的应用,下列正确的是（　　）
(A) 长效阿片类药物的使用会降低药物耐受性,从而导致控制疼痛时的更高剂量
(B) μ 受体拮抗剂在老年患者中使用较少
(C) 在难以控制的疼痛管理中单用或合用哌替啶是一种不错的选择
(D) 轻度和中度疼痛对激动剂和拮抗剂药物反应良好
(E) 在老年患者中芬太尼贴剂应作为第一选择,这是为了增加药物使用的依从性

769. 下列关于老年患者和疼痛的选项,正确的是（　　）
(A) 社区居住和养老院居住的老年患者疼痛发

生率是相同的
(B) 60 岁以上老年患者的疼痛发生率是 60 岁以下患者的 2 倍
(C) 在美国,老年患者消耗了 50% 以上的处方药
(D) 老年患者的疼痛通常不同于其他患者,因为其疼痛阈值下降
(E) 以上均不正确

770. 关于老年患者的药物动力学,下列哪一项发生了改变 ( )
(A) 分布容量
(B) 药物清除率
(C) 半衰期消除
(D) 受体结合力
(E) 以上均正确

771. 关于老年患者中的药物动力学,下列正确的是 ( )
(A) 老年患者的药物动力学改变与年龄相关性中枢神经系统功能下降有密切关系
(B) 对苯二氮唑类药物敏感性下降
(C) β 受体阻滞剂的敏感性下降
(D) 对阿片类药物敏感性增加
(E) 与年轻人相比,老年患者的药物动力学无改变

772. 下列与导致老年患者依从性差有明确联系的因素是 ( )
(A) 种族
(B) 宗教因素
(C) 医患沟通
(D) 只有 A 和 C 是正确的
(E) A,B,C 都是正确的

773. 一位 82 岁的老年男性由于骨关节病导致腰部疼痛,几年来,他的疼痛在小剂量阿片类药物作用下得到很好的控制。从去年以来,他的疼痛加剧了,同时目前的药物虽然让他昏昏欲睡,但是无法很好的缓解疼痛,下一步对患者的疼痛管理应该是 ( )
(A) 改换成更强的阿片类药物
(B) 诊断性腰椎阻滞
(C) 射频治疗腰椎正中分支
(D) 联合应用 2 种弱的阿片类药物
(E) 鞘内应用阿片类药物

774. 在老年患者中,长期使用 NSAID 类药物应同时 ( )
(A) 监测肝功能
(B) 监测肾功能
(C) 同时应用 H_2 受体阻滞剂
(D) 粪便隐血实验
(E) 以上均正确

775. 当阿片类药物开始运用于治疗老年患者之后,首先需要考虑的是 ( )
(A) 应该使用半衰期短的药物
(B) 当治疗血药浓度达到之后,应该密切监测头三个药物半衰期
(C) 作为起始阿片类药物,哌替啶比二氢吗啡酮要好
(D) 美沙酮由于其半衰期短是一个很好的选择
(E) 如果能够用短效阿片类药物控制疼痛并且不良反应小,那么不应转换为控释型阿片类药物

776. 老年患者在疼痛管理中,进行运动疗法的一项重要目标是 ( )
(A) 获得一份收入高的职业
(B) 有尊严并独立的活着
(C) 改善睡眠
(D) 恢复他们年轻时候的运动技能
(E) 以上都不是

777. 在为一位 80 岁的老年三叉神经痛的患者进行化学神经溶解术之前,手术潜在风险必须向患者告知,下列可能在术后出现的是 ( )
(A) 运动功能减弱
(B) 神经炎
(C) 传入神经阻滞疼痛
(D) 在注射部位持续性疼痛
(E) 以上都是

778. 最好地描述了儿童和青少年复发性腹部疼痛的定义的是　（　　）

（A）由于胃肠因素导致的腹部疼痛在 3 个月内反复发作至少 3 次

（B）由于胃肠疾病，妇科因素或先天性发育异常导致的腹部疼痛在 3 个月内反复发作至少 3 次

（C）无器质性原因的腹部疼痛在 3 个月内反复发生 3 次以上并且严重影响了儿童的日常生活

（D）无器质性原因的如代谢性疾病，神经功能障碍，血液疾病，胃肠道疾病，妇科疾病，或者其他的腹部疼痛在 3 个月内反复发生 3 次以上

（E）由于肠道、肾脏和妇科因素导致的急性并且能够被外科手段治疗的腹部疼痛

779. 下列关于儿童偏头痛的说法正确的是　（　　）

（A）青春期前的儿童偏头痛发病率比青春期的儿童高

（B）在患有偏头痛的儿童中，单侧头痛发作时大多有先兆

（C）儿童的典型偏头痛发作时通常有先兆，如双侧额部或双侧颞部的疼痛

（D）大多偏头痛的儿童伴有腹痛

（E）眼肌麻痹型偏头痛在 <4 岁的儿童中非常常见，通常伴有瞳孔缩小

780. 下列最确切的描述了儿童时期的胸痛的是　（　　）

（A）累及心脏极其少见，由于心电图通常是正常的，做心电图通常是为了让父母放心

（B）10 岁以下儿童较常见

（C）比腹痛或头痛更常见

（D）胸痛最常见原因中，肋软骨炎排在第二位

（E）肌肉拉伤是最常见的原因

781. 下列关于儿童镰状细胞贫血的叙述错误的是　（　　）

（A）当小血管被镰状细胞堵塞时可以造成疼痛，通常发生在年龄较小的儿童的远端肢体的小骨头、年龄较大儿童的腹部、胸骨、长骨和后背

（B）当发生急性血管堵塞时，通常推荐三环类抗抑郁药

（C）剧烈疼痛的患者可以使用阿片类药物

（D）疼痛危象可由低氧，寒冷，感染和低血容量诱发

（E）那些剧烈疼痛并且对非麻醉类镇痛药无效的儿童，对疼痛危象不合适的治疗可以导致寻找药物和更严重的心理社会问题

782. 对于血友病儿童，管理关节积血导致的疼痛的最佳选择是　（　　）

（A）阿司匹林

（B）喷他佐新

（C）泼尼松

（D）布洛芬

（E）醋氨酚

783. 下列关于儿童的复杂区域性疼痛综合征Ⅰ型的叙述错误的是　（　　）

（A）受影响的区域通常是上肢，而成人通常是下肢

（B）对于口服药物治疗无效或交感神经阻滞无效的患者，物理疗法通常不考虑

（C）多学科治疗联合了经皮电刺激，物理疗法，心理治疗和口服药物治疗在大多数儿童中是有效的

（D）典型的患有 CRPS Ⅰ或 CRPS Ⅱ的儿童通常表现机智，在竞技性的活动中表现积极，对失败表现很沮丧

（E）如果疼痛阻止了物理疗法的开始，交感神经阻滞可以使得强度更大的物理疗法变得可能

784. 在儿科患者中，下列关于运动损伤的说法正确的是　（　　）

（A）损伤通常由于过度使用造成，和那些成人运动员不正确训练相似，通常是在太短的时间内做了太多运动

（B）在这些损伤中，生长不是一个重要的因素

（C）儿童的生长爆发可以导致肌腱和肌肉绷紧，这两项都能减小运动损伤的概率

（D）治疗选择有醋酸酚口服，非甾体抗炎类药物和阿司匹林，它们并不能有效缓解疼痛，在这些病例中不能应用
（E）少于10%的儿童腰背痛是由运动损伤造成的

785. 下列关于儿童癌性疼痛的叙述错误的是（　　）
（A）因远端肢体癌症病变而做截肢的儿童中幻感觉和幻痛觉比较常见
（B）儿童中幻痛觉会随着时间而增长
（C）某些患者有慢性下肢疼痛是因为多关节的无血管坏死
（D）儿童癌症患者中神经性疼痛包括疱疹后神经痛
（E）癌性疼痛的儿童经常表现出长时间站立后肌筋膜疼痛

786. 对于接受肿瘤介入治疗的小儿患者的癌痛，以下陈述不正确的是（　　）
（A）在小儿癌症患者这一人群中，许多患儿及患儿父母都拒绝考虑使用伴有潜在不可逆躯体功能损失的治疗方法
（B）小儿腰麻注射的剂量要求相差很大，需要个体化关注
（C）对于小儿的腰麻注射，脊髓药物的系统转换过程往往是非常难以预测，存在过度镇静或戒断症状的可能性
（D）和成人患者群体相反，腹腔干神经丛阻滞对于缓解小儿患者由于肿瘤大面积蔓延至上腹部所导致的严重疼痛
（E）在儿科患者中，当患儿处于全麻或深度镇静的状态下，必须在复苏前放置口咽通气道

787. 在术后早期，对于肠外给予的止痛药物，持续静脉泵注比单次间歇肌注/静脉注射好的原因是（　　）
（A）阿片类药物持续泵注不导致恶心呕吐
（B）持续静脉泵注可维持更高的血清药物浓度
（C）阿片类药物泵注不伴有呼吸抑制或瞌睡，而单剂量给予阿片类药物有该不良反应
（D）对于接受连续静脉泵注阿片类药物的儿科患者，不需要进行生命体征监护，而对于单剂量给予阿片类药物的儿科患者需要进行生命体征监护
（E）单剂量给药可能伴有频繁发作的疼痛缓解不足

788. 对于可耐受口咽通气道的儿科患者的术后疼痛管理，以下可接受的是（　　）
（A）可待因
（B）对乙酰氨基酚
（C）美沙酮
（D）快速释放的吗啡
（E）以上都是

789. 对于接受区域麻醉的儿科患者，以下陈述正确的是（　　）
（A）胸段或腰段硬膜外置管不应放置超过2天，因为考虑到可能并发感染、移位或患者不适
（B）骶尾部硬膜外置管对于小婴儿术后镇痛是禁忌证，因为它有较高的感染率
（C）腰麻在儿科患者和青少年患者中的适应证有一定限制，因为在该人群中腰麻后头痛的发生率较高
（D）在新生儿和婴儿中，腰麻可以提供足够长时间的麻醉及充分的运动神经阻滞，这使得它成为该类型患者术后镇痛的有效方法之一
（E）以上都是

790. 儿科患者接受大剂量阿片类药物镇痛时，通常建议各相关方面协商以确定使用剂量，以下在会诊时必须包括在内的是（　　）
（A）对于所有疼痛相关的药物，建议使用复合处方
（B）使用尽可能多种类的药物
（C）有声明认为不需要对接受该类治疗的儿科患者进行并发症的监测，因为这不适用于儿科患者
（D）需要监测随机血清或尿药物浓度，即使这是一个儿科患者
（E）以上都不对

791. 对于儿科疼痛,以下人们常犯的错觉是　(　　)

(A) 人们似乎认为,在表达自身疼痛不适时,成人的陈述比儿童更具有可信度

(B) 新生儿和低龄儿童对疼痛的表达方式通常与成人的表达方式不同

(C) 安静不吵闹,这是小儿没有不适感觉的表现

(D) 不动、无表情或并未专注于疼痛来源,这说明小儿没有疼痛

(E) 以上都对

792. 阿片类药物滥用和阿片类药物机体依赖之间的不同是　(　　)

(A) 机体依赖包括失去控制、不考虑后果、强迫性地使用阿片类药物

(B) 阿片类药物滥用的特征是在戒断时会发生戒断症状

(C) 机体依赖是一种机体状态,其特征是在戒断时会发生戒断症状

(D) 机体依赖即成瘾

(E) 阿片类滥用的患者在未来不太可能发展为阿片类成瘾

793. 挥鞭样损伤会导致慢性颈部疼痛,挥鞭样损伤指的是突然发生(　　)时所发生的损伤。

(A) 直接力量导致的颈部过屈

(B) 间接力量导致的颈部过伸

(C) 间接力量导致的颈部过屈

(D) 直接力量导致的颈部过伸

(E) 直接力量导致的颈部扭转

794. 一名 25 岁男性患者在一起追尾事故中受害,该患者自述颈部疼痛,对于挥鞭样损伤所涉及的颈部结构,以下陈述正确的是　(　　)

(A) 胸锁乳突肌

(B) 颈长肌

(C) 斜角肌

(D) 只有 A 和 C 正确

(E) A,B 和 C 是正确的

795. 关于挥鞭样损伤后,慢性后遗症状的预后提示,以下陈述正确的是　(　　)

(A) 使用颈托超过 12 周

(B) 不止一次重新开始运动训练

(C) 远端肢体麻木及疼痛

(D) 需要家庭牵引

(E) 以上都是

796. 一个 32 岁男性患者由于钝器伤入院,其损伤部位为左侧面部眼眶上部区域。患者自述有烧灼样疼痛感,偶有针刺感,伴间歇性刺痛感。以下陈述正确的是　(　　)

(A) 上述情况为自限性症状,可在数年内自行缓解乃至消失

(B) 若伴有营养性改变、水肿及发红,应考虑 CRPS Ⅰ级

(C) 交感星状神经节阻滞可能有效

(D) 阿米替林可能缓解疼痛

(E) 以上都对

797. 在接受硬膜外布比卡因注射镇痛的多发肋骨骨折患者中,下列可能会出现显著改善的变量是　(　　)

(A) 肺活量

(B) 血细胞比容

(C) 呼气量

(D) 血小板聚集

(E) 血红蛋白氧饱和

798. 多根肋骨骨折造成的连枷胸可能会导致　(　　)

(A) 非通气状态下的氧合改变

(B) 轻度疼痛,这种疼痛并非由于夹板治疗或肺不张导致

(C) 肺内分流指数增加

(D) 过度通气,二氧化碳分压降低

(E) 肺内分流增加,但没有通气灌注比例改变

799. 对于脊柱外伤,以下与损伤原因相关的陈述正确的是　(　　)

(A) 椎间盘损伤在胸段脊髓损伤很常见

(B) 椎骨终板骨折在颈段脊髓损伤很常见

(C) 胸平面的损伤比颈平面损伤更常见

(D) 在颈段脊髓损伤中,椎间盘损伤占主要部分

(E) 脊柱外伤不会累及椎骨后半部分

800. 对于外伤疼痛患者,以下合适的疼痛控制方法是（　）
(A) 维持血流动力学平衡是主要目的之一
(B) 维持交感神经高张力很重要
(C) 无法控制的疼痛可能会提高 PTSD(创伤后应激障碍)的发生率
(D) 当疼痛被很好地控制了之后,这些患者总是会表现出意识减退
(E) 以上都不对

801. 在伴有脊髓损伤(SCI)的患者中,以下合适的控制疼痛的方法是（　）
(A) 静脉持续自控的阿片类药物镇痛
(B) 床边放置硬膜外导管持续注射镇痛
(C) 床边放置鞘内导管持续注射镇痛
(D) 不需要除了阿片类药物以外的补充口服药
(E) 以上都对

802. 对于烧伤后疼痛的患者,以下合适的疼痛控制方法是（　）
(A) 按计划按时给予单剂量阿片类镇痛药
(B) 持续静脉泵注二氢吗啡酮
(C) 芬太尼透皮贴剂
(D) 按需给予吗啡肌注
(E) 以上都不对

803. 在严重外伤的患者中,需要警惕骨筋膜室综合征。如果使用区域疼痛控制技术,以下可协助监测骨筋膜室综合征的发生的技术是（　）
(A) 使用硬膜外区域阻滞麻醉技术,调整药物剂量使运动神经不被阻滞
(B) 神经丛导管连续阻滞,使用高浓度麻醉药,以避免运动时偶然的疼痛
(C) 周围神经置管连续阻滞,使用低剂量麻醉药
(D) 连续静脉注射镇痛
(E) 以上都是

804. 在外伤伴胸部损伤的患者中,硬膜外镇痛已被证明是很好的控制疼痛的手段,同时它还有其他优点（　）
(A) 在某些病例可避免气管内插管
(B) 缩短 ICU 停留时间
(C) 降低通气依赖
(D) 缩短住院时间
(E) 以上都对

805. 对于伴有明确 SCI(脊髓损伤)病史的患者,他们接受普外科腹部手术后的疼痛是（　）
(A) 肌肉骨骼疼痛
(B) 内脏痛
(C) 相应水平的神经病理性疼痛
(D) 低于相应水平的神经病理性疼痛
(E) 以上都对

806. 在伴有 SCI(脊髓损伤)的患者中,对低水平神经病理性疼痛的分类包括（　）
(A) 自发性头痛与 SCI 的分级
(B) 与体位或活动无关
(C) 只在脊束部分损伤患者中存在
(D) 与钝痛的感觉相伴
(E) 间断的,但并不恒定

807. 对于伴有 SCI(脊髓损伤)的患者,以下药物被证明对于治疗该类患者的神经性疼痛有效的是（　）
(A) 静注丙泊酚
(B) 静注氯胺酮
(C) 囊内注射可乐定
(D) A 和 C 正确
(E) A,B 和 C 正确

808. 在器官生成期(孕期前 4 周)若有药物暴露,则经常导致（　）
(A) "全或无"影响:要么胚胎死亡流产,没有幸存,要么胚胎正常存活,没有受到影响
(B) 单器官畸形
(C) 多器官畸形
(D) 进展综合征
(E) 宫内发育迟缓

809. FDA 对所有现行药物建立了一套分级制度,把它们分为 5 级,以下说法正确的是（　）
(A) A 级:控制性人体试验并未显示出胚胎毒

性,可能的胚胎毒性微乎其微(例如,复合维生素)

(B) B 级:动物试验并未显示胚胎毒性或致畸性,但控制性人体试验并未分析出其危险性(例如,对乙酰氨基酚,咖啡因,芬太尼,氢可酮)

(C) C 级:动物试验显示有胚胎毒性或致畸性,但在女性中没有进行控制性人体试验,在人体或动物中也没有(例:阿司匹林,酮洛酸,可待因,卡巴喷丁)

(D) D 级:确凿证据显示有人体胚胎毒性危险,但在某些情况下须得两害相较取其轻(例如,阿米替林,丙咪嗪,地西泮,苯巴比妥,苯妥因)

(E) E 级:确凿证据显示有人体胚胎毒性危险,且该毒性不管在任何情况下都不可被忽略(例如,麦角胺)

810. 由于存在致畸胎或胚胎毒性的可能,对乙酰氨基酚在 FDA 分级中被分为 (　　)

(A) A 级

(B) B 级

(C) C 级

(D) D 级

(E) X 级

811. 怀孕期间,非甾体类抗炎药可能 (　　)

(A) 加重腰背痛

(B) 增加羊水量

(C) 降低新生儿肺动脉高压发生的危险性

(D) 增加肾损伤的危险性

(E) 以上都正确

812. 对于孕期使用阿片类药物,以下正确的是(　　)

(A) 对于镇痛,联合使用竞争-拮抗阿片类镇痛药比单独使用竞争型阿片镇痛药更好

(B) 阿片类药物几乎不从乳汁分泌排泄出去

(C) 美沙酮不可用于哺乳期妇女

(D) 对于分娩时使用单次剂量或小剂量去甲哌替啶镇痛的患者,很少观察到药物蓄积的现象

(E) 以上都是对的

813. 一名 25 岁初产妇娩出一名健康男婴。这名产妇接受硬膜外泵注镇痛,镇痛剂中包括有利多卡因。她想知道停用硬膜外镇痛泵后多久她可以开始哺乳。你的回答是 (　　)

(A) 至少 24 h,因为 24 h 内利多卡因在乳汁中的浓度可能达到毒性浓度

(B) 任何时候都可以安全哺乳,因为硬膜外泵注利多卡因在乳汁中浓度极低

(C) 如果镇痛剂使用布比卡因,则哺乳更安全,但是由于这里使用的是利多卡因,所以她需要等待 36 h 后才可以哺乳

(D) 使用硬膜外镇痛的母亲在产后 1 周内不可以哺乳

(E) 以上都不对

814. 一名 23 岁女性患者由于摩托车事故而遗留慢性腰背痛,在过去的 4 年里她服用地西泮来舒缓肌肉及帮助睡眠。现该妇女怀孕了,前来寻求建议,她想知道在怀孕期间她是否可以继续服用地西泮。对此,你的回答是 (　　)

(A) 孕 4—6 个月期间孕妇服用地西泮可能增加胎儿先天畸形的危险

(B) 地西泮与唇裂、腭裂及先天腹股沟疝发生率的关系现在常被忽略

(C) 有过宫内地西泮暴露史的新生儿在出生后并不出现撤回综合征,这是由于地西泮几乎不透过血-胎盘屏障

(D) 在孕期、分娩期及哺乳期使用地西泮应当慎重

(E) 以上都是

815. 一名 28 岁女性患者因肌筋膜疼痛而服用三环类抗抑郁药,疼痛控制效果佳。在接下来的几个月内她计划怀孕,对于她服用的三环类抗抑郁药,以下说法正确的是 (　　)

(A) 阿米替林、去甲阿米替林和丙咪嗪对于该妇女都是安全的,因为它们的 FDA 分级都是 D

(B) 阿米替林、去甲阿米替林和地昔帕明在乳汁中有很高的浓度,因此对于哺乳期妇女来说它们不安全

(C) 选择性 5 羟色胺受体抑制剂(SSRIs)氟西汀

和帕罗西汀的 FDA 分级都是 B,因此它们对于哺乳期妇女来说是安全的
(D) 对于那些母亲使用去甲阿米替林、丙咪嗪和地昔帕明的新生儿,在其身上没有撤回综合征的报道

816. 对于孕期使用抗惊厥药物治疗神经性疼痛,以下说法正确的是 ( )
(A) 总的来说,孕期使用抗惊厥药对胎儿及新生儿不产生明显影响
(B) 从孕期开始就要经常监测血清抗惊厥药浓度、补充叶酸、监测母体 α 胎蛋白浓度,这样有助于及早发现胎儿神经管发育异常
(C) 与使用抗惊厥药物治疗癫痫的孕期妇女相比,使用抗惊厥药物治疗慢性疼痛的孕期妇女有更低的致胎儿畸形率
(D) 使用抗惊厥药物治疗慢性疼痛的妇女应及早终止妊娠,尤其是在孕前 3 个月使用过该药物者

817. 咖啡因是许多疼痛药物的组成成分。孕期妇女必须注意该成分,因为 ( )
(A) >300 mg/d 的咖啡因口服摄入量与降低新生儿出生体重有关
(B) 口服咖啡因的同时使用烟草会升高低体重儿出生的危险率
(C) 咖啡因口服摄入与升高新生儿快节律性心律失常的发生率有关
(D) 孕期中等量的咖啡因摄入不会对胎儿及新生儿产生明显影响
(E) 以上都正确

818. 一名 23 岁怀孕 24 周的妇女,因突发腰背痛就诊。据患者描述,该疼痛似乎源自左侧腰骶关节。疼痛向左侧大腿后部放射,且不向膝部延伸。以下最有可能的诊断是 ( )
(A) 暂时性骨盆骨质疏松
(B) 骶髂关节痛
(C) 骨盆骨质疏松
(D) 坐骨神经痛
(E) 以上都不是

819. 以下不是孕期低位背部疼痛主要原因的选项是 ( )
(A) 孕期加重的椎间盘髓核突出
(B) 脊柱前凸在孕期加重
(C) 孕期内分泌的变化使环绕宫颈和骨盆连接的韧带软化
(D) 胎儿对脊神经的直接压迫可能导致刺激征
(E) 孕期骶髂关节功能减弱很常见

820. 对于孕期头痛,以下陈述正确的是 ( )
(A) 50% 以上孕前有偏头痛病史的患者会报告孕期偏头痛加重
(B) 初产妇的第一次偏头痛经常发生在孕期
(C) 当孕妇主诉"我感觉这是我有生以来最痛的头痛"时,临床医生应当警惕并排除蛛网膜下腔出血可能
(D) 子痫前期一般不伴头痛
(E) 从怀孕后才开始出现的头痛一般不需要考虑病理原因,除非该头痛一直持续到分娩后

821. 一个 22 岁女性患者在办公室突发腹痛。该患者怀孕 10 周,没有其他特殊病史,腹痛位置固定在下腹部。根据以上信息,以下哪项不是鉴别诊断 ( )
(A) 流产
(B) 卵巢扭转
(C) 异位妊娠
(D) 肌筋膜痛
(E) 骶髂关节痛

822. 根据美国儿科学会的建议,以下可安全应用于哺乳期妇女的阿片类药物是 ( )
(A) 可待因
(B) 美沙酮
(C) 芬太尼
(D) 丙氧酚
(E) 以上都正确

823. 在 ICU 重症患者中,关于疼痛评估的真实描述错误的是 ( )
(A) 视觉类似量表或数字等级量表是疼痛评估

中很常用的工具
(B) 在无法交流的患者中，对患者行为和体征的疼痛评估很有必要
(C) 人们也许更倾向于选择数字等级量表来进行疼痛评估，因为它广泛适用于多个年龄段，且不需要语言表达
(D) 患者的主诉对于疼痛评估及镇痛措施的足量给予不重要
(E) 应建议患者向家庭成员陈述自己潜在的疼痛，并建立交流疼痛感受的策略，以使家庭成员能更好地理解和关怀患者

824. 一个27岁男性患者，因车祸全身多发外伤入住ICU。该患者接受轻度镇静以耐受机械通气。他有急性肾衰，生命体征显示轻到中度低血压。根据评估结果显示，由于多发骨折，该患者在受伤的四肢上部及胸部有中到重度疼痛。以下静脉注射镇痛最好的药物选择是　(　　)
(A) 芬太尼
(B) 硫酸吗啡
(C) 酮洛酸
(D) 哌替啶
(E) 双氢吗啡酮

825. 对于重症患者，以下支持"硬膜外镇痛是控制疼痛的好办法"这一观点的是　(　　)
(A) 它对血流动力学影响小
(B) 它减少外科手术出血时间
(C) 它可以减轻外科压力
(D) 它促进外周循环
(E) 以上都是

826. 对于一部分患者，硬膜外镇痛会伴随着　(　　)
(A) 更长的带管时间
(B) 更短的ICU停留时间
(C) 外科手术后呼吸衰竭
(D) 若镇痛治疗在外科手术前开始，则术后镇痛效果不佳
(E) 以上都不对

827. 对于处于不良状态且伴有疼痛的重病患者，以下说法恰当的是　(　　)
(A) 大部分疼痛阶梯评分不需要求患者自己反馈
(B) 对这些患者来说，用滴定法来确定他们所需要的镇静和镇痛药物剂量其实并不难，但是这种做法不被鼓励
(C) 医生和其他照顾这些患者的医护人员认为给予这类患者较高的镇静、镇痛及其他类似治疗，这种做法不安全
(D) 只要这些患者被良好地镇静，他们就不需要其他镇痛药
(E) 以上都不对

828. 在ICU中所采取的缓解疼痛的措施中，以下属于非药物措施的是　(　　)
(A) 在COPD患者中，由于低氧血症及高碳酸血症所导致的激惹性头痛可以被耐受，而不需要使用药物
(B) 拒绝营养和补液治疗的终末期患者，其酮症所引起的疼痛可不需药物治疗
(C) 把患者置于安静、亲友可访问的环境下
(D) 给予适当的抗焦虑和抗抑郁治疗
(E) 以上都正确

829. 关于注射用阿片类药物，以下正确的是　(　　)
(A) 芬太尼的作用效力大约是吗啡的10倍
(B) 相较于吗啡，双氢吗啡酮的镇痛作用更强，且产生更强的欣快感
(C) 吗啡使用过程中，机体组织释放组胺，可能引起血管扩张和低血压
(D) 在吗啡使用过程中，可能出现过度镇静、呼吸抑制、便秘、尿潴留和恶心等不良反应，但这些不良反应只在吗啡中出现，不在芬太尼或双氢吗啡酮中出现
(E) 以上都正确

830. 一个37岁女性患者，接受广泛腹部手术，术后在ICU恢复。患者自主呼吸良好，生命体征平稳，但目前无法耐受口饲，为缓解疼痛，目前最合适的给予阿片类镇痛药的途径是　(　　)
(A) PCA静脉注射给药，吗啡
(B) 口服给药，羟考酮控释片
(C) 经皮肤贴剂给药，双氢吗啡酮

(D) 口服给药,立即起效的羟考酮片

(E) 以上都正确

831. 一个 33 岁男性患者,接受广泛腹部手术,术后被送往 ICU 接受进一步治疗,对于该患者最好的术后镇痛方式是 (　　)

(A) PCA 静脉注射给药,双氢吗啡酮

(B) 单次静脉注射给药,芬太尼

(C) 经鼻胃管给药,羟考酮控释片

(D) 经硬膜外导管给药,芬太尼 + 布比卡因合剂

(E) 以上都不对

832. 为了防止在 ICU 中发生肺不张及其他肺部并发症 (　　)

(A) 在需要进行镇静的夹板治疗中可能伴有镇静药物引起的肺部通气不足,镇痛治疗可在此两者之间找到更好的平衡点

(B) 以滴定法确定所需阿片类药物的最低镇痛剂量对此类患者很重要,因为呼吸抑制对这类患者不利

(C) 由轻到中度疼痛引起的过度换气有利于恢复,在这种情况下不可使用阿片类药物镇痛

(D) 硬膜外镇痛不能预防此类患者的肺部并发症,也不能缩短带管时间

(E) 以上都不对

答案与解析

763. (B)

到目前为止,许多其他的研究已经表明,老年人中最为常见的引起疼痛的原因是骨骼肌肉性疼痛。引起疼痛的第二大常见原因是癌症。然而,风湿性疾病所引起的疼痛对于疼痛科医生来说很重要,因为这类疼痛往往对多种治疗手段反应不佳。其他在老年人中常见的引起疼痛的病因包括带状疱疹痛,治疗后癌性疼痛,颞动脉性疼痛,风湿性多发肌性疼痛,动脉粥样硬化及糖尿病性周围血管疾病,颈椎病,三叉神经痛,交感营养不良,以及糖尿病、酗酒、营养不良所引起的神经病变。

764. (B)

对老年人的疼痛评估通常比年轻人更困难,因为老年人的疼痛通常伴随着较差的健康、较差的记忆、社会精神相关因素、抑郁、否认和贫困。因此,对于那些患有进展性疾病的老年人,在随访过程中需要对没有新发疼痛主诉的情况予以注意。老年人的许多疼痛主诉多为器质性病变引起,而非精神原因。然而,对于有慢性、良性疼痛的老年人,通常还伴随着抑郁症状。

765. (C)

美国老年协会对于伴有疼痛的患者的推荐处理方案包括以下几点:

(1) 疼痛必须成为老年人评估中的重要部分;对引起疼痛的潜在疾病的缓解和对疼痛症状的积极治疗必须同时进行。

(2) 疼痛程度及其对治疗的效果反映必须被客观评估,推荐使用疼痛阶梯评估量表。

(3) NSAID 药物在使用时须谨慎对待。在老年人群中,NSAID 药物表现出明显的不良反应,且经常引起与预期效果相反的药物反应。

(4) 对乙酰氨基酚可有效缓解轻到中度的骨骼肌肉痛。

(5) 阿片类镇痛药可有效缓解中到重度疼痛。

(6) 非阿片类镇痛药可能对某些神经性疼痛及其他慢性疼痛综合征有效。

(7) 非药物治疗方法(例如,同伴教育、关爱者教育、认知行为治疗、运动疗法等)可单独或与药物治疗策略共同应用,以上构成大多数病例的完整治疗计划。

(8) 当疼痛控制程度无法达到患者所需的水平时,应考虑转诊至多学科联合疼痛治疗中心进行诊疗策略的调整。疼痛治疗机构需对已使用的治疗方案进行评估,以明确是否增加阿片类镇痛药的剂量,以控制老年患者的疼痛症状。

(9) 对所有层次的健康管理人员进行疼痛控制教育是必需的。

766. (E)

功能性疼痛分级制度已在老年人群中进行了可靠性、真实性、反应性三个方面的标准化,它包括以下三个方面的评估:首先,患者对疼痛进行“可耐受”或“不可耐受”二选一的判定;其次,功能评估模块基于患者是否能以言语形式回答问题给出一个评分。最后,综上得出 0—5 五个评分区间,可以迅速地对先前的疼痛给出对应的评估。理想状态下,所有的患者都应该分布在 0—2 评分区间内。

767.（D）

抗癫痫药亦被用于控制包括三叉神经痛在内的几种特定疼痛。加巴喷丁用于治疗带状疱疹痛，初始剂量 100 mg 并按需逐渐增加到 300 mg（每日 1—3 次，口服），可收到很好的效果。氯硝西泮、苯妥英以及卡马西平为其他替代选择。抗癫痫药物应用于疼痛领域时需要注意其不良反应，包括其对平衡能力以及对维生素 D 代谢过程的干扰。

768.（B）

A. 短效阿片类药物（非长效阿片类药物）的应用可能会导致耐药性以及在控制相同程度疼痛时需要更高的阿片类药物剂量才能达到满意的效果。

B. 具有 μ 受体拮抗效应的阿片类药物具有更低的成瘾性，但同时在接受治疗的老年人引起更多的难以识别及治疗的抑郁状态，而激动 μ 受体所带来的欣快感可以抵消这种状态。

C. 哌替啶在老年人群中的使用可带来一大堆不良反应，必须避免单独使用或与羟嗪类等药物共同使用，后者具有抗胆碱能作用，并可能伴随体位性低血压及精神混乱等不良反应。

D. 在老年人群中没有“激动－拮抗”的说法。

E. 当口服途径给药无法实现且皮下注射或鞘内注射方式繁琐不便时，透皮芬太尼贴剂可能是有效的方法。但在老年患者中使用透皮贴剂作为一线疗法时必须考虑到与年龄相关的体温变化及皮下脂肪的厚度可能导致药物吸收曲线波动。

769.（B）

A. 在社区居住的老年人群中，25%—50% 在经受慢性疼痛的折磨。在疗养院居住的老年人群中，这一比例达到 45%—80%。

B. 60 岁以上人群中慢性疼痛罹患率达到 250/1 000，是 60 岁以下人群的 2 倍（后者为 125/1 000）。

C. 在美国人口中，有大约 13% 为老年人口，他们消耗了全美 30% 的处方药（包括控制疼痛的药物）以及 50% 的非处方药订单。

D. 老年人的反馈与同样遭受疼痛折磨的年轻人相比有很大的差别，老年人往往忍耐度更高，更加节制，对他们所遭受的疼痛缺乏反馈。

770.（E）

A. 骨化醇（Vd）是一种药物连接蛋白，同时影响药物的脂溶性。骨化醇在老年人群中有特异性改变，其脂肪含量从 14% 上升到 30%，从 25—75 岁，身体中无脂肪部分减少，由于在老年人群中体脂含量增多，脂溶性药物（如阿片类，苯二氮䓬类，巴比妥类）在该人群中的 1/2 清除时间可有显著改变。

B. 药物的体内清除率（CI）指的是药物从血液中清除的比率，例如，$ml/(min \cdot m^2)$。药物的清除过程往往在肝脏和肾脏中发生，但肺和其他器官也有可能参与其中。总的来说，许多药物在临床使用过程中表现出更慢的生物转化速度和更长的药效，这与它们的清除过程需要肝、肾参与转化有关。

C. 药物的 1/2 清除时间与年龄成反比。

D. 受体结合亲和力是一个药代动力学变量。

771.（A）

药代动力学指标描述了细胞受体在效应部位的应答性。总体来说，老年人群对中枢激动药物（例如，阿片类，苯二氮䓬类）通常有更高的敏感性，反之，老年人的自主神经系统对于特异性作用于肾上腺能和胆碱能受体的药物（如，β 受体阻滞类）具有较低的敏感性。在老年人群中的药代动力学改变通常伴随着年龄相关的中枢系统神经功能减退。

772.（D）

在各种不同年龄群体中，患者对长期药物疗法的依从性比例大约接近 50%。人们列举了许多理由来解释为什么会有如此低的比例，然而影响患者依从性的主要原因却很简单，即每次需服用的药物种类数目。药物种类越多，依从性越差。其他与老年群体更差的治疗依从性具有明显关联的原因包括人种、药物及药物剂量形式、费用、医保覆盖范围以及医患沟通。此外，人们亦对影响患者依从性的几个因素提出意见不一的研究结论，这些影响因素包括年龄、性别、并存疾病、社会经济状态、日常生活安排、访问医生的次数、知识储备、患者态度及对健康的信仰。

773. (B)

在老年患者中,若弱阿片类药物无法有效减轻重度疼痛,则需要对该患者接受治疗性神经阻滞或低危性神经疼痛切除的治疗方法进行风险 - 收益比例评估,以评估是否进行以上治疗而非给予强阿片类镇痛药。例如,一个患有由关节面关节炎所导致低位腰背痛的老年患者,在用局麻药物进行诊断性神经阻断术后,其腰背痛得到改善,因此可被判定为可能从关节面脊神经根切断术中收益。在上面这个例子中,风险 - 收益的天平更倾向于以微小侵入性手术,而非阿片类药物治疗来获益,这是由于除了阿片类众所周知的许多不良反应以外,其亦可能对认知能力和机体功能产生不良影响。

774. (E)

在老年患者中长期使用 NSAID 类药物的同时,必须警惕其众多不良反应。为监测不良反应,应定期做相应检查,包括肝功能、血沉、肾功能以及大便隐血等。长期使用 NSAID 类药物者可能同时使用米索前列醇(用于减少 NSAID 药物所导致的消化道溃疡可能),经验数据显示包括 H_2 受体阻滞剂、硫糖铝、抗酸剂、H + 泵抑制剂等药物可能有相似的效果。

775. (A)

当首次开始使用阿片类药物进行治疗时,应使用 t½短的药物使得血清药物浓度能迅速上升并稳定在所需的水平。在此阶段,必须密切监测可能发生的不良反应,尤其是在达到治疗性血清药物浓度上升期的第一组六个 t½时。通常来说,与美沙酮(其 t½不稳定,12—190 h)或哌替啶(其代谢过程可聚集在肾脏及中枢系统并产生毒性)相比,二氢吗啡酮或氧可酮(其代谢迅速,t½短而稳定,2—3 h)的药物更适合该阶段治疗使用。

776. (B)

对于饱受疼痛折磨的老年患者来说,康复治疗是整个治疗计划的重要组成部分。在减轻疼痛和提高功能的过程中,康复治疗使得老年患者能够增强自尊,生活自理。与之相反,对于 65 岁以下年龄群的患者,康复的主要目标是使其能够回归工作岗位,自给自足。在罹患慢性疼痛的老年患者中,康复治疗的首要途径包括接受并适应躯体、精神或社会技能的缺失,而上述他们所失去的一切可能是他们曾认为很重要的。

777. (E)

在接受化学神经消融术之前,患者可能已接受过诊断性区域麻醉阻滞术,疼痛有效缓解,并且未出现无法接受的不良反应。然而,患者同样必须被充分告知接受化学神经消融术的风险、受益,以及除了该方案之外,患者可选的其他治疗方案。许多医疗纠纷都是由于该手术的并发症所引起。大多数并发症是由于神经溶解剂扩散至周围解剖结构中所导致的。常见不良反应与定位相关,包括注射侧持续的疼痛、麻木、感觉过敏、系统性低血压、肠道及膀胱失功能、运动无力、传入神经阻滞疼痛以及神经炎。

778. (C)

A 和 B. 儿童复发性腹痛是一种排他性诊断,需要排除现有已知的病理原因,如神经系统紊乱、代谢系统疾病(糖尿病、卟啉病、甲状旁腺亢进)、血液系统疾病、消化系统疾病、妇科系统疾病、慢性感染,以及先天异常等。

C. 青少年及儿童复发性腹痛被定义为一种非器质性原因所引起、3 个月内至少发作 3 次、严重程度足以影响儿童正常活动的腹痛。

D 和 E. 儿童复发性腹痛需排除现有已知的病理原因,如神经系统紊乱、代谢系统疾病(糖尿病、卟啉病、甲状旁腺亢进)、血液系统疾病(镰状细胞贫血)、消化系统疾病、妇科系统疾病、慢性感染以及先天异常等,亦需要排除由肾脏、肠道、妇科系统急症所引起的急性疼痛,此类病因需外科干预治疗。

779. (D)

A. 青春期前儿童的偏头痛发病率为 3%—5%。青春期结束后此病的发生率在 20 岁人群中通常上升至10%—20%。

B. 青春期前儿童的偏头痛类型多为普通偏头痛,许多儿童复发性偏头痛都是这种类型。此类偏头痛常为双侧额部或双侧颞部疼痛,无先兆征象,无单侧固定疼痛病灶。

C. 典型偏头痛与普通偏头痛不同,此类偏头痛通常伴有先兆征象,约30%儿童主诉存在视觉性先兆征象,10%主诉伴有感觉、运动感觉或语言性先兆征象。随先兆征象而来的,是位于单侧头颅固定病灶的严重搏动性疼痛。

D. 儿童偏头痛可以被定义为伴随以下症状的复发性疼痛:

- 复发性腹部疼痛,伴随或不伴随恶心呕吐
- 单侧颅部搏动性疼痛
- 疼痛可随休息缓解
- 伴随视觉性或运动性先兆症状
- 偏头痛家族史

约70%主诉复发性腹痛的儿童伴有偏头痛病史

E. 眼性偏头痛在4—5岁以前的儿童中很少见,此类偏头痛通常累及单侧瞳孔,经常伴有该侧瞳孔散大。

780. (A)

A. 定位疼痛的来源并对患者及患者家属进行安抚是治疗过程中最重要的一部分,尤其当器质性病变已被明确时。由于心脏源性疼痛往往是患者子女及家庭最为担忧的一种疼痛类型,必须向他们反复强调,此类疼痛极为少见。一张正常表现的心电图可以使患者及家属放心。

B和C. 儿童胸痛相对来说并不少见,其在儿童常见的疼痛中排名第三,仅次于头痛和腹痛,与肢体疼痛发病率相当,在10—21岁的人群中很常见。

D. 肋软骨炎是导致儿童胸痛最常见的病因,通常继发于上呼吸道感染。此类疼痛可放射至背部,持续几天到几个月不等,对疼痛区域的触诊、活动患者肩部或手臂均可能触发疼痛。

E. 肋软骨炎是导致儿童胸痛最常见的病因。外伤、肌肉过度牵张、胸壁综合征、肋骨畸形以及过度通气均被认为是引起此类疼痛的原因。

781. (B)

A. 镰状细胞贫血是美国最常见的血液疾病,其在非裔美国人中的发病率为0.3%—1.3%。当发生血管阻塞危象时,疼痛伴随而至。血管阻塞危象的发生频率无法预测,可从数年发生1次至1年发生数次或1个月发生数次不等。当微小血管被镰刀红细胞阻塞时,阻塞部位发生疼痛。此类型疼痛通常发生于幼龄儿童的肢端小骨或大龄儿童的腹、胸、长骨、腰部。

B. 三环类抗抑郁药由于起效速度慢,并不作为镰状细胞贫血患者血管阻塞危象时镇静药物的选择,但可作为频繁发作患者长期镇静药物的选择。

C和E. 虽然毒麻药物的使用会带来诸如呼吸抑制、(由呼吸抑制所引起的)肺不张及肺局部通气不良等并发症,但这并不能阻止它成为缓解重度疼痛的良药。然而对于这些遭受非毒麻类药品治疗无效的疼痛折磨的患儿们,不恰当的药物治疗可能会导致觅药行为及严重精神社会问题。

D. 血管阻塞危象所引起的疼痛爆发可由低氧、寒冷、感染、低通气引起,可经历以下三个阶段:

(1) 前驱期:患者通常自觉感觉异常、麻木。此期最早可发生于血管阻塞危象爆发前2天,在此期循环中的镰状红细胞数目增多。

(2) 初始期:持续1—2天,患者疼痛、全身无力,伴随精神上的恐惧及焦虑。

(3) 确立期:此期疼痛持续3—7天,伴有红肿热痛、白细胞增多等炎症反应。

782. (E)

A. 镇痛是血友病治疗中的重要组成部分,仅次于凝血因子替代治疗。应避免使用阿司匹林等抗血小板药,而选择口服对乙酰氨基酚、可待因、二氢吗啡酮、美沙酮等药物。

B. 喷他佐辛可引起病理性心境恶劣,因此从不用于血友病源性关节积血所引起的疼痛。

C 和 D. 类固醇及非甾体类抗炎药(NSAID)可用于缓解关节炎所引起的疼痛,但使用时必须注意其可抑制血小板功能。

E. 对于关节积血所引起的疼痛,可口服对乙酰氨基酚、可待因、二氢吗啡酮及美沙酮进行治疗。

783. (B)

A. 曾有报道发生于 3 岁儿童的 Ⅰ 型 CRPS,表现为严重持续性灼烧感疼痛,其持续时间与初始损伤的严重程度不符,上肢较下肢多发(最多见于手或手腕、肘、肩、臀),多伴有持续肿胀、皮肤花斑、发红或青紫。

B. 耐心细致的理疗是治疗 CRPS 最重要的方法,以冷热交替疗法、回旋按摩以及大量运动练习计划对受累肢体进行治疗和训练。

C. 多学科联合治疗包括经皮电刺激神经疗法(TENS)、理疗、精神治疗(行为矫正治疗)以及口服药物,对儿童患者十分有效。在儿童进行活动或上学前 1—2 h 进行 TENS 治疗,每日只需数小时,此疗法对多数患儿有效,可一定程度降低疼痛,并在少数患儿身上表现出惊人的效果。行为矫正治疗亦为治疗计划的重要组成部分,应在开始考虑治疗计划时就包括在内。应教会患儿如何进行由身至心的自我放松,提供放松身心的具体步骤,嘱其在家实践。通常适当给予低剂量 NSAID 药物及抗抑郁药物,这些药物同时具有抗惊厥作用。

D. 有时对于某些 CRPS Ⅰ型或Ⅱ型的患儿会进行特殊的精神心理治疗。这些患儿通常很聪明,在某项竞技运动中获得成功。疾病导致其不得不放弃该项运动,这往往使他们感到抑郁。其他可能造成影响的社会精神因素包括家庭不和、父母离异、单亲家庭等。学校出勤率也是影响因素之一。

E. 在 CRPS 患者中,若坚持治疗无法缓解疼痛和功能丧失,或理疗因疼痛和功能丧失而无法正常进行,此时可选择交感神经阻滞,如腰丛、星状神经节、硬膜外低浓度局麻药阻滞。交感神经阻滞的目的有:

(1) 明确是否为交感神经源性疼痛。

(2) 打断交感性持续疼痛的恶性循环。

(3) 使患者能够进行更高强度的物理治疗。

784. (A)

A. 儿童因超量运动所导致的运动损伤,与未经正确训练的成人业余运动员一样,都因在过短时间内过度运动所致。这类运动损伤的原因也包括肌肉 - 韧带失衡、解剖异常、鞋码不适以及生长发育。

B 和 C. 生长发育是运动损伤的重要因素,有如下两点原因:

(1) 正在生长发育中的软骨与成人型软骨相比,其抗损伤能力较弱。

(2) 儿童的生长冲刺会使肌肉韧带紧绷,导致生长痛,有时甚至导致压力性骨折,后者常见于胫腓骨。

D. 治疗方案包括骨折处制动、绷带保护(防止膝盖损伤)下的直腿韧力训练、休息、使用足部矫形器。NSAID 及阿司匹林、对乙酰氨基酚等低剂量止痛药有较好的止痛效果。以上措施通常可很好地治疗运动损伤,但最重要的是在相关人群(运动中的青少年儿童)中进行有效的一期预防。

E. 儿童中腰痛少见,且其病因及预后与成人大不相同。多数儿童及青少年腰痛病例与运动相关,且通常在生长冲刺阶段发生,在此阶段将出现脊柱前凸的发展趋势,若此时过度使用,可能出现腰痛。

785. (B)

A 和 B. 幻象感及幻肢痛在因癌症接受远端肢体截肢手术的儿童中很常见,通常会随时间推移减弱。截肢前患肢疼痛通常预示着截肢后幻肢痛的发生。

C, D 和 E. 长时间生存的儿童癌症患者较少遭受慢性疼痛折磨。神经病理性疼痛包括下肢远端周围神经痛、幻肢痛、治疗后神经痛以及脊髓肿瘤切除后的中枢痛。部分患者存在机械问题所引起的慢性下肢远端疼痛,通常由于假体植入,或失败的骨单位融合,或多个小关节缺血性坏死所致。另一些患者有长期肌筋膜痛及未知病因的慢性腹痛。有些因脑肿瘤而接受分流手术的患者有复发性头痛，这种头痛的出现与颅内压或分流通路的功能无关。

786.（D）

A 和 D. 与成人类似，儿童腹腔神经丛毁损术亦对儿童上腹部器官生长型巨大占位肿瘤所引起的严重疼痛有良好效果。许多儿童及家长都不愿意考虑可能带来潜在的躯体功能不可逆丧失的治疗方案。在少数某些病例，脊髓减压手术可以带来惊人的减轻疼痛的效果。

B，C 和 E. 在一些难治性病例中，脊髓输注镇痛可提供优秀的镇痛效果，但此疗法需要个体化对待，且不能由无经验的操作者在无人指导的情况下实施。有效剂量个体差异较大，且从全身系统到脊髓的药物转化过程常常不可预测，存在潜在的过度镇静或撤退综合征的风险。若接受脊髓输注镇痛的儿童必须在家中进行治疗，则必须配备有能力处理脊髓输注并发症（如终末期呼吸困难、空气饥饿等）的相应资源。小儿患者放置脊髓输注镇痛导管时，必须处于全身麻醉或深度镇静状态，不可在清醒状态下放置。

787.（E）

A，B，C 和 D. 在使用毒麻药治疗疼痛的过程中最常见的副反应是恶心或呕吐及皮肤瘙痒，前者对奋乃静（羟哌氯丙嗪）或氯丙嗪、后者对苯海拉明或异丙嗪治疗反应有效。由于应用上述药物过程中亦可发生嗜睡及呼吸抑制，接受注射毒麻药治疗的患者必须被严密监视，尤其当疼痛被良好控制后、患者接受疼痛刺激时呼吸不再变化时。

E. 药物可以单次给药或连续静脉输注的方法给予。单次给药容易实施，起效快，然而其缺点是维持时间短，药物血清浓度达到峰值时可能出现不良反应（如呼吸抑制等），而当血清浓度降低至需要下一次注射时，患者可能会感到无法忍受的疼痛。相反的，连续静脉输注避免了与血清药物浓度降低相伴的“过山车”式疼痛变化，即使在新生儿中也可使用。

788.（E）

术后患者恢复进食后可口服美沙酮，剂量为静脉用药的 1—2 倍。口服硫酸吗啡也可用于减缓中到重度疼痛。可待因可单独或与对乙酰氨基酚或阿司匹林共同口服，用于控制重度疼痛。轻度疼痛多数可以单独使用对乙酰氨基酚缓解。对于术后镇痛来说最重要的是以简单的疼痛和行为量表对所有病例的疼痛分级进行反复评估，并以此结果结合患者的生理状况指导术后镇痛用药。

789.（C）

A 和 B. 这些导管可以被放置在体内长达 1 周至数周，不需要担心感染、移位或引起患者不适。经骶尾部入路置管是另一种进入硬膜外间隙的方法，但其穿刺部位靠近肛门，增加了术后穿刺点感染的风险，尤其在低龄患儿群体。

C 和 D. 腰麻在儿童和青少年中适应证较为局限，因为在此群体中腰麻后头痛发生率较高。在新生儿和婴儿中，腰麻可提供短时间（45—100 min）深度运动阻滞麻醉，因此不能用于术后镇痛。它可被用于早产儿及 45—60 周孕后期胎儿，在上述年龄段患儿中，全身麻醉及镇静被证明可诱发术后窒息。

790.（D）

阿片类药物应用合约在成人患者中的应用多见，在儿童少见。阿片类药物应用合约明确定义了患者、患者父母及药物关爱者的观察内容及责任。弗吉尼亚州的特别疼痛管理小组医学会提供的指南被美国许多疼痛医生所采用。医生及患者各自的责任必须被以文档形式书写并包括以下内容：

（1）使用阿片类药物进行治疗所存在的可能危险及并发症。

（2）该患者购买的所有与疼痛治疗相关的药物仅由同一名医生出具处方。

（3）该患者所有与疼痛治疗相关的药物尽可能在同一家药房购买。

（4）治疗期间监测可能并发症：

1）接受尿或血清药物浓度检查（包括非处

方药及成分的检查)。

2)记录处方购药的数量及频率。

3)若要求中断阿片类治疗,必须给出理由。

791. (E)

对于疼痛所需注意到的问题,在儿科患者和成人患者中有些许不同。人们有时会错误地认为儿童不会感觉到持续的疼痛,认为“儿童对疼痛有良好耐受”的观点仍在流行。儿童接受的镇痛治疗程度远远低于成人。

人们以成人患者对疼痛的反应要求儿童患者证明他们的疼痛,并以此指导疼痛治疗。若儿童患者的表现未达到其所认为的“严重疼痛”水平,则该儿童可能无法得到足够的镇痛治疗。当患者抱怨自己很痛或很不舒服时,人们往往认为成人患者的话比儿童患者更可信。研究表明,接受相同外科手术后,成人患者接受了更大剂量的镇痛药物。

新生儿及低龄儿童对疼痛的反应与人们通常的认识不尽相同,他们往往不以成人所习惯的方式表达疼痛,成人关爱者经常忽略该年龄段患儿符合其行为特点的疼痛线索。安静被认为是舒适的表现,然而静止不动面无表情或注意力集中在疼痛部位,也同样被认为是“不痛”的表达,可是,当被直接询问是否疼痛时,许多孩子肯定了疼痛的存在。孩子们可能看起来是安静地躺着或看电视,但是他们不动其实是因为害怕加重疼痛。

792. (C)

“成瘾”的定义被医学界及心理学界所熟悉,但当医学界及心理学界在描述这个定义时,却常滥用它。成瘾是一种与失去控制、强迫性、持续性地使用阿片类药物、无视其与社会、躯体、精神、职业、经济状况相悖的病态过程。躯体依赖则描述了对某种特定阿片类药物产生依赖且当突然撤出该药物的供给时会产生撤退综合征的状态,该撤退综合征可因重新使用该药物而完全或部分地缓解。规律、合法地使用阿片类或苯二氮䓬类药物使得躯体依赖是可被预测及预防的后遗症,它与成瘾完全不同。接受合法处方阿片类药物治疗的儿童,其成瘾率很低。

对于当今社会药物滥用的状态,执法机构在一定程度上对于逮捕药物成瘾者加大了力度,这增加了某些成人及儿童的恐惧感。对此,有必要对普通人及医疗保健人员进行更多的教育,使他们能够正确区分躯体依赖和成瘾的不同。因已存在的疼痛症状而接受镇痛药物治疗的患者,其阿片类药物成瘾的概率并不比普通人高,接受阿片类药物镇痛治疗的儿童患者成瘾的概率更低。

793. (B)

颈部损伤经常由摩托车事故导致。一些研究表明,高达60%的轿车事故受害者在医院表现出颈部疼痛症状。“挥鞭伤”描述了由于突然过伸所引起的颈部损伤,该损伤往往来自非直接作用于颈部的力量。

794. (E)

患者出现“挥鞭伤”临床症状的时间往往是在遭受损伤后12—24 h,这是由于肌肉自出血水肿至发展到出现伤害性反应需要一定时间,颈部屈肌,尤其是胸锁乳突肌、斜角肌及颈长肌在急性拉伸时,会有一些肌纤维被拉断。

795. (E)

大部分罹患挥鞭伤的患者都有慢性症状。提示挥鞭伤慢性症状预后好坏的因素包括远端上肢的麻木及疼痛感、使用颈托超过12周、需要在家中进行牵引治疗、不止1次进行复健治疗。

796. (E)

外伤后可能发生面部疼痛,例如针刺伤、接受颌面外科手术及拔牙等。有些患者表现为烧灼感疼痛,偶伴麻刺感及间断刺痛感。若伴有营养改变、水肿、发红,则需考虑CRPS Ⅰ型。在伴有烧灼感疼痛的患者中,交感神经星状神经节阻滞可能有效。阿米替林可能减轻疼痛。

797. (A)

肋骨骨折可能引起通气功能减退、增加肺功能不全的发生率。研究表明,对于肋骨骨折患者,硬膜外镇痛是降低死亡及肺部并发症发生率的独立预测因素。在肋骨骨折患者中,与接受吗啡腰段硬膜外镇痛者相比,接受布比卡因胸段硬膜外镇痛者的肺活量及FEV1(第一秒呼气体积)有明显增加,两者在血沉、氧饱和度、血小板凝集度及残气量方面没有区别。

798. (C)

胸部损伤是引起伤残和死亡的重要原因。疼痛和低氧血症是多发肋骨骨折,尤其是连枷胸的病理生理学后遗症。低氧血症是潜在肺挫伤引起通气血流比失衡的结果。肌僵直及肌痉挛则可引起无法控制的疼痛,这可降低通气量及引起肺不张。肺功能受损造成低氧血症、分流比增加或感染。

799. (D)

在对比胸段区域与颈椎区域在持久损伤中受损害的情况时,人们发现两者侧方受损的概率相似。相反的,前方受损概率的对比情况中,人们发现椎骨终板骨折及挫伤在胸段区域多见,而椎间盘损伤在颈段区域中多见。对此,人们提出一个问题:肩胛骨疼痛是否为颈部或以上区域的牵涉痛。对病理学的调查与区域麻醉阻滞的相关性,也许可让临床医生找到肩胛骨疼痛的真正原因。

800. (C)

在罹患胸部损伤的患者中,疼痛治疗的首要目标包括:稳定血流动力学,选择恰当的镇痛方式以最大程度减小其对患者意识水平、机体应激水平的影响,并达到适当的镇痛水平,以降低交感张力,使患者能够进行复健。外伤后无法控制的疼痛会带来焦虑及伤后交感神经高张力,往往伴随PTSD(创伤后应激综合征)。

801. (A)

由于可能发生脊髓损伤的风险,或因接受持续神经评估,脊柱损伤患者通常接受系统镇痛治疗,系统性阿片类药物镇痛治疗技术,如经静脉连续输注(PCA),使患者镇痛滴定及持续神经分析成为可能。辅助镇痛药,如对乙酰氨基酚,可增强镇痛效果,减少阿片类用药及其所带来的不良反应。手术中放置硬膜外或鞘内导管,以阿片类药物镇痛,并在术后进行持续硬膜外阿片类药物镇痛是一项很好的外科手术术后镇痛技术。硬膜外导管的皮肤出口点可被设置远离外科切口处,以免影响切口愈合或增加切口感染的机会。

802. (B)

烧伤后疼痛有两个首要组成成分:相对恒定的背景疼痛和持续的程序相关性疼痛。连续静脉输注的阿片类镇痛药在控制背景疼痛上有很好的效果。吗啡和芬太尼被广泛用于此类患者,虽然快速上升的阿片类药物剂量需求和血流动力学不稳定并不常见。二氢吗啡酮是此类患者的又一替代选择。持续静脉滴注美沙酮方案已被提出,它提供了另一种对血流动力学影响更小的持续有效镇痛效方案。接受静脉输注美沙酮镇痛的患者将在开始接受治疗的前2 h内输注0.1 mg(kg·h)的负荷剂量。

803. (C)

对于伴有严重创伤的外伤患者应使用多种技术进行疼痛管理,包括周围神经阻滞、硬膜外阵痛以及系统性阿片类药物治疗。辅助镇痛药,如对乙酰氨基酚以及NSAID类(非甾体类抗炎药)药物在骨外伤疼痛的补充镇痛方面尤其有效,可减少阿片类药物的需求,从而减少可能的阿片类药物不良反应。臂丛或周围神经阻滞技术对于上肢严重外伤镇痛的效果极佳,而腰丛、坐骨神经或骨神经阻滞技术则对许多下肢外伤疼痛有效。神经丛置管、周围神经置管或硬膜外置管后可使用连续镇痛技术。虽然置管下使用低浓度局麻药(0.125%布比卡因或0.2%罗哌卡因)及阿片类药物进行连续镇痛可同时对骨筋膜室综合征进行监测,但由于其使得患者对疼痛的主观感受发生改变,因此对于严重外伤患者必须严密监测,以防出现骨筋膜室综合征。对于骨筋膜室综合征高危风险患者,间断暂停连续区域镇痛输注可提高安全性。

804. (E)

对于胸部外伤,如肋骨骨折,连枷胸,胸骨骨折,放置胸腔切开引流管(用于防止胸壁裂开、肺膨出以及清除由于疼痛而出现的肺内分泌物），有效的镇痛对其术后康复治疗很重要。已经有研究验证了以连续硬膜外镇痛为主，辅以区域镇痛、阿片类药物或肋间神经阻滞技术在减少气管插管率、提早外伤术后气管导管拔除时间、降低机械通气依赖、缩短 ICU 停留时长、缩短住院时长、加快胸部外伤后康复的明显益处。

805.（E）

A. 许多罹患脊髓损伤的患者同时也存在大量脊柱椎骨及相关支撑结构的损伤，这些患者存在由于支撑结构（如骨、韧带、肌肉、椎间盘、平面关节等）损伤所致的急性反应性疼痛。有些急性肌肉骨骼疼痛也与脊髓结构的毁坏及不稳定性有关，这些疼痛不一定由于脊髓损伤所致。

B. 虽然损伤程度与疼痛程度直接相关，但内脏结构的病理变化，如尿道感染、膀胱嵌顿、肾结石等，亦会增加反应性疼痛发生的可能。因此截瘫患者也会体验到与那些不曾罹患脊髓损伤的患者相同的内脏疼痛。然而四肢瘫痪的患者更多地感受到全身性、模糊的、难以描述的不适感。

C. 神经病理性疼痛的诊断很大部分基于描述性词语（尖锐样，枪击样，电击样，烧灼样，敲打样），且定位于伴有感觉障碍的皮肤区域。普通型神经病理性疼痛指的是具有上述特征，且在受损伤脊髓平面上下两个节段所支配的区域或皮肤有临床表现的疼痛。那些在受损平面附近的节段区域、过渡区域、边缘区域、末梢区域和/或环带区域出现的皮肤疼痛症状亦被命名为通常型神经病理性疼痛。它亦经常伴随受累皮肤区域的异常疼痛或感觉过敏。

D. 此类型疼痛亦常被称为中央感觉迟钝综合征、中央型疼痛、幻象痛或去传入疼痛，常表现为在脊髓损伤（SCI）平面弥散、自发和/或触发性疼痛，其特征是烧灼感、疼痛感、敲打感或电击感，常伴随痛觉过敏，且常在初始损伤一段时间后开始出现。该类型疼痛程度一般比较稳定，但有时会随着情绪、运动、感染或其他原因而波动，且于体味或活动无关。突然的噪声或震动影响可能触发该类型疼痛。低水平神经病理性疼痛与那些完全或不完全神经损伤相比具有明显的不同。完全性损伤以及部分性损伤可能伴随弥散的烧灼感样疼痛，此类疼痛往往提示脊髓丘脑束受损。然而，不完全性损伤更倾向于表现为异常疼痛，这是因为触感传送通路被保留的缘故。

806.（B）

807.（E）

A. 与安慰剂相比，给予 IV 丙泊酚（$GABA_A$ 受体激动剂）在减轻脊髓损伤（SCI）疼痛方面更为有效。

B. IV 氯胺酮输注法在治疗神经病理性脊髓损伤疼痛方面的效用已被评估。IV 氯胺酮输注，负荷剂量 60 μg 单次输注，而后进行持续剂量 6 μg/kg · min 输注对减轻伴随脊髓损伤（SCI）的触发性和自发性神经病理性疼痛有明显效果。

C. 可乐定椎管内单独给药或联合吗啡给药对控制神经病理性脊髓损伤（SCI）疼痛亦有效。人们发现，对于伴有 SCI 患者的疼痛，可乐定比吗啡更有效。联合使用可乐定及其他药物也可能有效。

808.（A）

在器官生发期之前（孕≤4 周）发生药物暴露通常产生“全或无”后果，即胚胎流产死亡或胚胎继续生长无异常。在此之后孕期药物暴露通常特征性地对一个或多个器官产生不良影响，如发育综合征，或宫内生长迟缓。

809.（E）

A. FDA 提出一项药物五级分级系统，用于对所有在美国批准上市的药物进行分级。该分级系统根据现有的基础及临床研究证据，对药物潜在的致畸性或胚胎毒性高低进行分级。A 级：控制性人体试验未显示药物的胚胎毒性，药物可能的胚胎毒性极小（如复合维生素）。

B. B 级：动物试验未显示药物的胚胎毒性或致畸

性,但控制性人体试验未能得出结论(如对乙酰氨基酚,布托啡诺,环丁甲羟氢吗啡,咖啡因,芬太尼,二氢可待因酮,美沙酮,哌替啶,布洛芬,萘普生,吲哚美辛,美托洛尔,帕罗西丁,氟西丁,泼尼松龙)。

C. C级:动物试验显示药物具有胚胎毒性或致畸危险,但没有控制性人体试验或动物试验数据(如阿司匹林,酮洛酸,可待因,脉律定,尼非地平,普萘洛尔,舒马曲坦)。

D. D级:有明确证据证明药物具有人类胚胎毒性,但在某些情况下,使用该药物的益处大于害处(如阿米替林,苯妥因,丙戊酸钠)。

E. E级:E级不属于FDA分级。FDA药物分级系统将具有明确人体胚胎毒性且其在妊娠期应用害处大于益处的药物统归为X级(如麦角胺)。

810. (B)

FDA提出一项药物五级分级系统,用于对所有在美国批准上市的药物进行分级。该分级系统根据现有的基础及临床研究证据,对药物潜在的致畸性或胚胎毒性高低进行分级。

A. A级:控制性人体试验未显示药物的胚胎毒性,药物可能的胚胎毒性极小(如复合维生素)。

B. B级:动物试验未显示药物的胚胎毒性或致畸性,但控制性人体试验未能得出结论(如对乙酰氨基酚,布托啡诺,环丁甲羟氢吗啡,咖啡因,芬太尼,二氢可待因酮,美沙酮,哌替啶,布洛芬,萘普生,吲哚美辛,美托洛尔,帕罗西丁,氟西丁,泼尼松龙)。

C. C级:动物试验显示药物具有胚胎毒性或致畸危险,但没有控制性人体试验或动物试验数据(如阿司匹林,酮洛酸,可待因,脉律定,尼非地平,普萘洛尔,舒马曲坦)。

D. D级:有明确证据证明药物具有人类胚胎毒性,但在某些情况下,使用该药物的益处大于害处(如阿米替林,苯妥因,丙戊酸钠)。

E. E级:X级是FDA分级的一部分。FDA药物分级系统将具有明确人体胚胎毒性且其在妊娠期应用害处大于益处的药物统归为X级(如麦角胺)。

811. (D)

A. 阿司匹林是经典的非甾体类(NSAID)抗炎药,亦是NSAID类药物中被研究得最多的。前列腺素可促发分娩,阿司匹林诱导的前列腺素合成抑制可能导致妊娠期延长及分娩期延长。

B和D. 布洛芬在孕期的使用可能引发可逆性羊水过少(反应性胎儿尿液排出减少)以及轻度胎儿动脉导管收缩。同样的,没有数据支持表明孕期使用萘普生与先天畸形之间的联系。由于萘普生和布洛芬一样都同时对肾脏和血管有影响,因此也被认为有潜在的减少动脉导管扩张程度及导致羊水过少的可能。

C. 循环中的前列腺素调节胎儿动脉导管的开放。NSAID药物用来治疗新生儿持续存在的胎儿循环(即动脉导管持续未闭),其机理即通过减少前列腺素合成,以诱导动脉导管关闭。子宫内动脉导管开放状态对于正常的胎儿循环是必需的。吲哚美辛对于治疗早产有一定的意义,但它的使用可能导致胎儿出生前动脉导管狭窄或闭锁。

812. (D)

A. 虽然复合激动-拮抗阿片类镇痛药在分娩镇痛领域广泛应用,但与纯阿片类激动剂相比,其并未显示出任何优势。哌替啶和纳布啡(环丁甲羟氢吗啡)相比,两者提供的分娩镇痛效果、新生儿Apgar评分及神经行为评分均无明显差异。在孕期使用纳布啡或镇痛新均会导致新生儿出现戒断综合征。

B. 阿片类药物会经乳汁分泌。药代动力学分析显示,可待因及吗啡的乳汁药物浓度与母体血清药物浓度相比,两者相似,有时乳汁药物浓度更高。当用于哺乳期母亲时,与相同PCA(经静脉连续输注)镇痛剂量的吗啡相比,哌替啶导致被哺乳新生儿神经活动抑制状态明显增多。

C. 美沙酮在乳汁中的药物浓度水平较低,可避免被哺乳婴儿的阿片类药物撤退症状。美国儿科学会认为,20 mg/d美沙酮摄入量对于哺乳期妇女及婴儿来说是可耐受的。辨识出具有新生儿戒断综合征高危因素的新生儿,并根据规范进行适当的支持治疗及药物治疗，可特征性地将短期不良影响减至最小。宫内阿片类药物暴露的长期影响仍未知。

D. 哌替啶广泛经肝脏代谢后产生去甲哌替啶，其半衰清除时间较长，约为 18 h。反复给药可导致药物在体内蓄积，尤其在肾功能不全的患者中。去甲哌替啶可激动中枢神经系统(CNS)，表现为震颤、肌阵挛及广泛性癫痫发作。严重哌替啶蓄积在接受单剂或小剂量镇痛的分娩期患者中几乎不发生，然而，哌替啶与其他注射用阿片类药物相比没有益处。

813. (B)

儿乎没有研究聚焦于区域麻醉方式的潜在致畸作用。利多卡因和布比卡因并未表现出对胎儿的明显发展性危害，只有卡波卡因在某个研究中显示出致畸可能趋势，但该研究中暴露于药物环境下的人群数目不足以对此得出确切结论。动物实验显示，孕期连续的利多卡因暴露不引起先天畸形，但可能降低新生儿出生体重。在分娩过程中用利多卡因或布比卡因进行硬膜外区域麻醉后，在乳汁中未检测到这两种药物。用于改善心律失常时，静脉高剂量(2—4 mg/min)输注利多卡因后可在乳汁中检测到极低的浓度，基于上述观察结果，用于术后镇痛、连续硬膜外输注稀释后的区域阻滞麻醉溶液仅有极少量到达胎儿。美国儿科学会认为硬膜外麻醉对于即将生产的准妈妈来说是安全的。

814. (D)

A 和 B. 苯二氮䓬类药物是最常被开具的处方药，通常被用于抗焦虑、帮助失眠患者入睡、帮助慢性疼痛患者放松骨骼肌。孕前三个月的苯二氮䓬类药物暴露可能导致胎儿先天畸形的危险性增高。地西泮与唇裂、腭裂、先天性腹股沟疝的发生可能有一定相关性。然而，流行病学证据并未确认地西泮与唇、腭裂畸形的相关性，在孕期开始并持续使用地西泮的孕妇群体中，唇裂和腭裂的发生率保持稳定。流行病学研究已经确认了地西泮在孕期的使用与先天性腹股沟疝的发生相关。

C 和 D. 除孕期致胚胎畸形的危险性外，曾于宫内发生苯二氮䓬类药物暴露的新生儿可能在出生后即刻发生戒断综合征。在母乳喂养的产妇中，若曾单次剂量使用地西泮，在使用 10 天后还可在其所喂养的婴儿血清中检测出地西泮和其代谢产物去甲地西泮，这是由于地西泮的代谢速度在新生儿中比在成人中慢许多所致。临床上，接受使用地西泮的母亲进行母乳喂养的婴儿通常表现出镇静和较差的喂养情况。因此，在器官形成期、近分娩期、哺乳期，比较谨慎的做法是避免任何苯二氮䓬类药物的应用。

815. (C)

A 和 C. 抗抑郁药经常用于治疗偏头痛，同时在慢性疼痛状态时起到镇痛及抗抑郁的作用。阿米替林、去甲替林、丙咪嗪在 FDA 药物分级系统中均为 D 级。SSRI(选择性 5－HT 再吸收抑制剂)类药物、氟西汀、帕罗西汀在 FDA 药物分级中均为 B 级。地昔帕明及其他传统抗抑郁药在 FDA 药物分级中均为 C 级。

B. 阿米替林、去甲替林、地昔帕明均能经乳汁分泌，药代动力学模型显示，婴儿的药物暴露剂量约为母体摄入剂量的 1%。阿米替林、去甲替林、地昔帕明、氯丙咪嗪、舍曲林在乳汁中未被检测到，亦无不良反应报道。

D. 戒断综合征在使用去甲替林、丙咪嗪、地昔帕明的母亲所生产的新生儿中曾有报道，表现为易激惹、腹绞痛、呼吸加快、尿潴留。

816. (A)

A. 抗惊厥药在哺乳期的使用似乎对婴儿并未有危害。苯妥英、卡巴咪嗪及丙戊酸少量分泌入乳汁，但对婴儿的负面影响未见报道。

B 和 D. 对于接受抗惊厥治疗、计划分娩的患者，她们的药物治疗必须被严格评估。对于以抗惊厥药治疗神经病理性疼痛的女性，强烈建议在孕期，尤其是孕期前 3 个月中止该药物的使用。若需要在孕期继续使用抗惊厥药物，则必须就此咨询围产医学专家。必须从孕期一开始就经常监测血清抗惊厥药物水平以及补充叶酸，母体 AFP 水平也可用于监测胎儿是否有神经管发育缺陷。

C. 除了抗惊厥药物的致畸性以外，癫痫本身也可能造成胎儿畸形。也许使用抗惊厥药物治疗慢性疼痛的孕期妇女，其胎儿畸形的危险性比使用同样的抗惊厥药物控制惊厥的妇女要小。

817. (E)

A 和 B. 早期研究显示，孕期咖啡因摄入增加了胎儿宫内生长滞后、胎儿死亡及早产的危险性。然而这些早期研究在以咖啡因为研究对象的同时，并未对研究人群的酒精及烟草使用情况进行控制变量。随后的研究工作对这些混杂因素进行了控制，发现孕期中等程度咖啡因摄入未增加上述风险，虽然 >300 mg/d 的咖啡因摄入可能降低胎儿的出生体重。当同时摄入咖啡因及使用烟草时，娩出低出生体重儿的风险增加。

C. 经含咖啡因产品摄入中等剂量的咖啡因(100 mg/d)可观察到母体和胎儿同时发生中等程度心血管变化，包括母体心率加快，平均动脉压升高，主动脉峰值流速加快，同时可观察到胎儿心率减慢。中等程度的胎儿心率减慢和胎儿心率增加的频率。

D. 许多非处方类镇痛药的配方里含有咖啡因(代表性剂量为每片 30—65 mg)，当测定咖啡因总暴露量时必须考虑到这些成药的使用。当处于哺乳期时，中等剂量的咖啡因暴露似乎对婴儿不产生影响。乳汁中所含咖啡因总量低于母体摄入咖啡因量的 1%，其峰值出现在摄入咖啡因 1 h 后分泌的乳汁中。过多摄取咖啡因可能导致婴儿睡眠减少及易激惹状态。

818. (B)

A 和 C. 骨坏死和髋骨短暂性骨质疏松——这两个相当罕见的疾病——在孕妇中的发生概率一定程度上升。虽然确切的机制尚属未知，但母体循环中高水平的雌激素和孕激素可能促进了骨坏死的发生。髋骨短暂性骨质疏松由于其疼痛、髋骨运动受限、股骨头骨质减少的特征，很少与其他疾病混淆。上述两种疾病在孕后 3 个月出现，伴随突然出现或渐进加重的髋骨疼痛。

骨质疏松根据放射学诊断标准较易诊断，表现为股骨头骨质减少，伴随关节空隙增大。骨坏死以 MRI 可得出诊断，且其病理表现在 MRI 中出现较放射学诊断早。

B 和 D. 孕期激素水平的改变可导致骶髂关节和耻骨联合软骨关节病发生率上升，最早可在孕 10—12 周发生。这种疼痛在孕期妇女中多有报道，常被描述为定位于骨盆后面、自末端及两侧至腰骶关节的疼痛。文献中有许多被用来描述该疼痛的短语，包括骶髂关节紊乱、骨盆环带松弛、甚至骶髂关节痛。这种疼痛可放射到大腿后部，甚至可扩散至膝盖以下，因此经常被误诊为坐骨神经痛。这种疼痛与坐骨神经支配区域的疼痛相比更为不典型，且并不扩散至脚踝或足部。

819. (A)

A 和 D. 虽然孕期神经根症状经常伴随腰痛，但髓核脱出的发生率仅 1:10 000。腰椎间盘功能异常的患病率在孕妇群体中并不上升。胎儿对腰骶神经的直接压力被认为是引起神经根症状的原因。

B. 腰背痛在 50% 的孕妇群体中时有发生，如此高的发生率使人们往往将其视为孕期常态。脊柱前弯在孕期显著加重，可能在一定程度上促使腰背痛发生。

C. 孕期内分泌改变在孕期腰背痛的发生因素中亦扮演了重要角色。松弛肽是一种由黄体分泌的多肽类物质，它可使耻骨联合及子宫颈周围韧带软化，以适应胎儿生长及为阴道分娩做准备。这种松弛可能导致过度活动，从而引发疼痛。

E. 孕期激素水平的改变可导致骶髂关节和耻骨联合软骨关节病发生率上升，最早可在孕 10—12 周发生。

820. (C)

A. 偏头痛常在月经期发生，这与月经期降低的雌激素水平有关。在孕期，70% 的孕妇报告其偏头痛改善或缓解。

B 和 E. 偏头痛很少在孕期首次发作。在孕期首次发作的头痛必须进行周密的排查,以除外潜在的严重原因,例如卒中、假性脑瘤、肿瘤、动脉瘤、动静脉畸形等。

C. 以首发严重头痛为主诉前来就诊的患者必须接受完整的神经系统检查、毒理学分析、凝血功能检查,且建议进行 MRI 检查。那些主诉“这是我一生中经历的最痛的头痛”的患者,必须排查蛛网膜下腔出血。

D. 伴随孕期体重增长的进行性恶化的头痛必须第二考虑子痫前期或假性脑瘤。子痫前期表现为高血压、蛋白尿、周围性水肿三联症。

821. (E)

A,B,C 和 D. 孕早期腹痛的一个最常见的原因是流产,表现为腹痛及阴道流血。异位妊娠和卵巢扭转主要表现为下腹痛和耻骨弓上方压痛。若上述情况被排除,则需要考虑肌筋膜原因所引起的腹痛。

E. 骶髂关节痛或骶髂关节功能紊乱常不伴随腹痛,而表现为腰痛,且疼痛可放射至臀部及大腿区域。

822. (E)

阿片类药物可被分泌至乳汁中。已有研究表明吗啡和可待因在乳汁中的浓度等于或高于在母体血清中的浓度。美国儿科医学会认为许多阿片类镇痛药,包括可待因、芬太尼、美沙酮、吗啡及丙氧酚可用于哺乳期妇女。

823. (D)

疼痛的感知受到既往经验、预期值以及患者认知能力影响。患者及患者家属必须被告知可能存在潜在的疼痛以及应对该疼痛的策略。患者的自我报告是疼痛管理以及适当镇痛的金标准。疼痛管理工具,如疼痛视觉模拟评分或数字化等级评分是可考虑的,因为它们适合于多种年龄阶层,且不要求语言反馈。在无法交流的患者中,对行为(动作、面部表情、体态)及体征(心率、血压、呼吸频率)监测的分析是必需的。

824. (A)

A. 阿片类药物是 ICU 中疼痛管理的主要药物。理想中阿片制剂的属性包括快速起效、易于滴定、药物原体或活性代谢产物不易积聚、价格低廉等。最常用的阿片类处方药包括芬太尼、吗啡、双氢吗啡酮。芬太尼具有快速起效、半衰期短、代谢产物无活性的特点,是血流动力学不稳定患者的理想用药,亦适合与苯二氮䓬类短期合用。持续输注可能导致芬太尼作用时间延长,这是由于其在脂肪组织中积聚所致,而高剂量使用芬太尼与肌肉僵直综合征相关。

B,D 和 E. 吗啡起效时间较芬太尼长,其半衰期也较长,不适用于血流动力学不稳定的患者,因吗啡的起效伴随组胺释放,可能导致血管扩张及低血压。有活性的吗啡代谢产物在肾衰竭患者体内可积聚。吗啡亦有可能导致 Oddi 括约肌痉挛,因此不适用于伴有胆道疾患的患者。双氢吗啡酮的半衰期与吗啡相同,但代谢产物无活性,且不伴有组胺释放。所有阿片类镇痛药均伴有不同程度的呼吸抑制、低血压和肠道运动抑制。

C. 阿片类药物的替代品包括对乙酰氨基酚及非甾体类抗炎药(NSAIDs),这是一类有效的镇痛药,可单独使用或与阿片类药物联合使用,其首关清除主要通过肾脏排泄,因此对于肾衰竭患者来说是相对禁忌的。长时间(>5 天)的使用可能伴随出血并发症。

825. (E)

硬膜外镇痛的许多益处已被报道,包括更好地消除外科刺激、更稳定的血流动力学状态、更好的外周循环、且可以减少出血。一项纳入1 021 名腹部手术患者的前瞻性随机研究显示硬膜外应用阿片类药物相比静脉应用阿片类药物可提供更好的术后疼痛缓解。在接受腹主动脉手术的患者中,所有患者的发病率和死亡率有所改善,且插管时间和 ICU 停留时间缩短。

826. (B)

一项在退伍军人医院进行的比较硬膜外镇痛和静脉镇痛的大样本多中心随机调查显示,接受硬膜外镇痛的患者有更好的疼痛缓解效果、更短的插管时间及 ICU 停留天数。与之相反,在澳大利亚进行的一项纳入包括男性、女性、硬膜外镇痛、静脉镇痛以及高危患者的多中心研究显示,硬膜外镇痛对于死亡率或住院时长的缩短并没有明显效果。但相比静脉镇痛,硬膜外镇痛患者的术后呼吸衰竭发生率明显降低。至少,它显示硬膜外镇痛可以提供更好的镇痛效果,尤其当硬膜外镇痛先于外科手术开始前开始时。在选择性患者群体中,与静脉镇痛相比,硬膜外镇痛伴随更低的并发症和呼吸衰竭发生率。

827. (C)

A. 疼痛及其他症状也可能很难处理,因它们是主观症状,较难以客观方法分析。疼痛和镇静分级被发展用于量化能够自我报告的患者群体中疼痛和焦虑的水平。但有些患者因为插管、镇静,或因他们找不出词语描述而不能充分与临床医生交流这些感受。在这些患者中寻找疼痛征象时,临床医生和其他照顾者必须注意患者的表情和其他疼痛的非特异性表现,如心率快、血压高。

B. 有些患者有价值的症状缓解明显,且更希望陷入不省人事的状态,而不是体验疼痛、焦虑或呼吸困难,尤其是在生命最后的时刻。然而其他患者,可能会愿意忍受这些症状,或轻微地自我煎熬,以保持清醒。在濒死患者人群中,很难准确滴定镇静和镇痛药物至他们所希望的意识水平,虽然他们被鼓励这么做。临床医生和照顾者可能会发现对于无法交流或无法自控药物的患者,要做到理想水平的镇静和镇痛更加困难。

C,D 和 E. 症状可能难以恰当控制,因为临床医生和其他照顾者可能会为给予更大剂量的镇静、镇痛及其他心境转换药物而感到不安。在一些情况下,这种不安可能来自对于濒死患者药物成瘾的厌恶感,一种与患者所处条件不相关的现象。

828. (E)

疼痛可以用非药物手段间接管理。例如,将患者置于安静的、亲友可以访问的环境中可能降低疼痛的感觉,适当的抗焦虑及抗抑郁治疗也有这个效果,虽然由于药物或潜在疾病导致的呼吸抑制在伴随 COPD 的患者中很棘手。由于高碳酸血症及低氧血症所导致的脑病可被终末期患者耐受,因其可以减轻疼痛感,虽然这没什么有益之处。相似的,放弃了饮食和饮水的终末期患者可能感受到欣快感,这是由于内源性阿片类物质释放或酮症所带来的镇痛作用的结果。

829. (C)

疼痛控制最直接的入路主要集中在阿片类药物的使用,而吗啡是阿片类药物中最常被使用的。除了镇痛作用,吗啡还引起一定程度的镇静、呼吸抑制、便秘、尿潴留、呕吐及欣快感。它同时带来血管扩张,可导致低血压,这在一定程度上是组胺释放的结果。芬太尼,一种人工合成的阿片类药物,其作用效力大约是吗啡的 100 倍,不引起组胺释放,因此血压降低程度较小。二氢吗啡酮,一种半人工合成的吗啡衍生物,具有较吗啡更强的镇静作用和较弱的欣快感。

830. (A)

吗啡、芬太尼、双氢吗啡酮可以口服、皮下、经肛或经静脉的方式给药。在 ICU 患者(包括濒死患者)中,阿片类药物通常以静脉注射方式给药。对门诊和住院患者,这些药物也可以用 PCI 技术给药。长效口服吗啡及双氢吗啡酮制剂适用于门诊患者。芬太尼可以用棒棒糖的形式进行口服,也可以经皮下给药,后者对于那些口服药物有困难的患者尤其适用。

831. (D)

硬膜外镇痛的许多好处已被报道,包括更好地消除外科刺激、更稳定的血流动力学状态、更好的外周循环、且可以减少出血。一项纳入1 021 名腹部手术患者的前瞻性随机研究显示,硬膜外应用阿片类药物相比静脉应用阿片类药物可提供更好的术后疼痛缓解。在接受腹主动脉手术的患者中,所有患者的发病率和死亡率有所改善,且插管时间和 ICU 停留时间缩短。

832. (A)

肺不张在手术后或无法行动的患者中很常

见。由于肺泡塌陷、分流增加,导致低氧血症。其他附加体征与肺不张的程度有关,包括呼吸音减小、肺容量降低、半侧膈肌上抬,或胸片显示肺部实变影。伴随肺不张的发热症状通常随着肺复张而减轻,但随着肺炎的发展,塌陷的肺泡有变成细菌繁殖处所的倾向。对于肺不张的治疗,最重要的是使肺泡复张。保证气道通畅及进行肺灌洗是首要的重要措施。疼痛管理对于维持镇静和低通气量这对矛盾的平衡很关键。肺炎在 ICU 很常见,尤其是在那些机械通气及肺部受到直接损伤的患者中。肺炎的临床表现包括发热、白细胞升高、低氧血症、胸片显示明显的肺部浸润、咳脓痰且痰菌培养阳性。呼吸支持、肺灌洗及抗生素的使用是治疗的基础。

(许雅萍 译 刘珏莹 田 婕 校)

第11章　疼痛的行为和精神改变

说明(问题833—872):每个问题后面都有几个答案,请选择一个最正确的答案。

833. 慢性疼痛所伴随的最主要的情感症状　(　　)
(A) 大多在疼痛充分缓解时改善
(B) 需要独立于疼痛之外的治疗
(C) 在老年人中少见
(D) 总是继发于疼痛或反应性疼痛
(E) 需要精病学专家的全面评估

834. 下列选项是完成自杀的危险因素的是　(　　)
(A) 年龄
(B) 药物滥用
(C) 过往试图自杀史
(D) 慢性病史
(E) 以上全部

835. 三环类抗抑郁药　(　　)
(A) 已显示可协助缓解神经病理性疼痛
(B) 已显示对慢性头痛有效
(C) 因为存在自杀风险和剂量过大致死可能,对抑郁症患者应该严密监控
(D) 很少用于重性抑郁症
(E) A,B和C

836. 药物滥用风险评估　(　　)
(A) 是慢性疼痛治疗需要的最低标准
(B) 多数医生执行不佳
(C) 在进行长期阿片类药物治疗时可减少违法用药风险
(D) 可通过使用简洁的标准化筛选问卷来改进
(E) 以上全部

837. 患者自我报告数据是　(　　)
(A) 当配偶在场时调查高度可信
(B) 总是出现偏倚
(C) 除非使用毒物筛查,否则经常在药物滥用评估方面不可信
(D) 当患者表现出焦虑紊乱时其结果更可信
(E) 以上全部

838. 配偶“过度关心”行为　(　　)
(A) 可用明尼苏达多相个性调查表-2(MMPI-2)来评估
(B) 会产生不良的治疗结果
(C) 在预测伤残和药物滥用方面控制了大多数变异
(D) 反映了积极的社会支持而应被加强
(E) 以上全部

839. 躯体紊乱　(　　)
(A) 因为缺乏与卫生保健人员的沟通而通常发生于老年人
(B) 预示着出现器官疾病或功能紊乱
(C) 在青少年时期发生,到35岁时症状消失
(D) 提示患者有意“编造”症状
(E) 增加了疼痛医生评估治疗效果的难度

840. 焦虑症状在大多数慢性疾病患者中普遍存在　(　　)
(A) 设计良好的焦虑问卷能代替耗时的面谈,提供足够的可信度和有效性
(B) 伴随急性疼痛的焦虑症状常常在疼痛得到治疗后消失
(C) 家庭暴力后普遍出现创伤后应激障碍

(D) 焦虑症状很少在疼痛得到治疗后消失
(E) B 和 C

841. 与脊髓损伤相关的工作，患者的疼痛和残疾程度主要取决于 (　　)
(A) 椎间盘突出的水平
(B) 雇员对他工作强度的估计
(C) 患者的抑郁程度
(D) 患者药物治疗方案是否充分
(E) 以上全部

842. 通常背痛患者更可能顺利地重返工作，如果 (　　)
(A) 患者的工作强度较轻
(B) 患者最好在伤后 12 个月内迅速重返工作
(C) 在工作场所配备人体工程学矫形器
(D) 使用缓释和短效镇痛药
(E) 伤后不久进行心理咨询

843. 生物反馈放松训练可有效减少(　　)的疼痛频率、持续时间和疼痛程度。
(A) 肌筋膜疼痛和偏头痛
(B) 丛集性头痛
(C) 三叉神经痛
(D) 带状疱疹后神经痛
(E) 以上全部

844. 通常，对药物疗法的依从性或“服从性”比例为 (　　)
(A) 如果有慢性疾病为 70%
(B) 取决于慢性疾病的严重程度
(C) 在老年人更大
(D) 取决于患者的智力水平
(E) 当疼痛医生态度“坚决”且乐于听取患者的疼痛程度报告时，其依从性可有所提升

845. 提示慢性阿片类药物治疗可能出现问题的因素包括 (　　)
(A) 使用烟草
(B) 住院解毒治疗史
(C) 标准化慢性阿片类药物治疗筛选问卷得分较高
(D) 类似创伤后应激功能障碍之类的精神病诊断
(E) 以上全部都是

846. 创伤后应激障碍的诊断是 (　　)
(A) 在有家庭暴力史的患者中不常见
(B) 是抗治疗性慢性疼痛障碍的危险因素之一
(C) 并不能预测对慢性疼痛疾病的治疗的依从性差
(D) 会发生在 70% 机动车事故后前 12 个月内出现颈部疼痛的患者中
(E) 在急性疼痛得到充分治疗的前提下，大部分可在重大创伤后的前几周内缓解

847. 患者疼痛等级 (　　)
(A) 医生应在每次就诊时记录存档
(B) 并不十分可靠
(C) 对发生残疾的预测性较差
(D) 当存在慢性疼痛时，应当补充其他评估方法
(E) 以上全部

848. 常用的生活质量量表包括 (　　)
(A) Beck 抑郁量表和 CES－D 抑郁筛查问卷
(B) 简表－36(SF－36)和疾病影响图标(SIP)
(C) 简明疼痛量表
(D) 头痛致残指数
(E) MMPI－2

849. 对于脊柱刺激的精神病学筛查 (　　)
(A) 权衡患者对预后的实际和不切实际的期望
(B) 应排除重度抑郁症患者预示预后不良
(C) 应强调在脊髓成功得到灌注后，患者的工作能力可得到改善
(D) 通过标准化精神测试标出诈病者
(E) 以上全部

850. 以下何种情况提示患者的功能可能得到改善并且可以回归工作 (　　)
(A) 被动修复过程与生物行为学过程相匹配
(B) 干预过程与认知治疗相匹配
(C) 主动修复过程结合认知治疗

（D） 补充药物治疗结合认知治疗
（E） 阿片药物治疗结合轻度的恢复工作计划

851. 安慰剂的部分作用因素包括 （ ）
（A） 患者和医生的期望
（B） 过去的学习和认知
（C） 神经递质反应
（D） 治疗干预的可靠性
（E） 以上全部

852. 一位患有慢性每日发作的头痛和颈部肌筋膜疼痛的患者经过一系列扳机点注射后好转，其疗效可能归因于 （ ）
（A） 治疗干预
（B） 疾病的自然过程或回归到平均水平
（C） 注射剂的安慰剂效应
（D） 其他同步治疗可能发生了一些变化，例如，患者终止盐酸治疗并对注射疗程抱有期待
（E） 以上全部

853. 疼痛援助团体和在线援助组织 （ ）
（A） 可能加强患者对躯体的过度担忧而促进残疾行为
（B） 提供了关于慢性疼痛疾病的有价值的信息资源，并且有助于最大限度地减轻患者的焦虑和孤立感
（C） 可能向疼痛患者提供来自其护理人员作出的关键评价
（D） 并不能代替精神病医生或精神病学治疗
（E） 以上全部

854. 以往传统的治疗－训练－疼痛－康复模式 （ ）
（A） 希望患者增加活动水平直到疼痛加重
（B） 疼痛程度是评估中不可缺少的部分
（C） 将所需镇痛药量视为“疼痛行为”
（D） 在疼痛被充分控制后建立个体功能和修养目标
（E） 以上全部

855. 明尼苏达多阶人格量表（MMPI－2） （ ）
（A） 是个简明的、“临床相关的”、自答性问卷，不需要临床精神病学医师参与
（B） 在慢性疼痛治疗领域的地位重大，许多疼痛精神病学家将 MMPI－2 作为筛选测试工具
（C） 有566道是非自答题，来协助评估精神病
（D） 在临床上作用有限，主要因为缺乏慢性疼痛的标准数据
（E） 根据患者提供的疼痛程度可评估患者是否装病

856. 下列常用于将认知行为技术与疼痛状态相结合的治疗方法是 （ ）
（A） 认知重组、问题解决和方言行为治疗
（B） 进行性肌肉放松、自发性训练和精神分析性精神治疗
（C） 应急管理、刺激泛化和操作性条件作用
（D） 体表肌电图（EMG）、生物反馈、热生物反馈和肌肉再学习
（E） 以上全部

857. 某患者尽管恐惧再损伤仍重返工作，保持工作状态直至恐惧下降，从学习理论的角度看，这是 （ ）
（A） 惩罚
（B） 积极的暴露
（C） 负面的强化
（D） 间歇性强化
（E） 系统性脱敏

858. 催眠术常用于 （ ）
（A） 缓解急性疼痛使病人放松
（B） 改善依从性
（C） 治疗创伤后应激障碍
（D） 治疗丛集性头痛
（E） A 和 D

859. 某患者被认为需要植入性阿片药物泵，基于当前的循证学回顾，下列结果合理的是 （ ）
（A） 不良反应比口服阿片类药物低
（B） 返回工作，并可增加休闲活动
（C） 减少疼痛和抑郁
（D） 改善有氧代谢，减少阿片类药物不良反应
（E） 以上都不是

860. “精神-躯体”和已形成的“应激管理”模式通常需要 ( )
(A) 短期、限时治疗手段
(B) 监测疼痛的应激物和致痛物质
(C) 认知治疗来减少对疼痛的感知并控制全身症状
(D) 放松性训练
(E) 以上全部

861. 儿童疼痛的认知行为治疗可能常包含以下各项除了 ( )
(A) 需要家长的参与以评估间接刺激和加强积极的应对技巧
(B) 精心设计的游戏治疗
(C) 可能具有生物反馈附加作用的放松训练
(D) 复述积极的认知
(E) 努力让孩子重返学校以尽可能减少厌学和致残行为

862. 慢性疼痛疾病常伴有功能性睡眠紊乱，高达80%的疼痛患者表示有睡眠问题。行为学方法的疗效一向优于药物治疗方法。下列属于功能性睡眠障碍的行为学治疗方法的是 ( )
(A) 教会患者合理的睡眠保健法以及使用刺激-控制技术
(B) 放松训练和认知干预
(C) 对睡眠进行自我监控，尤其应该重视睡眠习惯和焦虑症状
(D) 标记失眠常见的因素如抑郁、催眠药和/或物品使用不当
(E) 以上全部

863. 治疗暂时性下颌功能障碍的疗效最好的综合治疗方法是 ( )
(A) 干预和生物行为学技术
(B) 生物行为学和口腔/齿/咬合器械治疗
(C) 物理治疗和生物行为学治疗
(D) 低剂量慢性阿片类药物治疗和热生物反馈
(E) 以上都不是

864. 一位患者表现出慢性手-臂疼痛症状，神经病理性起源可能，并诊断为纤维肌痛伴有残疾和抑郁，对该患者最好的治疗是 ( )
(A) 转诊认知治疗
(B) 将行为学干预纳入患者的治疗的多学科治疗
(C) 将患者交给对疼痛管理有专长的精神科医生进行干预治疗
(D) 药物治疗作为一线治疗，如果需要使用阿片类药物应进行合适的心理筛查以排除高危因素
(E) 治疗形式应直接针对患者的现有诊断，例如复杂区域疼痛综合征的患者可能需要接受干预措施和/或神经刺激，然后转诊行为学治疗，最终转诊物理治疗

865. 成瘾会与慢性疼痛同时发生，如果慢性疼痛和成瘾性同时发生，该患者 ( )
(A) 当医生主要依靠干预性治疗时可能会被有效管理
(B) 需要药物成瘾方面的专家共同管理
(C) 可能表现为成瘾行为的减少，因为很多患者成瘾的原因是疼痛治疗不充分
(D) 应在治疗其疼痛疾病之前优先进行住院脱毒治疗，以摆脱成瘾药品
(E) 不应长期使用阿片类药物治疗

866. 在群体研究中，主诉疼痛的女性 ( )
(A) 其疼痛程度通常较男性轻，且疼痛的频率也较男性低
(B) 患某些特定的疼痛疾病的风险更高，例如纤维肌痛，一过性下颌功能障碍和偏头痛
(C) 由于雌孕激素的变化而存在更高的风险
(D) 可能由于受到多种精神或文化因素的影响而影响其对疼痛的主诉
(E) B,C和D

867. 对于成功克服疼痛的信念包括疼痛的程度，称为 ( )
(A) 小题大做
(B) 自尊
(C) 认知应对技能
(D) 自我效能
(E) 心理控制

868. 操作性条件反射的形成可发生于 ( )

(A) 一名工人在工作中举重物时发生急性背部损伤,即刻感到疼痛并发生焦虑,由此在之后的抬举动作中产生了不切实际的恐惧。

(B) 一个患者在一次加重的疼痛后使用短效阿片类药物。他学会在疼痛达到某一程度时服用药片。由于镇痛药的作用或其他非特异性减少疼痛的因素使他的服药行为增加。

(C) 理疗中的患者参加"直到我不能忍受疼痛"的练习,然后中断了锻炼,寻求卧床休息,并迅速感觉好转。她意识到停止理疗并平卧可减少疼痛,于是她继续这样的行为。

(D) 某患者在为干预性治疗做准备时变得格外焦虑,治疗由于她的焦虑而提前结束。在返回疼痛门诊时,该患者由于焦虑加重而离开治疗室。她开始厌恶干预性治疗。

(E) B 和 C

869. 以下有经验证据支持的是 ( )

(A) "疼痛倾向人格"的形成

(B) 慢性疼痛是"戴着面具的抑郁"的概念

(C) 诈病非常少见,在与工作相关的慢性疼痛的患者中其发病率低于 1%

(D) 精神创伤可能增加慢性疼痛对治疗产生耐受的可能性的假设

(E) 以上全部

870. 一患者在摔倒 6 个月后因继发持续性面部疼痛前来疼痛中心就诊。她有其他疼痛主诉的病史,并称因"压力"而请了一个顾问。在评估该患者时,对诊断的问诊内容应提及 ( )

(A) 抑郁和自杀的想法

(B) 使用的药物

(C) 家庭暴力

(D) 以上全部

(E) 以上都不是,因为患者应该允许疼痛医生和她的顾问交谈

871. 合并认知障碍和疼痛的患者 ( )

(A) 可能需要与他们的损伤相关的个体化评估工具,因为标准化疼痛评估可能并不充分

(B) 可能由于与疼痛医生沟通困难而发生治疗不足的风险

(C) 出现意外伤害的风险更大

(D) 不一定存在智力障碍

(E) 以上全部

872. 附加的癌痛精神治疗可能包括 ( )

(A) 认知治疗来改善患者对药物治疗顺序的控制力

(B) 自发性放松训练

(C) 催眠术

(D) 简要的家庭治疗

(E) 以上全部

答案与解析

833. (B) 综述清晰地表明,患者的情感症状需要独立于患者的疼痛单独进行治疗,通过药物疗法或行为疗法,或两者联合。抑郁症常见于慢性疼痛的人群,在一些人群中比率超过50%。不幸的是医生对抑郁症筛查的关心程度不足。未经治疗的抑郁症患者自杀的风险很高,并且对老年患者的评估通常不够充分。虽然精神药理学家的会诊是很有必要的,但也可以选择许多初级护理医生和其他专科医生进行药物疗法控制抑郁症。

834. (E) 即使是心理健康的临床医生也很难预测自杀倾向,但上述例子普遍指出自杀的危险因素。曾有自杀企图是另一个预测因子。老年人、男性和那些患有慢性疾病的人存在极高的自杀倾向。

835. (E) 虽然三环类抗抑郁药常用于疼痛的治疗,但其剂量不足以治疗疾病的主要情感症状。当出现显著的情感症状时,应该考虑使用其他常用的抗抑郁药或给予适当的剂量,同时严密监测与药物过量相关的危险因素。

836. (E) 通常认为,必须在进行标准的初级医疗评估的同时进行药物滥用风险筛查,然而医生对此的依从性很差。严重的药物滥用史和当前存在药物滥用预示该患者即使接受一系列的医疗干预后其预后仍较差。慢性疼痛患者的药物滥用的风险可能很高,医生未进行充分的筛查便引导患者接受治疗可能会面临医学法律风险。

837. (B) 由于疼痛的主观性,这一领域有一个固有的缺陷。由于患者的自我报告不同而出现偏差,并且疼痛评级的可靠性很差。重要家属在场可以极大地协助验证病人的自我陈述,但是偏差仍然存在。有关药物滥用的评估是必要的,患者自述仍然是唯一可行的策略,药物中毒筛查不一定能增加患者自述的真实性。伴随的心理症状会进一步影响患者的自我报告。评估其他预后变量也很重要,如功能性活动能力、工作能力、药物治疗的依从性。

838. (B) Andrew Block 自20世纪80年代中期以来一直致力于研究“过度关心”的概念。过度关心配偶被认为是过于关注患者的疼痛及其残疾行为,可能会潜在影响患者对疼痛的自述并加强其疼痛行为。一些标准化的评估工具可用于评估配偶过度关心的程度,如多维疼痛目录。治疗程序可以采用联合治疗,旨在更正配偶行为,从而提高患者的治疗效果,而其他因素可能更多地控制整体疼痛程度、残疾和其他伴随精神症状等方面的差异。

839. (E) 亚专业实践通常遗漏躯体化障碍的诊断。虽然患者可能表现为间断的抱怨疼痛,但综合评估和充足的记录复查可能显示其存在多种躯体症状。精神障碍的诊断与统计手册(第四版,文本修订)概述了评估标准,包括30岁之前起病和持续多年不同严重程度的多种不明原因的症状。用这些方法诊断患者不是“装病”或假性症状。可能存在伴发疾病如创伤后应激障碍和情感创伤史。患者可能因接受有问题的介入或外科手术治疗而发展为继发性医源性问题。由于患者的自我陈述能力受损,可能遗漏其他伴随的医疗诊断,并且持续的评估也可能因此受到干扰。患者对心理干预的抵抗极大,那些同意心理干预的患者的预后并不好。虽然疼痛专家会协助与患者的密切沟通,但通过初级护理协调管理躯体化障碍患者仍是主要的管理方式。

840. (E) 焦虑症状在慢性疼痛和许多急性疼痛患者中很常见,尽管这些疼痛的患者很少符合焦虑紊乱的精神学诊断标准,例如创伤后应激障碍。在许多情况下,不论是急性还是慢性疼痛,适当的疼痛治疗就可以缓解焦虑症状。一些情况发生焦虑症的可能性确实非常大,比如家庭暴力史。焦虑可能会持续存在于一些慢性疼痛疾病,联合行为治疗和药物治疗通常是必需的。虽然许多疼痛问卷可以评估焦虑症状,但临床医生不能因此而忽略当面对患者进行充分的评估。

841. (B) 虽然有多种因素与疼痛和残疾有关,并且还须考虑到个体差异的存在,但是无论受伤程度有多严重,大多数调查还是将患者对工作环境的评估作为影响疼痛和致残的主要因素。应对糟糕工作环境的心理社会因素可能是调节因素。调查人员不应用装病或假装疼痛来解释这些结果。

842. (B) 对于成功的重返工作,时间似乎是一个主要因素,并且 12 个月后其成功率迅速降低。尽管"轻工作负荷"的策略被广泛使用,但是其结果不尽相同,反而不提任何限制性措施的策略却获得了更大的成功。药物治疗在重返工作中的作用还没有被充分的研究。在某些情况下,早期心理咨询可能有一定作用,但是在这个狭窄的时间窗内进行早期咨询的效果的研究数据目前仍有限。同样,人体工程学的改善效果也有限,尤其是在慢性疼痛存在的情况下。当患者的病情变得更加迁延难愈,高度结构化的功能恢复康复方法最有希望帮助患者重返工作。

843. (A) 肌电图和热生物反馈涉及对生理反应的体表监测,并持续地将生动的视觉或听觉反馈传达给患者。放松训练或认知技术被用于控制患者的生理反应,而额外的练习技术则可协助患者将放松反应推广到其他环境。研究表明,辅助性生物反馈设备的使用确实能向一些患者提供帮助,并对特定的疼痛可能更有效。在对患有偏头痛和各种被认为患有肌筋膜疼痛的患者中开展的研究已经出现了阳性结果,而对丛集性头痛与其他特定的神经病理性疼痛的效果则较差。尽管如此,该治疗方法可对多种疼痛疾病产生普遍有效的松弛效应。

844. (B) 慢性疾病患者普遍对治疗的依从性差,当伴发精神障碍时尤为如此。依从性是指患者的行为与医学建议相符合的程度。"服从"这个术语已遭到反对而不再使用,而"依从性"这个术语则在对患者的行为作出评估的同时更少地带有个人主观的评判意味。依从性无关年龄、性别、种族或智力。尽管许多研究着力于提高患者依从性,然而这许多的对于改变患者的行为这一难题仍然收效甚微。在疼痛医学领域,当考虑实施长期阿片类药物治疗时,临床医生应特别关注患者的依从性问题。危险因素筛查和尿液毒理学检查结合结构化治疗可能改善依从性,然而仍缺乏这方面的研究。简化给药方案、增加回访频率、对患者进行咨询时强调依从性的重要性,以及让家庭成员加入治疗计划可能可以改善患者的依从性。当存在语言和文化障碍时,熟练翻译和深入了解特定的文化的临床医生的参与可以提高患者的依从性。

845. (E) 尽管风险因素受到严格审查,但有些患者的效果仍然欠佳,筛查长期阿片类药物治疗已经受到越来越多的关注。所有上述选项都是效果欠佳的预测因子。一些筛查问卷已经具有足够的可靠性和有效性,它们可以帮助临床医生制定一个有效的治疗方案,例如 SOAPP(过滤网和阿片类药物评估疼痛患者)和 DIRE(诊断、棘手的、风险和疗效评分)评定量表。烟草使用史、戒毒史和各种伴随精神病学诊断可能提示治疗过程存在一定的问题。许多州医学委员会模型疼痛政策建议对这些高危患者实施长期阿片类药物治疗时应特别注意。

846. (B) 创伤后应激障碍被归类为焦虑症,且常伴随着其他精神疾病。创伤后应激障碍被认为是发生对治疗抵抗的慢性疼痛疾病的一个危险因素。患者可能有频繁或周期反复的反应过度,慢性症状可能提示疼痛治疗有问题。机动车事故受害者在事故过后 1 年很少出现创伤后应激障碍,而其他的创伤后遗症如早期的躯体/性虐待或大规模的家庭暴力往往导致慢性症状和更复杂的治疗过程。推荐联合心理健康专家协同管理此类患者。

847. (E)　尽管疼痛评分的可靠性和主观性有争议,疼痛临床医生需要记录患者的自我评估,即"第五种生命体征"。可靠性可以通过增加评估次数来改善,一些特殊人群则需要使用修订版并/或修改评估量表的描述。对慢性疼痛的评估的临床相关性不如急性疼痛,因为存在多个领域问题。其他评估包括生活质量的标准化评估。疼痛临床医生还可以通过其他客观指标补充疼痛评估,例如患者可能陈述"我现在可以走 20 min……我重新回到了工作岗位……我现在按规定服药……"

848. (B)　其他症状特异性的工具在疼痛的评估中也很常用,而 SF－36 和 SIP 则是标准化评估工具的典型示例,由于临床医生试图评估患者的总体情况,它们在卫生保健机构发挥着日益强大的作用。

849. (A)　脊柱刺激确实是一个复杂疗程的预测因子,因为在许多疼痛治疗中,这往往提示疗效欠佳。尽管如此,预测效度的研究仍然很少。心理学家筛查可以帮助更好的描述可能的预测因子,正式筛选通常需要由第三方进行。神经刺激过程中患者对预后的切实预期尤其重要。例如,脊髓刺激可能使疼痛缓解,当把重返工作岗位或功能改进作为目标,那么结构化康复方法倾向于显示更好的预后。特定精神疾病患者的症状很容易治疗,预后不一定不好,例如,重度抑郁症。相反,躯体化障碍的诊断或物质使用障碍可能提示治疗过程艰难。在某些情况下,有些问题可以在神经刺激之前先被确诊和治疗,患者的预后可能更好。

850. (C)　关于功能恢复或重返工作,"被动"的康复方法被认为没有"主动"干预的效果好。主动处理方法包括限额运动,可以帮助患者减轻对疼痛和活动的恐惧。被动的康复方法有时需要患者不太主动参与,而更依赖于临床医生帮助缓解疼痛。许多主动的方法与认知疗法相匹配能产生更好的疗效。很少有明确研究对介入疗法、阿片类药物治疗或免费治疗对患者返回工作的作用进行过研究和比较。目前大多数调查着力于对慢性背部和颈部疾病人群进行调查分析,但是对纤维肌痛和其他疾病的患者来说,主动康复疗法比被动疗法对功能恢复的疗效更好。

851. (E)　疼痛领域的许多研究都应用了安慰剂和反安慰剂效应。根据不同的变量,安慰剂效应可以高达 100%。众所周知,介入治疗可能比口服药物有更大的安慰剂效应,而外科手术方法的安慰剂效应可能是最大的。与安慰剂效应相关的"声音"经常用于临床试验中,而在临床护理中,努力理解和"利用"安慰剂则正受到越来越多的关注。调查显示,临床医生倾向于高估他们的治疗作用并低估安慰剂或其他非特异性因素的作用。

852. (E)　决定慢性疼痛的疗效主要取决于哪项特定的治疗措施是非常困难的,此时必须考虑到非特异性疗法或其他治疗方法的作用。

853. (E)　从援助团体和志愿者处获取的研究数据表明,这些方法对疼痛患者可能是一种宝贵的资源,而疼痛医生对待转诊的患者时则应抱持谨慎的态度。一些组织如美国慢性疼痛协会提供有力的支持和相关信息,而边缘团体可能会增加患者的痛苦或将患者的注意力从最适当的治疗中转移。

854. (C)　在 Drs Wilbert Fordyce 和 John Loesser 的指导下,第一个也是最著名的关于非癌性慢性疼痛的操作性疼痛康复项目,于 20 世纪 70 年代在西雅图华盛顿设立。该处住院患者众多,临床医生教育患者即使疼痛也要增加功能性活动,他们强化患者的娱乐和其他"好的行为",而尽量忽略"疼痛行为"。疼痛行为包括痛苦的表情、消耗药物或抱怨疼痛等。在开始治疗之前患者必须建立客观的项目目标。患者的功能预后相当乐观,并且在全国出现了根据不同操作重点而设立的不同的项目。经济压力迫使该项目转换为门诊服务，面向操作者的功能恢复项目则蓬勃发展到20世纪80年代末。额外的经济压力随之而来导致大多数项目就此停止。目前，由于持续的需求，关于这个焦点的项目似乎再度兴起。

855. (C) 尽管在过去的15年里MMPI-2的使用已经越来越少，它作为衡量精神心理学的一般措施已广泛应用于疼痛门诊。其结果可大体测量患者的精神心理学情况，并且一些熟练应用MMPI-2的临床医生认为该测试结果可确定一些特定的心理缺陷。主要关注精神心理学、题量过多(超过500项)以及需要培训后方可向患者解释使用方法导致其在临床上的使用越来越少。其他专门为慢性疼痛而设计的心理测试已经得到越来越多的使用，而MMPI-2因其具有长时间的研究来证实其预测效度而可能会继续被用于疼痛门诊。

856. (A) 认知疗法包括针对患者对疼痛的感知或行动受限而使用特定技术。适应不良的思维模式被改变或“调整”。辩证行为疗法提供了一个类似的、高度结构化的方法，目的在于系统地修改想法，通常针对认知失调并伴有慢性抑郁或创伤后应激障碍的情况。虽然大多数行为学专家同意放松训练、生物反馈和操作策略(应急管理、刺激泛化、操作性条件反射)包含很大部分认知疗法的成分，这些治疗方法通常已不被认为是标准认知治疗方法。

857. (B) 活体暴露要求患者待在恐惧的环境中直到焦虑消退。如果患者在高度焦虑时离开(或在疼痛最严重时)，那么其恐惧症的严重性可能增加。研究支持在工作中受到伤害的患者快速重返工作，以期待患者在活体暴露的环境中减少对活动的恐惧。然而，患者必须“成功”地进入工作环境并保持在此环境中直到焦虑消退，这一点是非常重要的。最理想的情况是患者发现从事工作任务并不会导致再损伤。工人的疼痛可能间歇性发作，但是他知道疼痛会消退，且不会导致更大的身体“伤害”。惩罚会减少行为，而负强化会增加行为，例如，患者通过离开来终止在其厌恶的环境中工作。系统脱敏疗法是一种通常需要通过意向引导而使患者逐渐暴露在治疗环境中的一种治疗方法。工作模拟或工作强化程序的原则与其相似，以逐步减少患者对工作活动或疼痛增加的恐惧。在取得某种程度的放松和自信后，临床医生引导患者进入活体暴露工作环境。

858. (A) 催眠镇痛作为一种辅助疼痛治疗方法有着悠久的历史，正规催眠疗程可追溯至几百年前。一些争议认为催眠治疗的作用与其他标准的放松疗法相似，而且自我催眠效仿了很多放松技术。其用于急性和慢性疼痛治疗已显示出良好的疗效。着力于患者依从性的研究认为依从性是由多种复杂因素所构成的，而催眠尚未被认为是改善依从性的重要的干预措施。对于创伤后应激障碍或丛集性头痛等情况则其他行为学和药物治疗的疗效更好。

859. (A) 虽然研究已经证实植入泵对减轻疼痛有效果，并且较口服阿片类药物治疗其不良反应更少，但是目前尚缺乏其对改善功能或情感状态的改变的客观证据。心理技术已经成功地用于患者接受植入式设备的准备期，其中特定认知技术的作用尤为被关注。

860. (E) 精神躯体和结构化的应激管理组织已融入到患者的整理护理模式中，并取得了预期的成效。这些技术的作用可能是支持而不是取代个体治疗方法，尤其是在慢性残疾和伴发重要精神障碍的病例中尤为如此。

861. (B) 用于儿童急性和慢性疼痛的认知行为治疗的持续时间短且有明确的目标指向。疼痛和疼痛相关的精神应激可能是治疗的目标点，同时增强患者的功能活动。家庭或学校的参与可以优化疗效。传统的游戏治疗方法在儿童治疗中虽然司空见惯，但认知干预疗法的结构和短期性质决定了其不会在治疗过程纳入此种治疗策略。

862. (E) 睡眠障碍在慢性疼痛患者中非常常见，处方和非处方催眠药通常只能提供有限的帮助。最近的调查表明,睡眠不佳可能导致肌筋膜痛症状突然发作或恶化,而睡眠中断是偏头痛的促进因素。

863. (B)　定义颞下颌障碍与许多慢性疼痛一样仍然是一个问题。然而,肌筋膜是已经被公认的因素,来自循证医学综述的建议一贯支持认知和放松疗法的作用。口面疼痛专科的牙医也经常管理这些患者,他们的研究表明,联合疗法效果最好。目前尚缺乏阿片类药物治疗、物理治疗和各种介入疗法治疗慢性颞下颌障碍的研究。

864. (B)　当多种慢性疼痛患者存在残疾和抑郁时,护理的最低标准需要多学科工作的努力。由药物治疗或介入治疗开始的序贯疗法可能延长患者行动不能和抑郁的时期,交叉学科相协调仍然是护理的标准。然而,获得一些专业护理可能会限制疼痛医生的选择,因为心理或康复服务可能被保险公司拒绝。尽管如此,研究数据仍然支持从一开始即向患者提供多学科综合护理。

865. (B)　AAPM(美国疼痛医学)/APS(美国疼痛学会)/ASAM(美国成瘾药物协会)联合声明:“成瘾性是一种初级、慢性、神经生物学疾病,遗传、社会心理和环境因素影响其发展和临床表现。它包括以下一个或多个特征性行为:药物使用的控制力受损,强迫使用,尽管对身体有害仍继续使用药物,以及渴望使用药物。”IASP(疼痛研究国际协会)核心课程进一步宣称“足量的疼痛治疗如果没有同时治疗成瘾性将难以成功甚至失败。”鉴于成瘾的复杂性,联合治疗是必要的。在许多情况下,可以在门诊管理成瘾行为。当患者表现出成瘾行为时,在其他相关专家联合密切关怀患者的同时,阿片类药物治疗并不是绝对禁忌证。

866. (E)　疼痛的性别差异已经被研究透彻,而且最近的动物实验研究似乎支持这一结果。女人比男人表现出更频繁和严重的疼痛,在某种程度上,激素因素可能起到了重要的作用。社会心理差异似乎也发挥了作用。相反,女性对康复和多学科介入治疗比男性表现出更佳的治疗效果。

867. (D)　所有上述概念都与认知治疗相关,而自我效能是题干中所定义的概念。自我效能感常与阿尔伯特·班杜拉的早期研究相关联,疼痛领域的研究者已经对此建立了相关的评估工具。临床上所说的自我效能是指教育患者发自内心地相信他/她有能力并且有技术处理疼痛发作,协调他/她的医疗处理,或改进一些特定的功能训练。

868. (E)　尽管所有的答案选项可能都含有操作性和传统(应答)条件反射的成分,选项(B)和(C)指出了强化的问题。相比之下,“传统”条件反射包含将一个中立的行为(提升、准备过程),和一个直接有害的刺激(疼痛、焦虑)或令人愉快的刺激作为配对。通常在一个或重复的尝试后,再次引入“中性”的刺激(神经阻滞,提升阶段)可产生不必要的反应,也就是上述情况中提到的焦虑。关于操作性条件反射,就是行为被增强后该行为的频率由此增加。

869. (D)　正如“戴着面具的抑郁”的疼痛的概念,“疼痛倾向人格”的概念很大程度上受到质疑。然而,多种社会心理因素似乎是进展的慢性疼痛障碍的预测因素,虽然它们不一定是疾病的诱因。装病或有意识地对行动不能和疼痛进行撒谎的比率的变化范围很大。疼痛医生评估装病的能力不足,大多数调查认为,在任何积极对抗/诉讼存在的情况下,装病的比率较高。最重要的是要注意装病可以发生在合法的医学或精神病学病情存在的情况。

870. (D)　心理健康专家参与患者的护理并不能意味着疼痛临床医师在与患者面谈评估中就不必设计标准社会心理评估问题。政府监管也可能要求临床医生提及与家庭暴力有关的危险因素,上面的案例中似乎存在这种风险。当患者可能存在这种风险时,疼痛临床医生必须意识到或利用资源进行适当的转诊。

871. (E) 有一系列情况需要疼痛临床医师特别注意,例如,痴呆患者、头部损伤、卒中、记忆障碍或发育障碍。这些疾病可以影响患者社会和心理学的表现,以及他们表述其疼痛程度和损伤程度的能力。与神经病学、神经心理学、职业疗法及相关学科联合治疗类似患者可使疗效最优化。

872. (E) 如果存在急性疼痛和癌症疼痛,那么可能需要对治疗技术进行修改,而行为管理策略往往被整合融入多学科治疗团队的管理中。

(瞿亦枫 林雨轩 译 周姝婧 田 婕 校)

第12章　药物滥用与成瘾问题

说明(问题873—883):每个问题后面都有几个答案,请选择一个最正确的答案。

873. 在进行尿液药物检测时,医生必须了解以下内容,除了　(　　)

(A) 了解检测程序的特征,因为有些药物通常并不能被所有的检测试剂检测出来

(B) 尽管有异常行为表现并不能确定就有药物滥用或成瘾,但这些行为也不能忽视

(C) 依据异常行为表现进行药物尿检可能会遗漏50%服用非处方药或违禁药物的人

(D) 按照患者需要开具处方直到你可以轻松处理类似情况

(E) 有药物滥用史不是接受管制药物治疗的禁忌证,当需要接受管制药物治疗时,则需要制定一个明确的治疗计划

874. 一名癌症伴多发骨转移的65岁老年男性患者,自述想要增加鞘内注射的吗啡量,然而,随着剂量增加,其恶心的症状也更加严重。针对肿瘤扩散的所有检查并未显示病情有何进展。下列哪种解释是正确的　(　　)

(A) 导管已不在蛛网膜下腔,并且患者所接受的吗啡剂量也不合适

(B) 患者已经对该药物成瘾,需要更高的剂量

(C) 患者对药物产生生理性依赖,其恶心属于戒断症状

(D) 患者对于鞘内注射吗啡的镇痛效果产生耐受

(E) 其病情已有显著进展,但未经进一步检查以明确

875. 关于质量保证下列哪项是正确的　(　　)

(A) 质量保证、质量改善、质量管理是可以互换的术语

(B) 质量保证是以遵循患者护理原则为内部导向,并且没有终止的一天

(C) 质量改善是以关注个人为外部导向,直到目的达成

(D) 所有的管理质量、质量管理及改善、持续性质量改善等同于质量保证

(E) 质量改善项目不同于质量保证,其侧重于患者护理、管理进程和整体分析

876. 关于常见滥用药物的尿检有效时间,以下说法正确的是　(　　)

(A) 美沙酮,2—4天

(B) 长期服用大麻,1—3天

(C) 吗啡,15天

(D) 可卡因,15天

(E) 苯二氮䓬类:15天

877. 可卡因在中枢神经系统的作用机制是　(　　)

(A) 增加去甲肾上腺素的再摄取

(B) 阻滞多巴胺受体

(C) 激活γ氨基丁酸(GABA)受体

(D) 通过中脑腹侧被盖区的多巴胺能细胞调节其效能

(E) 抑制中枢神经系统的乙酰胆碱酯酶

878. 以下关于相关联邦法规的说法正确的是　(　　)

(A) 是由美国国会、CMS(医疗保险与救助中心)和监察长办公室联合发布的

(B) 是由司法部、联邦调查局和监察长办公室联

合发布的
(C) 法院不会发布任何法规,因为这是美国国会和政府的职责
(D) 是由美国国会执行的
(E) 是由当地医疗保险公司执行的

879. 38 岁白人男性,有下腰部疼痛史,并伴有下肢放射痛,考虑 L4 – L5 腰椎间盘突出压迫神经根,肌电图显示 L5 神经根病变,请求会诊。你对患者进行检查后决定经椎间孔在 L5 神经根处施行硬膜外激素注射。关于这一病例如下哪一种考虑是恰当的 ( )
(A) 这是一个会诊病例,因为患者是由另外一名医生处理后转诊的
(B) 这是一个会诊病例,因为患者是转诊并需要你的建议
(C) 这是一个新的就诊病例,因为这是一个已知的问题并且该患者转诊于你寻求治疗
(D) 这是一个会诊病例,因为你告诉该患者在结束硬膜外注射后继续找转诊医生就诊
(E) 这是一个会诊病例,因为在接下来的 3 年内你不打算再为第二个会诊开账单

880. 下列哪项属于 I 类管制药品 ( )
(A) 叔丁啡
(B) 氢吗啡酮
(C) 海洛因
(D) 可卡因
(E) 吗啡

881. 以下均为有关于阿片依赖妊娠患者在撤除药物后出现戒断症状的正确处理,除了 ( )
(A) 美沙酮常常用于治疗对阿片类药物出现的急性戒断症状
(B) 现在的联邦法规规定只有在特定资质的诊疗机构可以应用美沙酮治疗阿片成瘾
(C) 当成瘾患者因其他疾病来私人诊所就诊时,医生可以自行使用美沙酮进行暂时维持或者解毒
(D) 私人诊所的医生不能为门诊患者开具美沙酮
(E) 私人诊所的医生可以为门诊患者最多开具 3 天剂量的美沙酮

882. 你好友的女儿预约你就诊时,告诉你她海洛因成瘾并请你为她开具氢可酮,在这种情况下,你的选择是 ( )
(A) 立刻通知她的父亲并给予氢可酮
(B) 立刻告诉她的父亲并给予美沙酮
(C) 在诊室为其进行快速解毒治疗
(D) 为她开具美沙酮维持剂量
(E) 不通知她的父亲,也不给予氢可酮

883. 关于阿片类药物引起的便秘,下列哪项叙述是正确的 ( )
(A) 对症治疗便秘
(B) 请求外科会诊帮助排除并发症
(C) 评估药物滥用
(D) 改为芬太尼透皮贴剂治疗
(E) 开始美沙酮维持疗法

说明(问题 884—900):有一个或一个以上的选项是正确的,选择答案如下:
(A) 只有 1、2 和 3 是正确的
(B) 只有 1 和 3 是正确的
(C) 只有 2 和 4 是正确的
(D) 只有 4 是正确的
(E) 所有选项都是正确的

884. 违规处方的风险是 ( )
(1) 法律指控、甚至监禁
(2) 目前定罪率大约为 30%
(3) 重罪指控可能妨碍或者严重限制医生的行医资格
(4) 假的和过期的处方很有可能躲避处罚

885. 下列关于管制药品法的叙述,正确的是 ( )
(1) 为获得管制药品许可机构的分配建立了一个封闭系统
(2) 由州立医疗委员会对管理管制药品机构的授权是这一系统建立的基础
(3) 只有直接向患者发放药品的个人或诊所需要获得缉毒局的许可证明
(4) 即使管制药物由医生管理而不是配售给患

者，也需要保持药品的完整清单

886. 阿片类药物尿检的缺陷是 （ ）

（1）对于吗啡和可待因是敏感的

（2）尿检试剂不能区分吗啡和可待因

（3）尿检试剂对于区分半合成阿片药物和合成阿片药物如羟可酮的敏感度较低

（4）阴性反应可排除羟可酮和美沙酮的使用

887. 开处方练习时的缺陷有 （ ）

（1）四个“D”-deficient（不完善的）、duped（假冒的）、deliberate（蓄意的）、dependent practitioner（执业医生依赖的）

（2）对于家人、朋友和患者从不说“不”

（3）无视患者的主诉

（4）关注管理和赔偿的正面意义

888. 实习管理的违规处方的风险有 （ ）

（1）失去资质

（2）承保人经常向董事会做汇报

（3）可能因为处方用药过量而被取消资质

（4）承保人不能向任何国家级的错误处方数据库进行汇报

889. 精神障碍的诊断和统计手册（第四版）对药品滥用的定义在12个月内包括以下 （ ）

（1）适应不良的模式导致的痛苦和损伤

（2）承担角色反复失败

（3）反复出现生理上的怪异行为

（4）经常触犯法律

890. 以下关于安非他命尿检的描述正确的是 （ ）

（1）安非他命和甲基安非他命的检验成高度交叉反应

（2）对安非他命和甲基安非他命的使用非常有预测意义

（3）其试剂可以检测其他拟交感类兴奋剂，比如肾上腺素和去甲肾上腺素

（4）不需要进一步的检测

891. 下列关于可卡因尿检的叙述正确的是 （ ）

（1）检测试剂与可卡因及其代谢物苯甲酰爱康宁产生反应

（2）检测可卡因的试剂在预测可卡因使用方面没有特异性

（3）检测可卡因的试剂不容易与其他药物产生交叉反应

（4）尿检时服用感冒药可能出现可卡因假阳性

892. 在分析尿液药物检测结果时，医生应该注意 （ ）

（1）出现预料之外的结果时，应当与化验室进行讨论

（2）不能利用检测结果加强医患关系或者对行为改变进行正面支持

（3）制订计划与患者讨论异常或意料之外的结果；用一种积极的、支持的方式进行沟通来增强其改变或接受动机强化疗法的机会

（4）不需要记录结果和结果说明

893. 下列关于持续应用美沙酮对患者进行术后疼痛治疗的说法正确的是 （ ）

（1）不中断维持治疗

（2）立即终止维持治疗

（3）给予足够个体化剂量的阿片类受体制剂，该剂量必须通过滴定法达到镇痛效果

（4）如果给予持续应用美沙酮的患者阿片类药物，剂量应当按需给药并尽量减少给药频次

894. 38岁白人男性，有慢性腰痛和酗酒史，每日应用吗啡200 mg，因烦躁和意识不清被送来急诊室，急诊室医生告知你他的诊断。下列关于该患者的症状可与震颤性谵妄鉴别诊断的是 （ ）

（1）清晰的感觉

（2）明显的震颤

（3）幻听

（4）对光反射减弱，瞳孔散大

895. 管制药物可分为Ⅰ、Ⅱ、Ⅲ、Ⅳ、Ⅴ5类，下列说法正确的是 （ ）

（1）Ⅰ类药物存在高度潜在滥用性，并且此类药物目前在美国并未应用于医疗

（2）即使Ⅰ类药物有高度潜在滥用性，并且未被允许应用于医疗，但只要药物的安全性被明

确，就可以被降低分级

（3） Ⅱ类药物有高度潜在滥用性，并且可能导致严重的心理或生理性依赖

（4） Ⅴ类药物有高度潜在滥用性，并且可能导致心理或生理性依赖

896. 药物成瘾或依赖的医生特点是 （ ）

（1） 从接触管控药物样品的工作开始

（2） 从不要求同事为他取药

（3） 以家属或虚构病人的名义开具处方并自己取药

（4） 从不用其他医生的 DEA 号码

897. 关于大麻尿检的说法正确的是 （ ）

（1） 尿检的结果合理可靠

（2） 屈大麻酚的检测结果为阳性

（3） 服用泮托拉唑可能出现假阳性结果

（4） 服用大麻 2 年后仍可能出现阳性结果

898. 下列关于尿液药物检测的叙述正确的是 （ ）

（1） 薄层层析法（TLC）是一项很老的技术，通过比较药物与对照物在胶片或底片上的迁移率进行检测

（2） 气相色谱法（GC）是一项敏感性与特异性最高、可靠性最强、价格昂贵并需要密集的工作

（3） 酶免疫分析法操作简单、高度敏感，敏感性比 TLC 法高，比 GC 法便宜

（4） 快速药物筛选与其他的酶免疫分析法不同并且可能更贵

899. 药物检测可以通过以下哪些方式 （ ）

（1） 毛发样品检测

（2） 唾液检测

（3） 血清药物检测

（4） 尿液药物筛选

900. 对于药物成瘾和依赖下列说法准确的是 （ ）

（1） 根据控制药物法，成瘾是指任何个人习惯性服用麻醉药物并危害公共健康和安全

（2） 根据第四版定义，成瘾是指不当的用药引起不适或损伤

（3） 第四版药物依赖的定义包括耐受、戒断症状和尽管有伤害还继续服药

（4） 州立医学委员会的疼痛治疗指南推荐针对有管制药品服用史但没有额外的监控、推荐或记录的患者使用管制药品

答案与解析

873. (D)　在进行尿液药物检测时,应该了解检测步骤的特点,因为很多药物不能被所有的尿检试剂检测到。尽管异常行为表现不是药物滥用或成瘾的确诊依据,但这些行为不能忽视。

依据异常行为表现进行药物尿检可能会遗漏50%服用非处方药或违禁药物的人;不能按照患者的要求开处方直到你可以轻松处理;有药物滥用史的人不能被排除接受管制药物的治疗,即便接受管制药物治疗,仍需要制定一个明确的治疗计划。

874. (D)　该患者极有可能已对鞘内注射吗啡的镇痛效果产生耐受,尽管一直抱怨随着吗啡剂量的增加出现恶心的不良反应。药物耐受的发生机制尚不明确。通过选择最低效能的麻醉剂量可以减缓耐受出现;导管的防止尽量靠近疼痛区域的脊髓节段;多次、小剂量、分次给药而不是每日1—2次大剂量给药;条件允许的话给予低剂量持续泵注。

875. (E)　质量保证与质量改善的比较如下表所示:

质量保证	质量改善
外部导向	内部导向
遵循组织结构	遵循患者管理
仅少数授权	包括全部
有工作终点	没有终点
"保证"质量(最佳)	"改善"质量
分别分析效能和效率	整体分析

876. (A)　下表是关于一些常见滥用药物及其尿检有效时间:

药　　物	有效检测时间
安非他命或甲基安非他命	2—4天
巴比妥类(短效)	2—4天
巴比妥类(长效)	长达30天
苯二氮䓬类	长达30天
可卡因(苯甲酰爱康宁-可卡因代谢物)	1—3天
海洛因或吗啡	1—3天
大麻(偶尔服用)	1—3天
大麻(长期服用)	长达30天
美沙酮	2—4天
氯胺酮(偶尔服用)	2—7天
氯胺酮(长期服用)	长达30天

877. (D)　可卡因通过阻滞突触的神经递质(去甲肾上腺素、多巴胺和5羟色胺)再摄取,从而导致神经递质浓度升高。由于去甲肾上腺素是交感神经系统的主要神经递质,可以刺激交感神经进而导致血管收缩、心跳加速、瞳孔放大及体温升高。刺激中枢神经系统可以表现为高度警觉、活力增强、多语、重复行为、食欲减低和性欲增强。可卡因对心理上的刺激表现为强烈欣快,常被拿来与性高潮相比。大脑产生兴奋和奖励的感觉被认为与边缘或(和)皮质多巴胺系统神经递质增多相关。可卡因可使功能性多巴胺释放增加,从而激活大脑奖励系统的主要部分-腹侧被盖核,该区域的激活对于精神运动性兴奋剂的增强作用是很重要的。

878. (A) 联邦法规：

发　布	实　施
美国国会	司法部
医疗保险与救助中心	联邦调查局
监察长办公室	监察长办公室
当地医保局	法院

879. (C) 会诊是指：要求出具意见；患者不是转诊

3“R”为：收到会诊请求；提供意见/服务；向请求会诊的医生反馈你的会诊意见。

880. (C) 管控药物法按权限将管控药物分为5类：Ⅰ类药物存在高度潜在滥用性，并且此类药物目前在美国并未应用于医疗，如海洛因、大麻、麦角酸二乙酰胺是Ⅰ类药物；氢化吗啡、海洛因和吗啡是Ⅱ类药物；丁丙诺啡是Ⅲ类药物；地西泮是Ⅳ类药物。

881. (D)

A. 美沙酮常常用于治疗对阿片类药物出现的戒断症状。

B. 现在的联邦法规规定只有特别注册的诊疗机构可以应用美沙酮治疗阿片成瘾。

C. 当成瘾患者因其他疾病而非阿片成瘾来私人诊所就诊时，医生可以自行使用美沙酮进行暂时维持或者解毒；包括对由于急性戒断症引发早产的评估。

D. 当患者正在申请美沙酮治疗时，私人诊所的医生可以为门诊患者最多开具3天剂量的美沙酮。

882. (E)

A. 医生应该为患者保密。其次，现在还不能确定，她可能不止对海洛因成瘾，还可能对氢可酮也成瘾。她可能从其他渠道获取氢可酮。

B. 医生应该为患者保密。其次，现在还不能确定，她可能不止对海洛因成瘾，还可能对美沙酮也成瘾。她可能从其他渠道获取美沙酮。

C. 快速解毒需要专业许可。

D. 同样的，美沙酮维持疗法也需要专业许可。

E. 最佳选择是为患者保密，保护患者，也保护自己。

883. (A)

A. 便秘时阿片类药物治疗最常见的并发症。而药物耐受并不会导致该并发症的发生。因此，随着阿片类药物剂量的增加，便秘发生的可能性也增加。应用阿片类制剂还会出现肠阻塞、胆道痉挛以及肠梗阻。因此对患者进行积极的肠道保护包括通便、大便软化、保证充足液体摄入以及运动，如果需要的话在应用阿片类制剂是给予通便以预防严重便秘。

B. 不太像是手术并发症。

C. 便秘不是药物滥用的症状。

D. 如果吗啡滴定失败可以选用芬太尼经皮贴剂。出现便秘也是一样。

E. 没有美沙酮维持治疗的指症。

884. (B) 开具违规处方的风险包括法律指控、甚至监禁，目前定罪率大约为90%，重罪指控可能妨碍或者严重限制以后行医资格，假的和过期的处方也不可以预防这些后果。

885. (A)

A. CSA为获得管理受控药品许可的机构的分配建立了一个封闭系统。

B. 这个系统由所有经州立医疗委员会授权管理受控药品的机构的注册构成。

C. 只有直接向患者发放药品的个人或诊所需要获得缉毒局的许可证明。

D. 所有注册的个人或机构都需要保存完整准确的目录细则和包括受控药品的所有交易记录以及受控药品储存的安全。

司法部长可以撤回或暂停以限制个别受控药品的注册登记。然而医疗许可董事会也可以间接通过DEA。限制注册登记并与医生达成一致。

886. (A) 阿片类药物尿检的缺陷：

- 检测试剂对吗啡和可待因是敏感的
- 尿检试剂不能区分吗啡和可待因
- 尿检试剂对于区分半合成阿片药物和合成阿

片药物的特异性较低,如羟可酮
- 阴性反应不能排除羟可酮和美沙酮

887. (A)　实习处方的十大缺陷:

(1) 四个"D"-deficient(不完善的)、duped(假冒的)、deliberate(蓄意的)、dependent practitioner(执业医生依赖的)。
(2) 心软,假装不存在成瘾
(3) 对于家人、朋友和患者从不说"不"
(4) 缺乏记录
(5) 没有保单 - 没有协议
(6) 忽视患者的主诉
(7) 注重管理和赔偿的消极方面
(8) 对董事会和DEA的调查员不友善
(9) 对于处方笺和规定缺乏法律认知
(10) 无所不知 - 无所不做

888. (A)　违规处方的风险包括失去"供应者"的资质,承保人经常性的向董事会汇报,可能因为处方用药过量而撤销资质,最终保险公司可以向独立的国家级数据库进行汇报,而不是公开的数据库,可以是医院的或其他保险公司的数据库。

889. (E)　根据精神障碍的诊断和统计手册(第四版)对药品滥用的定义在12个月内至少包括以下一项:
- 适应不良的模式导致的痛苦和损伤
- 角色扮演反复出现失败
- 反复出现生理上怪异行为
- 经常触及法律
- 尽管有社会问题还仍然继续服用
- 不符合药物依赖的标准

890. (B)　安非他命的尿检:低特异性
- 安非他命和甲基安非他命的检验成高度交叉反应
- 其试剂可以检测其他拟交感类兴奋剂,如肾上腺素和去甲肾上腺素
- 对安非他命和甲基安非他命的使用没有预测意义
- 需要进一步的检测

891. (B)　可卡因的尿检:特异性高
- 检测试剂原则上与可卡因及其初级代谢物苯甲酰爱康宁产生反应
- 检测可卡因的试剂不容易与其他药物产生交叉反应
- 在预测可卡因的应用上具有较高的特异性

892. (B)　尿检结果

出现预料之外的结果时,应当与检验科进行讨论
- 与患者讨论异常或意料之外的检测结果;用一种积极的、支持的方式进行沟通来增强其改变或接受动机强化疗法的机会;
- 用检测结果加强医患关系以及支持积极的行为改变
- 记录结果和结果说明

893. (B)

(1) 不中断维持疗法
(2) 维持疗法必须继续
(3) 给予足够个体化剂量的阿片类受体制剂,该剂量必须通过滴定法达到理想镇痛效果
(4) 给药剂量应该增加频率并固定时间表而不是按需给药

894. (B)

(1) 存在注意力不能集中、思维不可控和直觉障碍
(2) 急性酒精性幻觉症初期可有血酒精浓度不下降以及谵妄、震颤或者自主性多动的现象出现
(3) 幻觉症常表现为幻听和妄想并持续10天以上
(4) 震颤性谵妄的患者常表现为困惑伴随显著震颤和精神活动增加、生命体征紊乱、自主神经功能紊乱(如瞳孔散大和对光反射减弱)。幻觉通常是视觉型。

895. (B)

(1)和(2)是关于Ⅰ类药物

Ⅰ类药物存在高度潜在滥用性,并且此类药物目前在美国并未应用于医疗

医嘱应用该类药物尚缺乏安全性

(3) Ⅱ类药物

Ⅱ类药物有高度潜在滥用性

此类药物目前在美国并未应用于医疗或者被严格限制应用于治疗

滥用此类药物可能导致严重的心理或生理性依赖

其他

Ⅲ类药物

该类药物的潜在滥用性较Ⅰ类或Ⅱ类药物低

此类药物目前在美国并未应用于医疗

滥用此类药物可能导致中低度的生理依赖或高度心理性依赖

Ⅳ类药物

该类药物的潜在滥用性较Ⅲ类药物低

此类药物目前在美国被允许应用于医疗

滥用此类药物产生的心理或生理性依赖性较Ⅲ类药物低

(4) Ⅴ类药物

该类药物的潜在滥用性较Ⅳ类药物低

此类药物目前在美国被允许应用于医疗

滥用此类药物产生的心理或生理性依赖性较Ⅳ类药物低

896. (B) 药物依赖(成瘾)

从接触管控药物样品的工作开始

要求同事为其取药

使用其他医生的 DEA 号码

以家属或虚构患者的名义开具处方并自己取药

897. (A) 尿检大麻中度特异性

合理可靠

屈大麻酚检测结果呈阳性

服用泮托拉唑可能出现假阳性结果

阿片类药物的代谢

吗啡	吗啡-3-葡萄糖醛酸苷(M3G)和吗啡-6-葡萄糖醛酸苷(M6G)
哌替啶	去甲哌替啶
酒石酸左啡诺(左吗喃)	半衰期长
羟吗啡酮	吗啡-3-葡萄糖醛酸苷(M3G)
羟考酮	去甲羟考酮、羟吗啡酮以及它们各自的氧化物
芬太尼	广泛的代谢产物、肝代谢通路的初级代谢产物
可待因	去甲可待因、吗啡
氢可酮	二氢可待因和去甲二氢可待因的合成物(有 65% 的合成率)、二氢吗啡酮、氢吗啡酮、二氢可待因
丙氧芬	去甲丙氧芬
喷他佐辛	几乎由肝脏全部代谢完毕

898. (A)

薄层层析法(TLC)是一项很老的技术,通过比较药物与对照物在胶片或底片上的迁移率进行检测。

气相色谱法(GC):敏感性与特异性最高、可靠性最强、价格昂贵并需要密集的工作;需要数天才能得到结果;用于确认其他检测的结果。

酶免疫分析法:操作简单、高度敏感;敏感性比 TLC 法高,比 GC 法便宜;EMIT(酶倍增免疫测试实验)、FPIA(荧光偏振免疫分析)、RIA(放射免疫化验法);一次只能检测一种药物。

快速药物筛选与其他的酶免疫分析法类似并且可能更贵。

899. (E) 药物检测可以通过以下方式:

尿液药物检测

特定药物分析(血液)

毛发样品

唾液检测

血清水平检测

900. (B)

(1) 根据控制药物法,成瘾是指任何个人习惯性服用麻醉性药物并危害公共健康和公共道德,或者安全、福利;也包括因沉迷于服用麻醉性药物而失去自控力的人

(2) 第四版没有对药物成瘾的定义

(3) 第四版对药物耐受的定义指在 12 个月内出现以下之一

- 适应不良的模式导致的痛苦和损伤
- 角色扮演反复出现失败
- 生理上反复出现怪异行为
- 经常触及法律
- 尽管出现社会问题还继续服用
- 不符合药物依赖的标准

第四版对药物耐受的定义指在 12 个月内出现以下之三：

- 耐受
- 戒断症状
- 需药量增加/用药时间增加
- 努力或渴望减少用药
- 长时间用药
- 放弃社会活动、工作和与他人沟通
- 尽管出现问题还继续应用

美国药物成瘾协会对药物成瘾的另一个定义是：成瘾是一种原发的慢性神经生物性疾病，其发展与表现与遗传、社会心理、环境因素有关。成瘾的特征包括以下几点：

用药失控

强迫性应用药物

强烈的欲望

尽管有伤害还继续服药

(4) 州立医学委员会指南对于成瘾或滥用药物的患者有额外的治疗推荐

（隋永恒 译　吕焕然　苏殿三 校）

第13章　疼痛医学中的花费、伦理学及法医学问题

说明(问题901—911):有一个或一个以上的选项是正确的,选择答案如下:

(A) 只有1、2和3是正确的

(B) 只有1和3是正确的

(C) 只有2和4是正确的

(D) 只有4是正确的

(E) 所有选项都是正确的

901. 违反《反欺骗政府法》将会受到的处罚是(　　)

(1) 处以相当于政府损失金额3倍的罚款

(2) 每个案件处以5 500美元以上11 000美元以下的罚款

(3) 递交50例虚假申请则处以每例50美元的罚款(损失责任金额在282 500美元至557 500美元之间)

(4) 依律驱逐

902. 让电子病历符合安全标准需要(　　)

(1) 行政保障措施

(2) 硬件保障措施

(3) 技术保障措施

(4) 财务可行性保障措施

903. 指出所有正确的选项(　　)

(1)《紧急救治与劳工法》仅适用于身处于医院急诊部的患者

(2) 在不违背医生自我转介法的前提下,联合医疗小组中的医生可获得基于就诊患者数目或相对价值单位(RVUs)的一笔可观奖金

(3) 当您购买一项符合企业诚信协议(CIA)的医疗行为时,更改它的所有权是没有法律效力的

(4) 根据医疗与公共服务部监察长办公室(OIG)的意见,一项不适当的合规计划与不间断的监管比没有合规计划更加糟糕

904. 当地医疗审查政策(LMRP)或当地医疗覆盖指标(LCD)在所有的州都在使用。下列正确的是(　　)

(1) LMRP或LCD是为了保证受益人得到健康保障

(2) 频繁的拒绝表示LMRP和LCD有待进一步发展

(3) LMRP或LCD的发展需要证实目前存在着普遍的问题

(4) LMRPs或LCDs是在没有具体法规的时候做出覆盖和编码的决策、条例、国家政策,以及国家编码政策或是作为一个国家政策的附加条例

905. 关于“qui tam”(揭发者法律)的陈述正确的是(　　)

(1) 讼案通常是由雇员提起的

(2) 若政府开始着手于这项讼案,揭发者将会获得和解金的50%—60%

(3) 个人可以以自己或政府的名义起诉联邦法的违反者

(4) 若政府并未着手这项讼案而个人继续诉讼的话,将会获得和解金的100%

906. 关于会诊和转诊之间的区别,正确的是(　　)

(1) 主治医生书面申请会诊意见和建议,包括会诊的具体原因

(2) 患者预约制度是为了提供治疗、处理或其他

诊断和治疗服务
(3) 只有得到了专家的意见和建议，当各方面条件得到满足时，可根据意见开始治疗
(4) 在特定条件下，可为患者实施转诊以实行全方位医疗服务

907. 为医疗的必要性提供文件材料时需注意（　　）
(1) 医疗保险不可报销手术以及所配备的家具所产生的费用，不可报销改善人体功能的项目，但可报销20%的镇痛费用
(2) 医生应该提供诸如患者的就诊记录和医嘱记录来支持所提供的医疗服务是恰当的
(3) 医保同意医生的意见以及患者对将疾病的持续时间及发作频率作为考虑范围的请求，并且设置一套执行程序
(4) 医生应该只给那些满足医保标准的医疗服务开账，它必须与患者的诊断和治疗相关，是合理的并且是必要的

908. 关于缺乏经验的医生，以下说法正确的是（　　）
(1) 因为忙碌而没有时间进行继续医学教育
(2) 仅仅了解一点治疗方案或药物
(3) 为朋友或家人开处方却不记录病历
(4) 对管制药物的种类欠缺了解

909. 关于临床政策的陈述正确的是（　　）
(1) 医疗政策的发展和坚持的花费十分昂贵并且劳动强度较大
(2) 护理质量真正的影响因素几乎是不可能确定的
(3) 努力提供更好的患者护理和更少的操作变动可能会带来多种间接的益处
(4) 医疗政策给患者规定了过多的束缚

910. 州医学委员会联盟的疼痛治疗指南是（　　）
(1) 使用管制药品可能是疼痛治疗的主要手段，主要包括阿片类药物
(2) 有效的疼痛管理是高质量的医疗工作其中的一部分
(3) 有药物滥用史的患者可能需要监测、会诊、转诊以及额外的病例记录
(4) 医务处不应惧怕以医疗合法化为目的的纪律惩处

911. 排除令意味着是从（　　）的服务提供者中排除。
(1) 禁止接受来自健康保障服务处提供的服务一段时间
(2) 禁止使用联邦健康计划中的资金支付任何项目及服务
(3) 禁止在一段时间内参与临床实践活动
(4) 禁止从联邦健康保障项目中得到任何项目及服务退还的钱

答案与解析

901.（E） 违反了《反欺骗政府法》会：

- 处以相当于政府损失金额 3 倍的罚款
- 每个案件处以 5 500 美元以上 11 000 美元以下的罚款
- 递交 50 例虚假申请则处以每例 50 美元的罚款（损失责任金额在 282 500 美元至 557 500 美元之间）
- 依律驱逐

902.（A） 保障电子病历安全性的新规则主要归结为需要逐步实践的三套标准。

（1）在行政管理的以下情况设置保护措施：

- 进入电脑系统时
- 有步骤地训练员工时
- 准备应对黑客侵入或灾难性事件发生的后果时
- 制定与生意伙伴的合同时

（2）硬件保障方面包括以下几点：

- 设立工作站的使用及安保程序
- 设置电子媒体的再使用及清理程序

（3）技术保障措施包括以下几点：

- 控制员工电脑的登录及登出
- 监控患者信息的调阅
- 建立计算机使用者的认证系统

（4）并未设立财务可行性保障措施

903.（C）

（1）《紧急救治与劳工法》（EMTALA），又名《患者反倾销法》，适用于那些需要检查或治疗的和身处医院范围内的个体（包括那些不在医院土地上的校外诊所和医院拥有的救护车的个体）。如果身处非医院所属的救护车上来到了医院将依然被认为是在医院急诊科就诊的患者。

（2）利润分成和奖金在一定条件下是被允许的。联合医疗小组的医生，也包括合同工，可以得到小组总利润或个人的医疗劳动所得的分成，包括院前医疗，前提是这些所得并非为任何指定医疗服务会诊所得。

若调查人员要求，则必须出示文件来证实报酬的金额及基于何种理由得到的报酬。

总利润包括全组人员或组内部分医生（超过 5 人）在进行指定医疗服务是所得的报酬。在以下情况则不包括会诊所得：

- 利润被按人数平均分配（比如按每位成员或每位医生）。
- 指定医疗服务所得按照非指定医疗服务所得的分配方法进行分配。
- 指定医疗服务所得既比全组总收入的 5% 少，也比组内任何一位医生的总薪酬的 5% 少。
- 总利润是按照合理且真实的方法进行分配，这与指定医疗服务会诊是无关的。

劳动所得是与会诊无关的，除非：

- 它是基于医生的患者总数或者相对价值单位（RVUs）来确定的。
- 它不是依据指定医疗服务来确定的。
- 指定医疗服务所得既比全组总收入的 5% 少，也比组内任何一位医生的总薪酬的 5% 少。
- 它是按照与指定医疗服务会诊情况不相关的合理且真实的方法进行分配的。

（3）和（4）企业诚信协议（CIAs）是复杂大型且有约束力的方案，这是各个公司与公共服务部监察长办公室(OIG)共同达成的协议。CIAs的意图是首先确保企业再也不会做出那些带来麻烦的与医疗保险相违背的事情。还有很多企业一旦与OIG达成协议就必须做到的严格要求和规则,但有利的一面是,OIG允许企业继续与医疗保险合作。

	会　诊	转　诊
难题	怀疑的	已知的
请求语言	"请您为患者检查并向我提供您针对患者目前状态的意见和建议。"	"患者因其病情被转诊寻求治疗和处理。"
要求	写明需要主治医生的会诊意见和建议,特别要注明申请此次会诊的理由。	患者的预约是以能够得到治疗、处理或其他诊断和治疗服务为目的的。
回函语言	"我受Johnson医生之请来为Jones先生会诊。"	"Jones先生由Johnson医生接诊。"
患者护理	只有得到了会诊意见和建议,治疗也就可以随之开始了。	转诊患者特殊治疗的全程护理
治疗	尚不确定	按照转诊医嘱和已知的医嘱进行治疗
沟通	给主治医生写明会诊意见	与受邀医生没有更多的沟通(或有限的接触)
诊断	最终诊断很可能尚不明确	在转诊时通常最终诊断已明确

904. (E)　LMRPs或LMRPs是在没有以下情况的时候做出覆盖和编码的决策:
- 特殊法令
- 规章制度
- 国家政策
- 国家编码政策
- 国家政策的附加条例

LMRP的发展——识别需求
- 广泛存在的问题
- 确定的或可能的大额和/或大量的服务
- 确保受益人得到护理
- LMRP的发展经过多个司法管辖区
- 出现或预计出现频繁的否定

减少LMRP的使用和节约资金

905. (B)

906. (B)　会诊与转诊的区别(见上表)

907. (C)

合理和必要的服务一定要:
- 安全且有效
- 非实验性及研究性
- 合适的,包括在以下两方面的持续时间和频率都是适合的:
- 完成了依据采用的临床操作标准针对该患者目前情况的
- 诊断或治疗或功能的改善之后
- 为患者建立一个目前情况及医疗需求相符的环境
- 由合格的工作人员制定和/或完成
- 满足了但并未超越患者的医疗需求

治疗必要性的文件记录
- 医生需提供一切治疗的相关文件,比如病人的病历和医嘱,来支持提供这样一项医疗服务是适合的
- 只给那些满足医保标准的医疗服务开账,它必须与病人的诊断和治疗相关,是合理的并且是必要的

908. (E)　关于缺乏经验的医生,以下陈述是正确的:
- 因为忙碌而没有时间进行继续医学教育
- 对管制药物的种类欠缺了解
- 仅仅了解一点治疗方案或药物
- 为朋友或家人开处方却不记录病历
- 对药物依赖症状欠缺了解
- 在同事当中保持孤立
- 仅从重复操作中得到学习

909.（A） 以下有关于临床政策的陈述是正确的：

- 医疗政策的发展和维持的花费十分昂贵并且劳动强度较大
- 护理质量真正的影响因素几乎是不可能确定的
- 做出以下努力可能会产生间接的正面影响：
  更多的接受了"规范"概念
  更多的注意到了我们的个人临床实践，特别是经过了时间的推移
  减少了操作变动
  绩效付薪酬

910.（E） 州医学委员会联盟的疼痛治疗指南包括了：

- 使用管制药品可能是疼痛治疗的主要手段，主要包括阿片类药物
- 有效的疼痛管理是高质量的医疗工作其中的一部分
- 有药物滥用史的患者可能需要监测、会诊、转诊以及额外的病例记录
- 医务处不应惧怕以医疗合法化为目的的纪律惩处

911.（C） 排除令意味着被禁止从医疗保险、医疗补助计划或者其他联邦健康保障项目中得到退款。排除令分为两种：强制性的和宽容的。强制性的排除令之下，HHS 必须拒绝，没有其他的选择。在宽容性的排除令下，HHS 还有酌情处理权。

（吕焕然 译 隋永恒 苏殿三 校）

第14章　补偿和残疾评估

说明（问题912—938）：每个问题后面都有几个答案，请选择一个最正确的答案。

912. 一位音乐钢琴演奏家和一位大公司的副总裁都失去了自己惯用手的示指。有关于他们这种外伤所致的损伤或残疾，以下哪个选项是正确的（　　）

(A) 钢琴演奏家比副总裁受到的病损更大
(B) 钢琴演奏家与副总裁的失能相同
(C) 钢琴演奏家与副总裁都是残障
(D) 钢琴演奏家比副总裁的失能更重
(E) 钢琴演奏家比副总裁的残障更重

913. 以下有关于医生在伤残评定中的作用正确的是（　　）

(A) 确定伤害；提供医学信息以帮助确定残疾
(B) 提供一种残疾分级，以用于社会保障与残疾方面的行政法律判决
(C) 在国家工人赔偿法中规定，医生的作用被限定在仅仅确定残疾，而非病损
(D) 世界卫生组织对医生在病损和残疾中的作用特别进行了定义
(E) 医生在伤残评定中的作用是独立的，不受雇主的干扰并且不考虑工作的职责

914. 下列有关于美国残疾人法（ADA）陈述正确的是（　　）

(A) 医生的意见对于ADA的任何一项标准的确定并不是必不可少的
(B) 美国残疾人法认为属于暂时性的且不考虑为病损的情况包括妊娠、老年、性取向、性成瘾、吸烟或进行中的非法药物滥用
(C) 若要被定义为残疾而受到美国残疾人法的保护，个体仅需要有不限制主要生活活动的躯体或精神的轻度病损
(D) 此人可能被假定或被认为是残疾的以符合美国残疾人法的要求
(E) 医生的职责在于判断和确定适当的环境调整是否能够提高工作中个体关键的工作表现

915. 以下有关于事件起因、分配和工伤赔偿案正确的是（　　）

(A) 确定医学原因需要调查工作和事故的目击者
(B) 根据《永久性损伤的评估指南》，事件起因是指一个明确的因素，比如一场可导致医学上明确的病情的事故
(C) 在民事诉讼和工伤赔偿案件中对事件起因的法律标准在全美是统一的
(D) 工伤赔偿案中的分配分析代表了所有因素的分配
(E) 医生在工伤补偿系统中的作用仅仅在于提供有效的医疗救护而不应卷入救助的其他方面

916. 下列有关于残疾的叙述正确的是（　　）

(A) 它是一个可以和“残障”互换使用的词语
(B) 它指与疾病发展或伤害所导致的后果有关的一个状况
(C) 它是指在日常生活中需要使用辅助工具的状况
(D) 它被表述为整个身体所占的百分率
(E) 它是指与工作或其他责任相关功能的状况

917. CAGE问卷是在(　　)情况时使用的。

(A) 智力低下
(B) 双向障碍
(C) 抑郁症
(D) 阿片类药物滥用
(E) 酗酒

918. 在很多情况下,规定医生的哪些转诊是合法的而哪些是不合法的所谓“规则”,常见于　(　　)

(A) 斯达克法
(B) 反回扣规约
(C) 斯达克法和反回扣规约
(D) 斯达克法,反回扣规约,和1993年综合预算调整法(OBRA)
(E) 斯达克法,健康保险携带和责任法案(HIPAA),和平衡预算法案(BBA)

919. 下列陈述正确的是　(　　)

(A) 患者可以要求工作人员修改计费单上记录的临床诊断
(B) 工作人员必须在30天内回应患者的修改要求,可拒绝或者予以修改
(C) 若工作人员不同意患者的修改意见,则必须执行修改,但可以签署不同意字样在其旁边,并且通知保险公司
(D) 由于工作人员不可以拒绝患者的请求,所以他必须在30天内修改诊断
(E) 就算表格上提供的信息是错误的,工作人员也没有责任

920. 向下编码(downcoding)的后果有　(　　)

(A) 服从指南所写可能不是最重要的方面
(B) 没有必要确保该种服务水平的正确编码
(C) 医疗保险会在5年之后最终补偿你所有的低编码
(D) 向下编码现象是医疗实践中税收损失的最大原因
(E) 医疗保险可能不会研究向下编码现象

921. 有关于开账单和依从性的陈述最准确的是　(　　)

(A) 根据医生斯达克自我转介规则,医生可以弥补耐用医疗器械(DME)的价格,办公室内辅助设备除外
(B) 如果一项服务没有遵从计划而账单出现了错误,那么也没有必要主动公开并且偿还多付的款项
(C) 当服务提供者收到了一项医疗保险本应支付给患者的款项,那么提供者此时可保留这笔款项
(D) 直接监督被规定为:“医生是全权负责的,但是不意味着医生必须出现在每一项步骤的现场”
(E) 如果雇员填写qui tam(揭发者法律)要起诉他或她的雇主,那么雇主应要求雇员离开工作岗位并且不再和他或她的同事交谈,直到确立一项完整的调查计划

922. 当地的临床实验室免费向诊所提供了一位抽血技师。这位抽血技师会把从医生办公室抽得的样本拿到实验室。当他不忙的时候,他可在办公室协助诊所工作人员完成一些文书工作如填写病例等。这个情景中有没有违反反回扣法规的方面呢?若有,请指出　(　　)

(A) 临床实验室免费向医生提供抽血技师
(B) 该抽血技师在诊所进行文书工作
(C) 抽血技师将样本从诊所带至实验室
(D) 以上都是
(E) 以上都不是

923. 医师斯达克自我转介规则禁止的行为有　(　　)

(A) 它禁止了医生将患者转诊至自己工作的医院
(B) 它禁止了医生向那些与其有经济往来的特定健康服务机构转诊患者,除了一个例外
(C) 它禁止医疗服务人员为已转至其他机构的患者收费
(D) 它禁止医疗服务人员向患者收取任何转诊至物理治疗的服务费用
(E) 它禁止医生在医生所有权50%或更多的非固定手术中心医治病例

924. 在一篇评估和管理服务文献中的医疗保险和医疗补助服务中心(CMS)指南建议使用　(　　)

（A）SOAP—主观，客观，评估和计划
（B）SOAPER—主观，客观，评估，计划，宣教和回归指导
（C）SOAPIE—主观，客观，评估，计划，实施和评价
（D）SNOCAMP—主观，存在问题的性质，咨询，评估，医疗决策和计划
（E）包括元素、投票和护理水平的文档

925. 下列关于当前程序技术（CPT）和国际疾病分类（ICD－9）编码的陈述正确的是（　　）
（A）ICD－9 是一种以简化报告进行了精确定义和辅助的程序或服务的系统性列表
（B）CPT 是一种医生所进行的程序和服务的系统化列表和编码
（C）ICD－9 以五位数代码确定每项医疗程序和服务
（D）CPT 提供了疾病分类的系统列表并且提供了疾病的字母索引
（E）CPT 和 ICD－9 都提供了疾病的列表

926. 下列决定所形成的药物－受体复合物数量的因素有（　　）
（A）药物的效能
（B）药物的受体亲和力
（C）药物治疗指数
（D）药物的半衰期
（E）肾分泌率

927. 患者配偶在来电中提到了患者对医生开具的麻醉类药物有滥用情况，医生在患者的病历中记录了患者配偶的来电内容。患者配偶担心她的丈夫会在得知她给医生打电话这件事后非常沮丧。那么当患者要求一份完整的病历复印件时，以下陈述正确的是（　　）
（A）医生可以隐瞒这个信息
（B）医生务必立刻提供完整的病历
（C）医生在隐瞒信息前必须 100% 的确定妻子会受到伤害
（D）医生务必提供口头信息，但可在书面上隐瞒信息
（E）医生只有在患者配偶死亡后才可提供这个信息

928. 当患者要求拿到一份患者本人的病历复印件时，以下陈述正确的是（　　）
（A）医生不必向患者提供任何操作产生的记录
（B）医生需要向患者提供一份完整的病历复印件
（C）特定的一套病历仅仅指那些由医生产生的医学病历
（D）病历只有在患者支付完全部的费用之后才能交付给他
（E）患者可接触到的病历只限于某些方面

929. 反回扣法案在您实际工作中存在的分歧有（　　）
（A）它是一项重罪——可判处 10 年监禁
（B）在政府资助的医疗保健项目中，为了转介患者而以现金或实物形式直接或间接地提供、索取、支付或者收取报酬的行为都是犯罪行为
（C）民事处罚——每项违反处以 50 万美元的罚款
（D）“多目标”法则
（E）没有安全港

930. 有关于针刺安全培训的要求包括以下几点，除了（　　）
（A）工作时间
（B）初始任务分配后的 90 天
（C）员工成本
（D）标准日期之后的 365 天内
（E）最初培训之后的 10 年

931. 如果医疗服务人员没能在 30 日内达成患者提出的逐条医疗服务的书面请求，那么在这种情境下，医疗服务人员将会面临美国卫生部（HHS）总督察长办公室（OIG）的（　　）
（A）被医保计划除名
（B）处以 5 000 美元的民事罚款
（C）处以民事罚款以及被医保计划除名
（D）每项未完成要求处以 100 美元的民事罚款
（E）处以 6 个月监禁的刑事处罚

932. 下列关于综合收费政策中的陈述正确的是（　　）

（A）综合收费政策描述了允许在外科手术中捆绑或包括的某些服务
（B）综合收费政策描述了在单次收费中分开或合并的多项服务
（C）综合打包服务包括手术前以及手术后 120 天的服务
（D）综合打包服务包括同一天进行的初步评估
（E）综合打包服务包括所有诊断性测试

933. 医疗保险和第三方支付者会考虑为工作表现支付。下列说法正确的是（　　）
（A）薪酬激励不会导致服务质量的变化
（B）结果测量是很容易开展的
（C）薪酬激励依赖于经济领域中的代理理论（薪酬方法影响行为）
（D）质量测量已经到位了
（E）经济激励是很容易的

934. 一项医疗服务要想成为合理且必需的，它必须是（　　）
（A）安全的
（B）实验性的
（C）探索性的
（D）患者能够支付得起
（E）仅仅在医院提供

935. 下列有关于正确的收费最准确的陈述是（　　）
（A）对那些尚未提出或尚未提供的项目或服务收费
（B）提交不合理且不必要的设备、医疗用品和医疗服务
（C）双账单会导致重复付款
（D）对医保不覆盖的服务按医保项目收费
（E）刻意不要误用供应商的辨识码，以防导致错误付款

936. 2001 年针刺安全和预防条例中重要的方面是（　　）
（A）它有 24 个方面有所改变
（B）定义中增加了 2 条内容
（C）它的颁布是由于每年有超过 2 000 万起的针刺伤发生
（D）感染性疾病的风险是最低的
（E）心理压力是唯一的问题

937. 正确的病例记录文件的各种内容不包括（　　）
（A）患者就诊的原因
（B）所提供的医疗服务的适应证
（C）提供医疗服务的地点
（D）清单化的医疗服务收费
（E）医疗计划包括复诊预约

938. 下列有关于合法的职业优待的描述中正确的是（　　）
（A）为其他医生或家庭成员免除了共同保险责任或者其他医疗行为实际的花费，但仅基于转诊
（B）医院或者其他机构免除对自己医务人员而非雇员的医疗费用
（C）一个机构根据转诊比例免除费用
（D）一种医疗行为通过增加收费比例而收取了全部的费用
（E）为职员、其他医生或家庭成员免除了部分或全部的医疗费用

说明（问题 939—948）：有一个或以上的选项是正确的，选择答案如下：
（A）只有 1、2 和 3 是正确的
（B）只有 1 和 3 是正确的
（C）只有 2 和 4 是正确的
（D）只有 4 是正确的
（E）所有选项都是正确的

939. 病损的定义正确的有（　　）
（1）一种任何身体部分、器官系统或器官功能的缺失、失用或紊乱
（2）由于病损，个体满足个人、社交或职业需求的能力改变
（3）是一种解剖、生理或心理的异常，并且此异常能够给通过医学上认可的临床或实验室诊断技术来显示
（4）是一种完全功能性活动的障碍，并且通过以某种方式对原因性病损进行代偿而克服这种障碍

940. 下列有关于功能重建的描述正确的有　(　　)

(1) 功能重建是一种试图使患者恢复工作的单一疗法

(2) 功能重建是包括物理治疗、作业治疗、职业复健、心理学、护理和医生的跨学科方式

(3) 功能重建的适应证包括暂时性残疾以及运动方案后返回工作的能力

(4) 复健和功能重建的阶段包括最初的重塑期、全面期和随访期

941. 静态工作需具备　(　　)

(1) 举重最大达 4.5 kg

(2) 携带的物品重达 4.5 kg

(3) 有的时候需要走路、站立,但更多的是坐着

(4) 上肢或下肢控制的推和拉

942. 社会保障总署为合法获得残疾抚恤金规定了一系列的标准。有关于抚恤金的取得需经过(　　)因素的一系列评估[非劳力性因素评估(申请人认知功能的评估)是残余功能性能力评估的一部分]。

(1) 年龄

(2) 教育背景

(3) 工作经历

(4) 残余功能性能力

943. 下列关于复健的目的的陈述正确的是　(　　)

(1) 要解决由于长期卧床伴随肌力丧失、灵活性降低和僵硬性增加产生的去适应综合征

(2) 通过恢复功能和返回活动来最优化结果

(3) 最小化潜在的复发或再损伤

(4) 在活动中间的短暂休息有助于加剧不活动的不良影响

944. 关于通过专业设计的疼痛介入治疗协助临床实践,下列说法正确的有　(　　)

(1) 医生的描述性或比较性使用评价

(2) 医疗花费计算的即刻增长 500%

(3) 成为载体咨询委员会(CAC)的成员

(4) 医生的薪资增长 100%

945. 有关于 1970 年药物管制法与综合药物滥用预防与控制法案,下列说法正确的有　(　　)

(1) 这是政府抵制药品或其他物品滥用的法律基础

(2) 这是一部许多关于管控药品的生产和分售法律的综合产物,比如麻醉药、兴奋剂、镇静剂、致幻剂、合成类固醇以及一些被用于非法生产含有管控成分的化学品

(3) 所有受联邦法管控的药品被列在五个目录表中的目录表一

(4) 目录表一是为那些危险性最低但医疗用途公认度最高的药品保留着的

946. 健康保险携带和责任法案的顺从管理简单化所做的是　(　　)

(1) 增加有关管理和索赔的相关事务的花费

(2) 为八种电子交易与索赔信息建立一套全国统一标准

(3) 取消提供者的特殊标识

(4) 为个人健康信息的保密性和安全性建立保护

947. 关于美国医疗欺诈的陈述正确的是　(　　)

(1) 2004 年医疗保险费用中的服务差错率为 8%

(2) 美国审计局的一份报告中指出美国每年有接近 10% 的医疗保险资金因欺诈而损失

(3) 2004 年医疗保险和医疗补助服务中心的不当支出据估计已超过 500 亿美元

(4) 欺诈和药物滥用事件中 60% 为公共事件,40% 为私人事件

948. 以下陈述准确的是　(　　)

(1) 自愿披露计划为那些在发现违反的 30 天内自愿站出者提供了豁免权

(2) 医疗服务提供者必须在 30 天以内将医保超额费用偿还

(3) 在医疗服务缺乏地区(MUAs)工作的医疗服务人员可自动放弃共同保险和可减免金额

在民事金额处罚案中 OIG 发出交款通知书之前,政府必须为民事金额处罚罪的八个要素提供合法且充足的证据

答案与解析

912.（D） 钢琴演奏家和公司的副总裁都因失去了他们的手指而存在病损。但是，钢琴演奏家的失能程度明显比较严重，因为他再也无法继续演出，而副总裁却仍然可以继续工作。但他们都没有显著残障，因为他们仍可继续日常生活而不依靠任何辅助工具或周围环境的改变。

913.（A） 医生的角色

A. 根据《永久性病损的评估指南》——确定病损；提供医学信息以帮助确定残疾。

B. 根据社会安全局（SSA）——确定病损；作为顾问检查员可能有助于残疾的确定。

C. 根据国家工人赔偿法——永久病损的评估（等级评定）是一种对损伤或疾病的性质和程度进行的医学鉴定，因为这些影响了受损失雇员的日常生活活动，例如自理、人际沟通、正常生活姿势、步行、爬楼、旅行以及身体部分的非特殊活动。

D. 根据世界卫生组织——没有明确的定义；假定为通过病损评估确定残疾的鉴定者之一。

E. 残疾的确定是以工作需求为基础的。

914.（B） 美国残疾人法规定了残疾是生理或心理的病损，它大幅度限制了个体一种或多种主要生活活动；有病损记录，或者被当做有病损。

A. 医生的意见通常前两项标准的确定和评估第三项的确定是必需的。

B. 那些暂时的被认为是不严重的情况，例如正常妊娠，在ADA的标准下并不会被认为是病损。其他非病伤的特征和状态包括头发或眼睛的颜色、左利手、老年、性取向、暴露癖、恋童癖、窥阴癖、性成瘾、盗窃癖、纵火癖、强迫性赌博、非生理缺陷造成的性别认同障碍、吸烟、目前使用非法药品或者结果性精神障碍。

C. 一个人仅需要满足三项标准的其中之一即可得到ADA的保护而不受到歧视。

为了得到ADA的保护而要被认定为残疾，个体通常必须存在可大幅度限制一种或多种主要生活活动的生理或心理的病损。生理或心理的病损可以是任何一种精神、心理或生理障碍，化妆品毁容或者解剖学法则，它们影响了以下一个或多个身体系统：神经系统、特定感觉器官、肌肉骨骼、呼吸、言语器官、生殖、心血管、血液、淋巴、消化、泌尿生殖、皮肤和内分泌。

D. 根据一个人要被认为符合ADA的标准是不需要被假设或认可为残疾的。

E. 判定某种伤残是否导致了功能受限是医生的责任。

医生有责任告知雇主某个个体的能力与受限。而雇主的责任是判断合理的环境调整是否可以使该个体的能力和受限得到帮助。

915.（B）

916.（E） 残疾是指个人符合自身、社会或职业的要求或符合法律规定所需的能力受限、丧失或缺乏。残疾所涉及的方面是有关于工作或其他职责或日常生活的功能。它的特点可能是暂时或永久的、部分或永久的。功能表现的评估方法包括测定活动度、肌力、耐力和工作模拟。残疾和残障并不是同义词。当病损阻碍了有用的活动时，残障就可能存在；常常需要辅助工具或调整环境以完成基本的生活活动。

917. (E)　四项临床交谈问题,即 CAGE 调查问卷,已被证明对酗酒行为的诊断有所帮助。提出的问题主要针对戒断、听到批评而生气、负罪感和醒酒。这些词语的首字母"CAGE"帮助医生记忆这些问题:

"C"——你是否曾经觉得你应该戒酒?

"A"——听到别人有关于你酗酒的批评,你会因此而生气吗?

"G"——你是否曾因酗酒而有负罪感?

"E"——你是否曾在早晨饮酒去稳定你的情绪或是要解酒?

918. (C)

A. 斯达克 Ⅰ 是在 1995 年 8 月 15 日的联邦公报中正式刊出。斯达克 Ⅱ 是 1993 年综合预算调整法中的一部分,它把斯达克 Ⅰ 法规扩展到了额外类型的医疗服务提供者和医疗补助计划。注意该项法规有两期调整发布:在 2001 年 1 月 4 日发布的 Ⅰ 期是最终版。在 2004 年 3 月 26 日发布的 Ⅱ 期自在 2004 年 7 月 26 日起生效。

B. 反回扣法规同样提到了医生的转诊制度。

C. 医生的自我转诊是受斯达克法规和反回扣法规管理的。

D. 1993 年综合预算调整法包括了斯达克法规。

E. 健康保险携带和责任法案(HIPAA)和平衡预算法案(BBA)不管理医生自我转诊。

919. (A)　隐私法规允许患者提出修改自己的就诊记录的要求,包括账单支付记录。

当医疗服务人员认为原始信息(当前诊断)是正确的,则不一定必须为患者更改。事实上,根据支付合规的观点,医疗服务人员在原始信息准确且完整的情况下不应将其修改。

医疗服务人员需在 60 日内回应患者的修改要求,而在原始信息准确且完整的情况下,他们可以拒绝患者所提出的修改要求。

920. (D)　低编码现象

- 除了非捆绑式服务以外,收入损失最大的一个方面。
- 服从指南所示是十分重要的。
- 务必确认此服务水平的正确编码。

921. (A)

A. 耐用医疗器械必须满足 6 项要求,才能作为办公室内辅助器械:
- 该器械是为了帮助患者进出诊间而设,或者是血糖监测仪。
- 该器械是为了治疗患者目前所求诊的疾病并在同一场所。
- 该器械是由该医生或同组的其他医生所提供。
- 该医生或医疗小组需符合耐用医疗器械治疗提供者标准。
- 所有布置不违背任何账单法规或者反回扣法规。
- 所有其他办公室内辅助器械都应符合标准。

B. 医疗服务人员仅需要在某些情形向卫生部监察长办公室自我检举,并不需要每次收到来自医保局的超额支付单时都自我检举。但是每一位医疗服务人员必须清楚,何时卫生部监察长办公室会把看到某张超额支付单看作是蓄意欺骗医保局而不是无意的错误。

当错误开账的情况与下述情形类似时,请考虑自愿检举和归还超额支付金额。否则,退款则是必需的。
- 当时的情形是对欺骗和滥用法律的主观无视。
- 当时的情形是已长时间存在的系统问题。
- 医疗服务人员没有那种可作为适合的方案的办法。
- 当这个问题发生时,医疗服务人员并没有马上采取措施。

C. 当某医疗服务人员发现他收到了一张超额支付单,那么他在法律上有义务将这些金额退还至医保局。包括这张超额支付单是由于他们非主观意愿的错误而造成的。

D. 根据美国医疗保险及医疗补助中心所说,有三种等级的监督制度:全面监督是指该项操作是在医生的全面指导和控制下进行的,但是在操作的进行中医生不一定要在场。(医生对培养非医生工作人员和对仪器与设备的必要保养是负有责任的。)直接监督是指医生必须出现在办公室中,并且可以立即参与到该项操作中进行辅助或者直接指导。这并不意味着医生必须出现在操作正在进行的房间内。最后,个人监督是指医生必须出现在操作正在进行的房间内。

E. 在雇佣关系存在时,检举者被雇主免职、降级或者在有或无报酬的情况下停职,受到威胁、骚扰或任何一种形式的歧视都享有救助的权利。包括恢复原职、得到两倍的欠薪、得到欠薪、欠薪的利息和任何损伤的补偿金,包括律师费的利息。

922. (B) 请不要接受任何来自实验室未付公正市价的物品。卫生部监察长办公室称他们已得知有一些临床实验室和医疗服务人员之间的合同触犯了反回扣法规。当某个实验室提供了未收取合理价格的转诊资源时,则可被视为转诊的诱因。当潜在转诊资源从实验室收取了任何有价之物时,这个道理同样成立。

当国家法律允许时,实验室可为医生办公室提供一名抽血人员来收集血液样本到外面进行化验。尽管简单的实验室工作人员安排到医生办公室这件事本身并不会被反回扣法规禁止,但是当这名抽血人员做了超出本职工作如医生办公室员工的工作时,反回扣法规在这时就会起作用了。这些事情包括测量生命体征或其他护士的工作,为诊所实验室进行检测或文书工作。

当抽血人员进行文书工作或者那些不是直接与收集或检测样本相关的医疗工作时,监察长办公室推论抽血人员正提供好处作为医生为实验室转介患者的回报。在这种情形下,医生、抽血人员和实验室都可能被暴露于反回扣法规之下。这种分析同样适用于将抽血人员安置在其他医疗机构,包括养老院、诊所和医院。

卫生部监察长办公室同样指出实验室和医疗服务提供者之间存在的仅有的合同禁止了抽血者进行与收集样本无关的工作并不会消除过度使用的担忧,特别是当这名抽血者没有在他或她的雇主的密切控制下或者合同中的禁止条例没有十分严格时。

923. (B) 斯达克法规禁止医生转诊至另一与其直系亲属中的人有经济关系的实体医院去完成以下11项医保补偿内的健康服务项目时,如果要求这些服务计入医保或医疗补助费用中。同样的,医生也不能为这些转诊服务开具医保或医疗保险账单。这11项健康服务项目如下:

(1) 临床实验室检验项目。
(2) 物理治疗(包括语言病理学服务)。
(3) 作业疗法。
(4) 放射片检查和某些其他影像学检查。
(5) 放疗服务和用品。
(6) 耐用医疗器械及用品。
(7) 肠内和肠外营养、设备以及用品。
(8) 假肢、矫形器、假体设备和用品。
(9) 家庭医疗服务。
(10) 门诊处方药。
(11) 住院及门诊医疗服务(有例外)。

即使一项指定的健康服务被记账成其他服务或与其他服务捆绑在一起,在斯达克法规之下它仍然是一项指定的服务。美国医疗保险及医疗补助服务中心发布了一则斯达克法规的细则附录,都是使用当前程序技术和医疗保健通用编码程序(HCPCS)来编码,那些服务都同样受制于禁令。

924. (E)

925. (B) 当前程序技术(CPT)

(1) 对医生开展的医疗操作和服务进行系统性的列表和编码。
(2) 医疗操作或服务均被简单的报告进行准确的定义。
(3) 每一项医疗操作或服务都由一个五位数的编码进行区分。

ICD编码将疾病和大量各种体征、症状、异常发现、不适、社会情况和损伤或疾病的外部原因进行编码和分类。每一种健康状况都被归类为唯一的种类并给予特定的最长6个字符的编码。此分类可包括一系列相似的疾病。

926. (B) 药物的受体亲和力将决定形成的药物-受体复合物的数量。效能是指药物与受体结合后激活受体的能力。

治疗指数(TI)与药物的安全性相关。半衰期和分泌是药物的清除特性,且不影响药物 – 受体复合物的形成。

927. (A)　医生在有限的情形里可以隐瞒一部分病人的病例资料,例如所要求的受保护健康信息,包括资料中涉及另一个人,并且医生判断信息的曝光可能会对提供这些信息的人造成巨大伤害的情形。

尽管一般原则是患者必须能完全接触到他或她本人的信息。这个原则的一些例外也同样适用于这个情形。

928. (B)　除了一些有限的例外,健康服务工作者必须为患者提供获取他本人被特定记录的病例的渠道。患者有权浏览和复印他的特定病例记录的权利。特定记录的病例包括由健康服务提供者保管或为其保管的医疗记录,并且包括任何为了整体所使用或者传播的项目集合。医疗服务工作人员所保管的由其他人员产生的病例也不例外,因此医疗服务人员不允许隐瞒那些由其他人员书写的病例。

929. (B)　在联邦政府资助的医疗服务计划下,为转介患者提供、索取、支付或收取薪资,无论是以现金或是实物、直接或间接的方式都是违法的。

- 刑事重罪——处以五年监禁。
- 民事处罚——处以 5 万美金的罚款。
- "单目标"原则
- 安全港——安全港可以使一些被牵涉到反回扣法规中的支付和商业行为免于此法规。要想得到安全港的保护,某个安排必须正好适用于安全港。不能遵守安全港条例并不意味着某个安排本身是违法的。

930. (C)　针刺安全培训的要求包括:

- 对员工免费
- 在工作时间内
- 在分配工作初期
- 在有效的标准日期后 90 天内
- 前一次培训后的 1 年内
- 转为职业性暴露者

931. (D)　在社会医疗保险法之下,患者有权利为了任何项目或服务向任何医生、医疗服务工作人员、供应商或者任何其他健康服务提供者递交书面申请。

收到申请之后,医疗服务工作人员有 30 天的时间去为患者提供申请中列出的指定服务或项目。如果医务工作者没能完成患者的要求即可能受到每项未完成项目 100 美元的民事罚款。另外,工作人员不得向受益人收取费用。

932. (A)　综合收费政策是指一个手术程序允许包括的配套或某些服务。捆绑是指将多项服务联合起来算作一笔费用。综合配套收费包括:

- 术前
- 手术
- 术后

综合收费不包括以下几项:

- 最初的评估
- 无关的探视
- 诊断实验
- 返回手术室的路程
- 分期手术

综合期包括:

- 大手术前一天、当天和大手术后 90 天
- 小手术当天或小手术后 10 天

933. (C)　支付工资表现

- 薪酬激励依赖于经济领域的代理理论
  - 用薪酬方法引导行为
- 薪酬激励不会引起服务质量的改变
- 在支付工作表现中要考虑的问题:
  - 怎样去衡量质量
  - 鼓励服务质量的途径
  - 回报是什么
  - 怎样进行经济激励

934. (A)　一项医疗服务若要具备合理性和必要性,则必须:

- 安全且有效
- 非实验性或探索性的

- 恰当的，包括这项服务的持续时间和频率被认为是合理的，依据它是否：
    - 按照医疗操作所认可的标准完成，以便对患者疾病进行诊断或治疗或者改善其功能。
    - 依据患者的医疗需求和状况而合理完成。
    - 由合格人员确定和（或）完成。
    - 是一项达到但并未超过患者的医疗需求。

935.（E） 正确的文件摘要指出不要：
- 对未提出或未提供的项目或服务收费
- 对不合理且不必要的设备、医疗物资和服务提出要求。
- 开两张账单可导致重复付款。
- 将医保未覆盖服务按医保项目收费。
- 故意误用医务人员辨识号码导致错误付款。
- 分开收费（为医疗服务中的每一项分别付款，而不是使用一个包含全部内容的编码进行收费）。
- 将所提供的服务水平提高编码等级。

936.（B）

2001年针刺安全和预防法规——2000年11月6日
- 四个方面发生变化
- 定义中增加了两个条款
- 为什么
    - 每年有超过60万起针刺伤
    - 感染性疾病的风险
    - 治疗的不良反应
    - 心理压力

定义的调整——第1部分
- 与工程控制相关
    - 定义：包括所有从工作场所隔离或移除危险的控制措施。
    - 举例：将缝针钝化、将毛细管用塑料或胶带包好、设立锐器盒和生物安全橱。

定义的调整——第2部分
- 将职业暴露控制方案进行修改和更新
    - 每年至少进行一次审查
    - 反映一项新的或经调整的任务或程序
    - 更改雇员的职位
    - 反映技术的改变
    - 医疗器械的文件考虑和（或）执行。

定义的调整——第3部分
- 雇员进入的征求
    - 那些负责患者的直接护理并且有伤害暴露潜在风险的非管理员工
    - 对有效的工程和操作控制进行确定、评估和挑选
    - 职业暴露控制计划的员工申请文件

定义的调整——第4部分
- 记录保存
    - 锐器伤日志
    - 所涉及的器材的型号和品牌
    - 职业暴露事件的部门或工作区域
    - 有关于事件如何发生的解释

937.（D） 正确的病例记录应该包括如下方面：
- 为什么该患者前来就医？
- 都做了什么处理？
- 医疗服务是在哪里进行的？
- 患者何时出院或者诊疗计划是什么？
- 有无随访检查或者预定操作？

938.（E） 以下为医生应考虑的职业优待安排的一般意见：
- 定期或持续扩展职业优待是通过为一群人（包括员工、医生或其家属成员）提供的服务免除全部费用，这可能不会涉及任何监察长办公室人员的欺骗和权力滥用，只要此人群中的成员接受的优待被认为不会直接或间接考虑到成员转诊到此医生的能力，或者考虑到成员有能力为此医生产生联邦医疗保障业务。
- 定期或持续扩展职业优待是通过为一群人（包括员工、医生或其家属成员）提供的服务免除另外的共同支付费用，这不会涉及反回扣法案，只要此人群中的成员接受的优待被认为不会直接或间接考虑到成员转诊到此医生的能力，或者考虑到成员有能力为此医生产生联邦医疗保障业务。

939.（B） 病损的定义

按照《永久性病损的评估指南》所说——是

一种身体的任何部分、器官系统或器官功能的缺失、失用或紊乱。

按照世界卫生组织所说——是躯体功能或结构有显著的偏差或缺失。身体结构的病损包括异常、缺陷、缺失或身体其他明显结构的偏差。

按照社会保障总署所说——是一种解剖、生理或心理方面的异常,并且可以通过临床或实验室诊断技术发现。

按照国家工人赔偿法所说——永久性病损是指任何一种在实现了医学上最大程度的改善后仍存在的结构或功能缺失,并且这种异常或缺失在评估时被认为是医学上稳定或非进展性的。

永久性病损是一种在评估永久性残疾时的基本概念,并且是永久性残疾的一个作用因素但并不是一个指征。

940. (C) 功能重建是一项综合的、多学科的项目,主要为了纠正表现有多重恢复障碍的慢性腰痛患者,包括去适应、缺乏动机和继发获得性问题。跨学科的方法整合了物理治疗、作业治疗、职业复健、心理学、护理和医生。

适应证

- 尽管完成了适当的主要和次要的诊断检查和治疗后仍存在的持续性残疾
- 功能恢复障碍
- 去适应
- 缺乏动机
- 心理学功能障碍
- 继发获得性问题
- 有参与意愿
- 依从性好

要素

- 躯体功能的量化
- 损伤功能单位的生理再适应
- 工作刺激和全身协调训练
- 认知行为残疾的管理
- 健康维持项目并用客观标准评估结果

项目内容

- 最初医学评估
- 躯体功能的量化
- 躯干活动度
- 躯干肌力
- 全身工作表现
- 症状的自我报告性评估——疼痛和功能障碍
- 心理评估
- 职业评估

功能重建复健的多个阶段:

初期再适应阶段

- 重点:改善活动性、克服神经肌肉抑制和痛觉过敏,并且对心血管系统耐受性进行测评——在 4—6 周内安排 12 次
- 每周 2 次,每次 2 h 的指导下牵伸、有氧训练和轻体力工作模拟训练

全面期

- 10 h/d,5d/周,共 3 周
- 各种牵伸和有氧课程
- 日常工作——工作模拟,上举训练和与工作强度相似的姿势耐力训练
- 在心理医生指导下的目标设定、工作任务、压力管理和人际交往技能发展的课程

941. (B) 静态工作是指最多提举 4.5 kg 的重量,偶尔提举重物或搬运小而轻的物体。这种工作大部分是坐着的,伴有少量行走或站立工作。

若要完成轻体力工作,员工必须能够提举至多 9.1 kg 重或搬运至多 4.5 kg 重的物品。工作日的大部分时间可能需要站立或坐位下的手臂或腿控制的推拉动作同样被分类为轻体力劳动。中体力劳动是指员工必须常常能够提举起 22.7 kg 重和搬运至多 11.1 kg 重的物品。重体力劳动是指员工必须能够常常提举起至多 45.4 kg 重和搬运至多 22.7 kg 重的物品。极重体力劳动是指必须提举 45.4 kg 以上和搬运 22.7 kg 以上重量的物品。

942. (E) 要确定是否适合发放社保资助,申请人必须要经过一系列的评估,评估该申请人尽管存在有任何功能受限伴躯体病损情况下进行工作的能力。医学和心理学变量,连同申请人的年龄、教育背景和工作经历都要列入考虑范围。申请人必须要经过医学评估来判定残余的功能性能力。外部因素(评估申请人在不同工作环境下的工作能力)和非外部因素(评估申请人的认知功能)都是残余功能性能力的部分评估内容。

943.（A） 复健的目的如下所述：

缓解去适应综合征：

- 长期卧床
- 灵活性
- 僵硬（内在肌肉力量丧失，每周减少10%—15%，6个月内减少70%）
- 心血管系统健康
- 椎间盘营养
- 抑郁
- 活动之间的短暂休息可帮助将不运动的有害作用降到最低

通过如下手段使转归最优化

- 功能复原
- 恢复运动量
- 减少复发或再度受伤的可能性
- 复健并不代表症状得到缓解就可以停止了

把对外科手术的需要降到最低

- 保守治疗失败是外科手术最常见的适应证

944.（B） 疼痛的介入治疗 第09版。这个版本发布的目的是：

- 简述
- 实践开销
- 载体咨询委员会会员资格

945.（A） 管制药品管理条例（CSA）和1970年药物滥用预防与管理条例的第2部分是政府抵制毒品和其他药品滥用的法律基础。这是一部将许多有关于规范管控药品的生产和分售法律的集合，比如麻醉药、兴奋剂、镇静剂、致幻剂、合成类固醇以及一些被用于非法生产含有管控成分的化学品。

所有受现有的联邦法所管控的药品被排在五个列表中的列表1。这个放置是基于管制药品的医学价值、不良反应以及滥用或成瘾的可能危险性。

列表1是留给那些最危险且尚未公认用于医疗中的药品。列表5是留给那些危险性最小的药物。这项法案同样提供了药品控制、增加列表中药物、解除药品管制、删除列表中药物、重新列表或者将某种药品从现有列表移至其他列表的操作机制。

946.（C） 健康保险携带和责任法案的顺从管理简单化：

（1）减少有关管理和索赔的相关事务的花费。
- 10余年来共节省超过300亿美元

（2）为八种电子交易与索赔信息建立一套全国统一标准。

（3）创建提供者的唯一标识。

（4）为个人健康信息的保密性和安全性建立保护。

（5）实施费用
- 10余年来超过5 000亿美元。

947.（C） 美国审计局的一份报告中指出美国每年有接近10%的医疗保险资金因欺诈而损失：

- 10%相当于10 000亿美元中的1 000亿美元
- 在2004年——10%相当于17 924亿美元当中的1 793亿美元
- 到了2010年——10%相当于26 374亿美元当中的2 637.4亿美元

欺诈和药物滥用事件中60%为公共事件，40%为私人事件

948.（D）

（1）自愿披露项目允许医疗服务提供者或其他人员主动承认医疗诈欺行为，从而换取联邦政府可能的宽大处理。那些已经接受诈欺调查的医疗服务提供者也同样可以主动提供信息。在调查厅人员面前早点充分坦诚对个人或是公司都是有好处的，这里并没有将限期定为30天。

（2）通常来讲，医保局希望超额费用必须在第一封要求信到达后30天内还清。但是如果对于一次总额偿还有些经济上困难的，医疗服务提供者可以提出延期还款的申请（可以通过直接还款或是从将来的支付中扣除）。对于B组的医疗服务提供者来说，还款是有截止时间的：
- 5 000美元以下需在2个月之内
- 5 001—25 000美元需在3个月之内
- 25 001—100 000美元需在4个月之内
- 100 001美元需在6个月之内

（3）无论他们所处的地点、医生、耐用医疗器械

的供应商以及其他 B 组开账人都必须努力且诚实地收集其医保病人的可减免费用以及共保险费用——或者面对美国医疗保险和医疗补助中心的赔偿以及可能发生的医保停用和除名。监察长办公室在 1990 年曾针对那些错误减免患者费用的医生和其他医疗服务人员发出欺诈警报。

政府也可以让医疗服务提供者履行反回扣法规的责任,因为常规免除共保险费用或是可减免的费用可能被认为错误诱导患者购买医保项目或服务。政府对非法免除费用行为的处罚包括监禁、刑事罚金、民事赔偿和财产没收、罚款或是医保除名。

通常说来,如果医疗服务提供者努力合理地收取共保险费用或可免除费用,没能收取费用并不会被认为是减少费用或将医疗服务提供者转给监察长办公室或是司法部门的理由。“合理的收取”是与医生办公室通常收取共支付费用和可免除费用一致的行为。其中必须包括为患者开具账单,包括随后的账单、收费信、电话或私下联系,具体依赖于工作人员的通常做法而定。这些努力必须是真实的,不仅仅是象征意义的收费行为。医疗服务人员必须检查看看它的当地执行者或中间人是否已经确定收费是公平的,比如 120 天内收取 3 份账单。

(4) 监察长办公室对于民事金额处罚罪设立了八个要素:
- 任何人
- 在场或碰巧在场
- 在美国或是美国政府的代表
- 提出声明
- 为了一个医疗项目或服务
- 并未像声明中所描述的那样提供服务
- 某个人知道或者有理由知道并未像声明中描述的那样提供
- 物质性

(吕焕然 译　贺加贝 俞晓杰　苏殿三 校)

第 15 章　康复治疗问题

说明(问题 949—964):每个问题后面都有几个答案,请选择一个最正确的答案。

949. 运动疗法的 Henneman 大小原则认为运动单位的募集顺序是　(　　)
(A) 增加大小,降低收缩力,和减少疲劳
(B) 增加大小,增加收缩力,和减少疲劳
(C) 增加大小,增加收缩力,和增加疲劳
(D) 减少大小,增加收缩力,和减少疲劳
(E) 以上都不对

950. 以下哪项属于开链运动　(　　)
(A) 仰卧蹬腿
(B) 伸膝
(C) 俯卧撑
(D) 跑台
(E) 卧凳举重

951. 以下哪种类型的治疗方式能降低老年人摔倒的风险　(　　)
(A) 太极
(B) 普拉提
(C) 瑜伽
(D) 力量训练
(E) 以上都不是

952. 跨学科的综合疼痛管理中的直接参与者包括所有以下,除了　(　　)
(A) 职业顾问
(B) 物理治疗师
(C) 心理学家
(D) 普内科医生
(E) 作业治疗师

953. 以下关于有氧运动的说法哪项是正确的　(　　)
(A) 人们卧床休息时静息心率会降低
(B) 氧耗随运动强度成比例增加
(C) 有氧运动必须不休息持续至少十分钟才会有锻炼成效
(D) 运动强度必须达到最大氧耗(VO_2 max)的40%至85%才能被称为有氧运动
(E) 患者卧床休息三周后最大耗氧量会增加

954. 以下均为针对脊柱康复的核心力量训练计划,除了　(　　)
(A) 腰椎稳定性训练
(B) 普拉提训练
(C) 瑜伽
(D) 腹部锻炼
(E) 以上都是

955. 慢性骨关节炎患者应该遵循的典型的运动处方是　(　　)
(A) 三个或三个以上关节有骨关节炎的患者不应该运动
(B) 有两年膝关节疼痛史的患肢不应承重
(C) 当运动后有膝关节渗出时不要进行冰敷
(D) 双膝关节均有严重骨关节炎并等待膝关节置换术的患者只适合低强度的运动
(E) 踝关节炎患者有小腿肌肉紧张,不应进行下肢拉伸运动

956. 一位 T6 截瘫的患者来到你的办公室,直到他双腿的神经性疼痛严重级别增加到 10/10 之前他

一直独立生活,现在由于疼痛太剧烈以致不能工作。这个患者不能工作的原因考虑为　(　　)

(A) 病损
(B) 失能
(C) 残障
(D) 体能
(E) 以上都不是

957. 一位患者腿痛两周,与 S1 神经根疾病相符,MRI 提示 L5 - S1 旁正中椎间盘突出,前屈、开车、提东西时疼痛加剧。合理的物理治疗运动为　(　　)

(A) 麦肯基疗法中的伸展运动
(B) 瑜伽
(C) 威廉姆斯疗法中的屈曲运动
(D) 健身脚踏车
(E) 不需要治疗

958. 以下关于下肢肌肉紧张的说法,哪项是错误的　(　　)

(A) 臀大肌僵硬会使腰椎前凸减小从而增加腰椎压力
(B) 跟臀试验评估股直肌的紧张度
(C) 髂腰肌紧张时腰椎前凸增大
(D) 骨盆前倾可以由股直肌或腘绳肌紧张引起,并增加对腰椎的压力
(E) 托马斯试验评估髂腰肌紧张度

959. 以下关于中枢性疼痛的说法,哪项是不正确的　(　　)

(A) 温度改变对中枢性疼痛的患者有影响
(B) 卒中患者中超过 10% 在第一年内有明显中枢性疼痛
(C) 由丘脑卒中引起的中枢性疼痛通常是损伤对侧极度痛苦的烧灼痛
(D) 所有中枢性疼痛患者近 90% 由脑血管意外引起
(E) 从长远来看,并没有单一药物、手术或者其他治疗方法被证明是有效的

960. Achilles 跟腱炎是许多过度运动的成年人中导致慢性疼痛的原因,以下哪项干预措施有助于这种疾病进程中的疼痛治疗　(　　)

(A) 非甾体类抗炎药
(B) 跟腱注射皮质类固醇
(C) 脚跟垫片
(D) 局部激光治疗
(E) 超声检查

961. 由纤维肌痛引起的慢性疼痛有以下特征,除了　(　　)

(A) 纤维肌痛影响的女性多于男性
(B) 有人提出遗传因素是纤维肌痛的病因
(C) 在纤维肌痛中常并存情绪和焦虑障碍
(D) 纤维肌痛患者可能有一系列其他症状包括肠道易激综合征或膀胱易激症状
(E) 纤维肌痛没有认知障碍,出现认知障碍提示有器质性病因存在

962. 在腰痛治疗中使用包括“定向选择”的物理治疗还没有显示能　(　　)

(A) 降低手术需求
(B) 降低药物的使用
(C) 与疼痛控制的大幅度改善有关
(D) 与加强的动态肌力训练一样好
(E) 优于非定向的运动

963. 膝前痛常常起病隐匿、双侧发病、位于髌周并且在反复负重活动后出现,它的评估和治疗包括以下除了　(　　)

(A) 腘绳肌肌力训练
(B) 调整活动
(C) 闭链运动
(D) 髌骨贴布
(E) 对青少年胫骨粗隆的骨突炎的评估

964. 以下关于幻肢感觉的说法,哪项是正确的(　　)

(A) 身体缺乏神经支配的部分最常见
(B) 幻肢感觉伴有令人不舒服的灼烧感和针刺感
(C) 幻肢感觉发生率随年龄增加而降低
(D) 截肢的幻肢觉会感到(残肢)变短
(E) 幻肢感觉需要外周神经传入

说明(问题 965—979):有一个或一个以上的选项是正确的,选择答案如下:

（A）只有 1、2 和 3 是正确的
（B）只有 1 和 3 是正确的
（C）只有 2 和 4 是正确的
（D）只有 4 是正确的
（E）所有选项都是正确的

965. 以下哪项物理检查手法未被发现与骶髂关节痛有关，确认通过在透视下诊断性注射利多卡因进行疼痛消除至少有 90% 特异性的是（　）
（1）Patrick 试验
（2）Gaenslen 试验
（3）加压试验
（4）分离试验

966. 在疼痛管理中，组织结构通过以下哪种机制变暖（　）
（1）热传导
（2）热对流
（3）热转换
（4）热辐射

967. 疼痛管理中治疗性运动的 SAID 原则包括以下（　）
（1）力量训练产生更强的肌肉
（2）骨骼肌的氧化能力随着有氧训练降低
（3）结缔组织柔韧性随灵活性运动增加
（4）脑循环随有氧运动增加

968. 力量锻炼包括哪几种肌肉收缩（　）
（1）等长收缩
（2）等张收缩
（3）等速收缩
（4）等向心收缩

969. 以下关于腰骶支持带的叙述哪项是正确的（　）
（1）有一定的证据显示腰骶支持带对原发性腰痛的预防有效
（2）有一定的证据显示腰骶支持带对原发性腰痛的预防无效
（3）和未治疗相比，腰部支撑在减少后背疼痛中不太有效
（4）和未治疗相比，腰部支撑在减少后背疼痛中更有效

970. 综合的住院慢性疼痛治疗项目宣传他们是 CARF 授权治疗中心。CARF 是（　）
（1）活动以康复为重点的委员会
（2）中心能够更好地减轻疼痛的证明
（3）中心能够更好地使病人返回工作岗位的证明
（4）康复评审委员会

971. 关于运动哪些是错误的（　）
（1）一些研究表明长期规律锻炼者的全因死亡率增加
（2）体育活动被认为是心血管疾病发展中的一个主要危险因素
（3）从长远来看，急性和慢性运动都能升高血压
（4）多数研究表明有氧运动能够增加血浆甘油三酯，并可能降低高密度脂蛋白及胆固醇

972. 水中运动治疗的生理作用包括（　）
（1）增加心输出量
（2）降低心搏量
（3）减轻浸入水中关节的负重
（4）由于水中运动增加心理压力

973. 急慢性疼痛的康复治疗中应用肌松药是很常见的。以下关于肌松药的叙述哪项是正确的（　）
（1）巴氯芬是一种 γ 氨基丁酸类似物
（2）环苯扎林的活性代谢物为氨甲苯二酯，这是一种时效性的静脉控制药物
（3）在一些研究中证明，替扎尼定对治疗腰痛有效
（4）骨骼肌松药例如美他沙酮和环苯扎林，直接作用于肌肉收缩机制而对骨骼肌产生作用

974. 在急性肌肉骨骼损伤中，以下哪项为应用冷敷作为物理因子治疗的直接作用（　）
（1）减轻疼痛
（2）加快组织修复
（3）减少出血

（4）减少慢性疼痛风险

975. 以下疼痛综合征类型被发现对用 A 型肉毒毒素治疗有反应的是　（　）

（1）肌筋膜痛

（2）慢性腰痛

（3）头痛

（4）网球肘

976. 以下哪项被证实在治疗颈部疼痛时是有效的　（　）

（1）柔软的颈托

（2）按摩

（3）颈椎牵引，机械牵引

（4）运动疗法

977. 对被诊断为患有纤维肌痛综合征患者的治疗，在多数治疗方案上并没有达成共识。以下关于纤维肌痛的治疗哪项是正确的　（　）

（1）超声波和按摩对纤维肌痛的深层肌肉疼痛治疗有效

（2）娱乐疗法可能是回归社会化的一个重要方面

（3）作业疗法与其他形式的治疗相比，不太可能帮助患者恢复功能

（4）对纤维肌痛而言，有氧运动可能是最重要的治疗方法

978. 以下关于用热疗和冷疗治疗疼痛的说法哪项是正确的　（　）

（1）热疗和冷疗对于肌梭都有直接作用

（2）热疗和冷疗都是安全的物理因子，应该被广泛的长期应用以最大程度减轻慢性疼痛

（3）热疗和冷疗对肌肉痉挛治疗均有效

（4）经皮电神经刺激一直被证明对治疗慢性肌肉疼痛有效

979. 以下关于肱骨外上髁炎（LE）的治疗和康复的说法正确的是　（　）

（1）在 LE 患者中应用体外冲击波疗法已被认可，而且为了取得最好疗效应在疾病的早期应用

（2）在 LE 患者中，反作用力支具是一种常见的治疗方法并一直被认为是有效的

（3）冷疗被发现是一种治疗 LE 的有效辅助疗法

（4）手工工作者痊愈及功能恢复的预后较差

答案与解析

949. (C) 包含了慢收缩肌纤维的较小、不够强有力、抗疲劳的运动单位具有最低的放电阈值并且最先被募集。更大的力量需要逐渐募集更大、更有力、更易疲劳的运动单位。包含快收缩B纤维的最大运动单位具有最高的阈值并且被最后募集。

950. (B) 开链运动通常是在腿脚或手臂可以自由运动,并且没有负重时,在外周关节进行的运动。比如伸膝、直腿抬高、二头肌曲臂等。在闭链(CKC)运动中,上下肢的远端固定于地上或墙上或平板上,比如压腿、俯卧撑和跑步等。在卧凳举重时脚也是固定于地面上,因此也被称为闭链运动。闭链运动被认为更具有功能性,因为这些运动类似于患者日常生活或在工作环境下所做运动,因此更受到推崇。然而通常更推荐两种运动相结合。

951. (A)

A. 太极是中国武术艺术,人们经常打太极来促进健康以获得长寿。全世界尤其在中国每天早晨人们成群在公园里进行这种缓慢的运动。许多临床研究证明它是种有效的替代运动,并且是武术治疗的一种形式。太极能够改善各年龄段人们的平衡性。

B. 普拉提是在20世纪早期由约瑟夫·普拉提创建的一种锻炼身体的方式。普拉提称之为"控制学",因为他相信他的方法应用意识控制着肌肉。锻炼计划着重于控制身体平衡及对脊柱提供支撑必不可少的核心肌群。

C. 瑜伽是一组起源于印度的古老的精神锻炼。瑜伽包括结合了力量训练的柔韧性练习,以及能够使精神和身体放松的传统圣歌和放松技巧。

D. 力量训练被证明对老年患者是有益的,但是不能专门减少跌倒。

952. (D) 虽然家庭医生在给团队提供医疗信息方面是很重要的,但是团队的领导者通常是有疼痛管理亚专科资格的医生。此团队包括了来自于各种治疗小组的专业人员,他们和患者一起工作以帮助他们改善功能以及控制他们的慢性疼痛。除了初级保健医生外,以上所有都可以很容易地在跨学科团队内找到。

953. (D) 卧床休息会发生许多对心血管系统不利的身体变化,人们卧床休息时静息心率会增加,氧耗随着运动强度成比例下降,3周的卧床休息后,患者的最大氧耗会降低25%。此外,卧床休息期间会发生肌肉萎缩,骨质疏松和关节挛缩。因此,在急性疼痛发作时鼓励患者不要在床上躺着超过24小时是很有必要的。

954. (C)

A. 腰椎稳定性训练是一种通过在"中位脊柱"的位置下收缩肌肉,以便加强腹部和脊柱后肌群(多裂肌)肌力的运动。中位脊柱是指脊柱最少受伤的位置,所以可以进行运动。

B. 普拉提是由约瑟夫·普拉提设计的一种应用器械来加强腹部和脊柱肌群(核心肌群)的运动。

C. 瑜伽是一种精神与身体的运动。瑜伽的动作试图能使身体达到最大程度的伸展和放松,而力量并不是训练的一部分。

D. 腹部肌肉是核心肌群的一部分,核心肌群被定义为胸部(乳头连线)与腰部之间的肌肉。

955. (D)　骨关节炎患者的运动计划应根据他们的耐受度调整。许多患者有功能受损和肥胖,并且由于缺乏活动使他们患一些并发症例如Ⅱ型糖尿病或心血管疾病的风险也高。因此,即使一个患者由于骨关节炎所导致的慢性疼痛正等待关节置换,在手术前一段时间的体力活动也是必要的。经常进行保护性的负重、低强度运动或特有的水上运动能使患者承受几个疗程的物理治疗,否则他们不能承受。

956. (C)

A. 美国医师协会关于永久性病损的评估指南把病损定义为“一种丧失,功能丧失,或身体的任一部分、器官系统或器官功能的紊乱”。因此在这个病例中,病损为 T6 损伤。

B. 美国医师协会关于永久性伤害的评估指南把失能定义为“由于病损,满足个人的、社会的或职业需求,或者法定或管理机构要求的个人能力的改变”。因此,不能行走可被认为是种残疾。另一个例子可能是手指损伤,对一名律师而言这可能不会影响职业能力,但是对一名钢琴家而言相同的损伤却是 100% 残疾。

C. 残障是残疾的功能性结果,因此不能工作、运动或者付租金都是残疾的。

D. 体力只是身体活动的能力。

957. (A)

A. 虽然个性化的运动也要进行的,但是麦肯基疗法是众所周知的一系列脊柱伸展运动。目的是为了减轻椎间盘对脊神经的压力并减轻腿部疼痛。疼痛“向心化”于腰背部时通常可以用其他治疗方法改善。虽然这种方法经常被应用,但是证明治疗有效的文献和研究很少有。依据上述研究发现与其他治疗相比较短期内(0 - 3 个月)腿部疼痛的改善,但是 3 个月后疗效就不再看到了。

B. 瑜伽经常会有身体前倾的动作,这可能会使症状更严重。最近的研究表明,瑜伽对于慢性后背疼痛有效。

C. 威廉姆斯疗法是一系列以屈曲为基础的运动。急性旁中央型腰椎间盘突出症患者进行屈曲运动可能会加重腿部疼痛。屈曲腰椎的运动对椎管狭窄或外侧型腰椎间盘突出可能有效,因为屈曲可以减轻神经组织受压。

D. 健身脚踏车是一种屈曲运动,这会导致椎间盘更多压力而增加腿部疼痛。

虽然一些研究表明物理治疗对椎间盘突出没有效果,但是许多另外的研究认为治疗是明显有效的。

958. (D)

A. 臀中肌和肌腱缺乏灵活性会导致骨盆后倾,从而减少腰椎前凸。

B. 跟臀试验可以评估股直肌的紧张度。

C. 股直肌和髂腰肌紧张会导致骨盆前倾,从而增加腰椎前凸。

D. 增加或减少腰椎前凸都会增加对腰椎的压力。

E. 托马斯试验评估髂腰肌紧张度,而跟臀试验评估股直肌。

959. (B)　所有中枢性疼痛的病例中 90% 是由脑血管意外引起,但是只有 8% 的卒中患者在一年内会有中枢性疼痛。疼痛可以是持续性的(85%)或是间断性的(15%),主要为烧灼痛、针刺痛、锐痛和撕裂痛。丘脑卒中引起损伤对侧令人难以忍受的烧灼痛。中枢性疼痛通常受温度改变的影响,并且从长远来看,并没有单一治疗方法被证明是有效的。

960. (A)　尽管对 Achilles 跟腱炎存在或缺乏炎症反应存有争论,较弱的证据支持口服非甾体类抗炎药用于控制疼痛。另一方面,较弱的证据显示脚跟垫片、局部激光治疗、注射肝素及跟腱周围注射皮质类固醇是无效的。也没有很好设计的研究能够证明超声对治疗这种疾病是有效的。离心性负荷被显示是有效的。

961. (E)　纤维组织肌痛影响了大约总人口的 2%,包括 3.4% 女性及 0.5% 男性,症状包括了睡眠障碍、僵硬、焦虑、抑郁、认知障碍、肠道或膀胱易激症状、头痛、感觉异常以及其他较不常见的症状。纤维肌痛聚集于家族,并且聚集在有情绪障碍的家族中,这提示遗传因素可能是纤维组织肌痛的病因之一。

962. (A) 基于麦肯基的运动常被称为基于方向的运动,已经被认为在治疗腰痛中优于常规物理治疗。但是也并不是所有的研究都认同。有几个大型的研究评估了此方案。在一个研究中发现,强化的动态肌力训练对于治疗亚急性和慢性腰痛和麦肯基疗法一样有效。另一个大型研究表明,与非定向治疗及反向治疗相比,方向选择性运动能够减少药物用量三倍,并能快速有效控制疼痛。并没有研究评估定向治疗在避免手术中的作用。

963. (A) 髌骨关节痛综合征常常起病隐匿、双侧发病,多数与承重运动和重复运动有关,为相对良性,但是在青少年中必须考虑到胫骨隆突的牵拉性骨突炎的存在。闭链运动、髌骨贴布和活动调整以及非甾体类抗炎药物是主流治疗。股内斜肌和其他股四头肌的力量训练在治疗中颇为重要,并不是加强腘绳肌的力量。

964. (D) 幻肢感觉在术后第一个月内的某一时间普遍发生。

A. 最强的感觉来自由最高大脑皮质代表的身体部分,例如手指和脚趾,这些受神经高度支配的部位也是幻肢感觉最持久的区域。

B. 幻肢感觉要么是正常如预期的,要么是令人感到舒服的温暖感和麻刺感,这些并不会让人感到疼痛。

C. 幻肢感觉发生率随着截肢者年龄的增大而增加,在儿童中,2 岁前进行截肢手术的幻肢感觉发生率为 20%;而 8 岁之后进行截肢的患者幻肢感觉发生率接近于 100%。

D. 幻肢可能会经历伸缩套筒现象,就是患者从患肢中部开始失去感觉,伴随幻觉缩短。伸缩套筒现象在上肢最为常见。在伸缩套筒现象中,最后消失的身体部分是由最高层大脑皮层支配的部分,例如拇指、示指和大脚趾。只有无痛幻觉会经历伸缩套筒现象,如果疼痛重新出现那么可能发生幻肢觉延长。因此患者可能会感觉到被截肢的幻肢变短了。

E. 幻肢感觉似乎不需要外周神经系统输入,幻肢感觉可能为了保留自我意象和最小化自我意象的扭曲,或者可能是姿势模式的永久性内在神经记忆。

965. (E) 许多已发表的研究和 Meta 分析研究发现,任一物理检查的最高水平的敏感性和特异性为 60%。这些特异性试验如下:

(1) Patrick 试验——髋关节外旋,脚放置于对侧膝盖,然后向足和同侧髂前上棘(ASIS)轻柔施压。任一受影响的骶髂关节会有疼痛感,因此也被称为屈曲、外展和外旋(FABER)。

(2) Gaenslen 试验的目的为了向关节施加扭转。随着一侧髋关节屈曲向腹部,另一侧的腿被允许垂于桌子边缘,然后在腿上加向下的压力,为了达到髋关节伸展和骶髂关节受压。

(3) 侧卧位给予关节压力。在髂脊最高点施加向下的压力(髂骨加压试验)

(4) 通过向髂前上棘施压可以牵拉前骶髂韧带(髂骨分离实验)

966. (A)

(1) 热传导是指热量从一个表面直接转移到另一个,比如热敷或热石蜡。

(2) 热对流是流体中最常见的流动方式(例如,液体、气体和流变体),这说明空气或水流移动穿过体表,比如水疗和射流治疗。

(3) 热转换是指伴随着超声、红外线灯和微波治疗中通过能量改变的热转换。

(4) 热辐射是指能量以波或者移动的亚原子粒子形式存在,但是并不用于疼痛管理治疗。

967. (B)

(1) 许多研究表明特定的力量训练确实会发生肌肉肥大。

(2) 骨骼肌的氧化能力随着有氧运动增加

(3) 伸展运动能够增加柔韧性并减少疼痛区域的应力。

(4) 脑功能并不是 SAID(对强加需求的特异性

适应)原则中的一部分。

968. (A)

(1) 等长运动指收缩并不导致关节移动,这些运动通常被用于急性损伤情况,这时关节和脊柱运动会引起极度的疼痛增加。

(2) 等张运动指当肌肉收缩时,整个关节活动范围内提起相同的重量,这是患者和非患者都参与的“传统意义上的”力量训练。可以使用例如哑铃和重物等器械。

(3) 等速运动是指移动速度保持恒定,目的是为了在关节/肌肉的整个活动范围内达到最大张力。这种类型的运动必须使用到仪器。

(4) 向心运动是种缩短收缩——以上三种运动都是向心运动的例子。

969. (C) Cochrane 回顾性分析系统性的检索了 13 个实验,5 个为随机预防性实验,2 个为非随机性实验,6 个为随机治疗性实验。有一定的证据显示腰骶支持带对原发性腰痛的预防无效,虽然有限的证据显示和没有任何治疗相比,腰骶支持带较有效,但是没有证据显示腰骶支持带优于其他的腰痛治疗。

970. (D) 如果服务满足 CARF(康复设备认证委员会)的标准指南中所列的标准,那么 CARF 会授权给康复中心。CARF 认定程序证明中心满足最高质量标准但是不讨论或者考虑患者的结果。一家 CARF 授权中心满足某些最低标准来保证患者能够在跨学科性康复中心里接受所期望的高质量的看护。

971. (E)

(1) 一些研究表明长期进行规律锻炼者全因死亡率降低

(2) 缺乏体力活动被认为是心血管疾病发展中的一个主要危险因素

(3) 从长远来看,急性和慢性运动都能降低血压

(4) 多数研究表明有氧运动能够降低血浆甘油三酯并可能增加高密度脂蛋白及胆固醇

972. (B)

(1) 水浸法能够降低循环系统中静脉和淋巴管压力,这会引起中心静脉压增高和右心房扩张,随着中心血容量增加,心房压增加,肺动脉压增加,心脏容积也增加。水中运动引起的这些改变都会导致心搏量和心输出量增加。

(2) 水中运动能够增加心搏量。

(3) 随着身体浸入水中,水被移开对浸入水中关节产生渐进性的减负重作用。如果一个人浸没到骨盆能够有效减少 40% 体重。这使由于有严重关节疼痛而不能运动的慢性疼痛患者能够进行较长时间的运动并且处于直立体位。希望在水中所看到的改善能够转化为地面上。

(4) 水中运动同样减轻心理和身体压力。

973. (B)

(1) 巴氯芬是一种 γ 氨基丁酸受体激动剂类似物,它抑制脊髓中的突触传导。

(2) 氨甲苯二酯是异丙基甲丁双脲的活性代谢产物,而不是环苯扎林的活性代谢物,这是一种时效性的静脉控制药物。

(3) 一些研究已经证明,替扎尼定对背部肌肉骨骼疼痛有效,困倦为其主要终止原因。

(4) 由于肌松药对骨骼肌收缩机制几乎没有作用,因此骨骼肌松弛药的命名不佳。

974. (B) 在急性肌肉骨骼损伤中,冷敷经常被用来作为 PRICE 方法(保护、休息、冰敷、加压、抬高)的一部分。将冷敷物直接置于损伤部位可以减少出血和血管舒张,降低局部炎症反应和水肿并且减少疼痛,也可以减少损伤相关的痉挛。

975. (C)

已有许多使用 A 型肉毒毒素(BTX - A)在疼痛控制中多种问题的研究。多数实验为非盲,关于肌筋膜痛和头痛的实验为混合的。有些差异可能与剂量和注射部位有关。还不清楚的是在对于 BTX - A 在这两种疾病中的使用是支持还是反对还没有达成明确的共识。关于慢性腰痛的非盲研究比较小型但是似乎可以看到阳性的效果。1999 年一篇较小的报告显示了BTX - A

在网球肘中是有效的，但是很少再有更深入的研究来证实它。

976.（D） 在2001年，基于证据的颈痛选择性康复干预的临床实践指南费城专家组报告了使用国际循证医学协作组定义的方法确定的颈部疼痛治疗方法。他们发现并没有证据能够包括或排除在颈痛的治疗中使用温热疗法、按摩、电刺激、机械颈椎牵引和生物反馈。他们确实发现唯一对临床有重要好处的治疗为治疗性运动。其他的研究并没有发现用于治疗颈部疼痛的任何类型颈支具有任何益处。

977.（C）

（1）研究发现主动的不是被动的治疗在纤维肌痛治疗中有时是有效的。被动的治疗例如超声波、透热疗法和/或按摩并没有长期持续的益处。

（2）通常娱乐疗法对患者能更自由的活动和重新开始享受各种事物是很重要的。

（3）作业疗法能帮助患者优化人体工程学步态、工作、睡眠以及娱乐的姿势，因此它们非常有利于恢复功能活动。

（4）有氧运动是治疗纤维肌痛的基础，推荐每天运动至少20分钟。它起效的确切机制现在还不是很清楚。

978.（B）

（1）和（3）由于肌肉痉挛的疼痛可以通过作用于肌梭来治疗。冷和热都会影响肌梭放电频率，这些变化都是直接和间接的。这些物理因子的应用可以帮助肌肉回到它正常的静息长度，但是缓解肌肉痉挛的确切机制仍在研究中。

（2）热疗和冷疗都应该被谨慎并有限地用于慢性疼痛状态的康复中。

（4）经皮电神经刺激（TENS）、针刺和冷激光用于减少慢性疼痛相关的不适中有效性研究还存在许多疑问。

979.（D）

（1）在循证医学回顾中，体外冲击波疗法的疗效有相互矛盾的报告。

（2）反作用力支具是应用无弹性带支撑肱骨外上髁炎患者的前臂。然而一些研究表明其在LE患者治疗中是有效的，另外一些研究表明无效。

（3）对所有物理因子治疗的Meta分析表明并没有证据证明任何的物理因子具有长期疗效。

（4）工作中的高度劳损、较高的基础疼痛水平、键盘输入、高重复性的单调工作和手工工作与预后较差有关。

（王筱婧 译　徐　欢 俞晓杰　苏殿三 校）